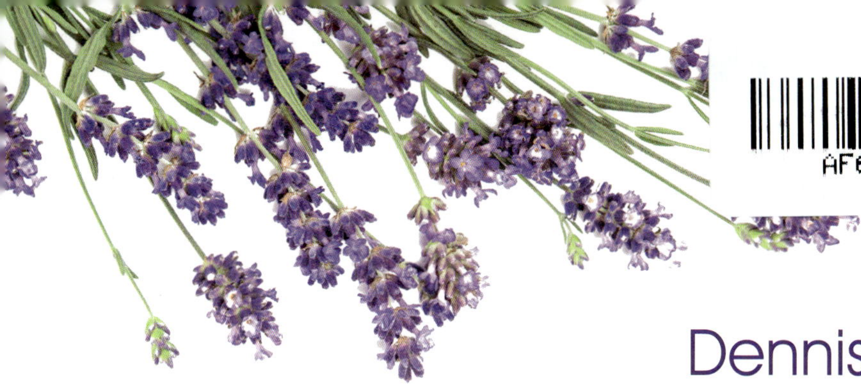

Dennis Möck
Corinna Hanika

Holistische **AROMATHERAPIE** für die Seele

Potenzialentfaltung
mit ätherischen Ölen

Schirner Verlag

Die Ratschläge in diesem Buch sind sorgfältig erwogen und geprüft. Sie bieten jedoch keinen Ersatz für kompetenten medizinischen Rat. Alle Angaben in diesem Buch erfolgen daher ohne Gewährleistung oder Garantie seitens der Autoren oder des Verlages. Eine Haftung der Autoren bzw. des Verlages und seiner Beauftragten für Personen-, Sach- und Vermögensschäden ist ausgeschlossen.

Dieses Buch enthält Verweise zu Webseiten, auf deren Inhalte der Verlag keinen Einfluss hat. Für diese Inhalte wird seitens des Verlags keine Gewähr übernommen. Für die Inhalte der verlinkten Seiten ist stets der jeweilige Anbieter oder Betreiber der Seiten verantwortlich.

Wir verzichten auf das Einschweißen unserer Bücher – **UNSERER UMWELT ZULIEBE!**

ISBN Printausgabe 978-3-8434-1494-4
ISBN E-Book 978-3-8434-6479-6

Dennis Möck & Corinna Hanika:
Holistische Aromatherapie für die Seele
Potenzialentfaltung
mit ätherischen Ölen

Umschlag: Simone Fleck & Hülya Sözer, Schirner, unter Verwendung von #718784872 (© 279photo Studio) und #718784908 (© 279photo Studio), www.shutterstock.com
Layout: Hülya Sözer, Schirner
Lektorat: Kerstin Noack-Zakel, Schirner
Printed by: Ren Medien GmbH, Germany

www.schirner.com

2. Auflage Januar 2022

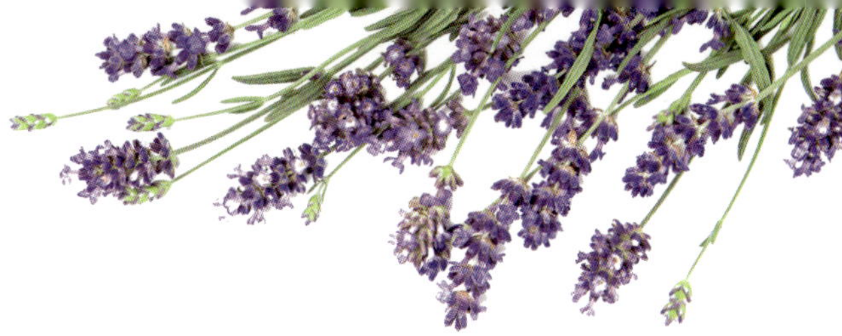

Wir widmen dieses Buch all den Pionieren unserer Zeit,
die dieser wunderschönen Erde ihre Natürlichkeit, ihren Rhythmus
und ihren Atem zurückgeben, indem sie den Schatz reinster
ätherischer Öle anwenden und diesen zu würdigen wissen.

Uns darf bewusst sein, welch enormen Beitrag wir leisten.
Danke von Herzen.

Inhalt

Vorwort

Es ist wahrlich ein Geschenk, wenn sich unsere Nase an Düften erfreuen kann, wenn unsere Zellen beginnen, sich auszurichten, unsere DNA ihresgleichen erkennt und unser Geist sich erinnert, wer wir sind. All das vermögen ätherische Öle zu bewirken. Sie führen uns zum Ursprung, mehr noch zu wahrer Natur und Natürlichkeit. Wenn dies geschieht, dann bilden wir eine Einheit mit dem Leben um uns herum. Wir erfahren immer mehr, wer wir wirklich sind, wozu wir hier sind, und auch, was wir als Individuum tun können, um das große Ganze darin zu unterstützen, zur Einheit zurückzufinden.

Dieses Buch möchte dich bei der Anwendung der ätherischen Öle begleiten, dich anleiten und dazu bewegen, deine ganz eigenen Erfahrungen zu machen und diese mit dem uralten Wissen um die ätherischen Öle zu verbinden.

Wir, Dennis und Corinna, teilen die große Leidenschaft für die Öle und zugleich für die innere Welt, die Psyche und die Energetik – ein Erfahrungsschatz, der sich nun auch dir, liebe Leserin, lieber Leser, eröffnen darf. So hoffen wir, wir dürfen dich mit »du« ansprechen, um das Gefühl von Einheit zu stärken und dir den Lesefluss zu erleichtern.

Wir wünschen dir viel Freude mit unserem Werk.
Dein Dennis und deine Corinna

ÄTHERISCHE ÖLE können dein Leben positiv verändern

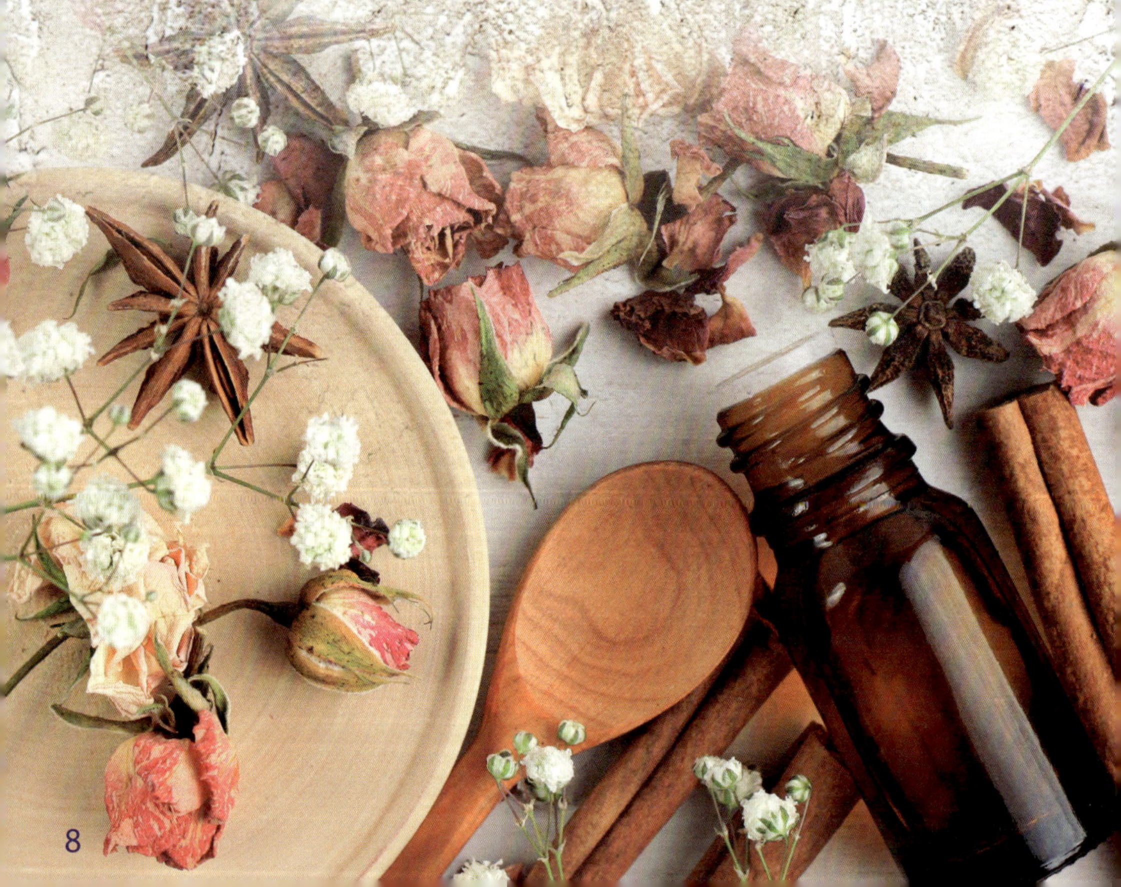

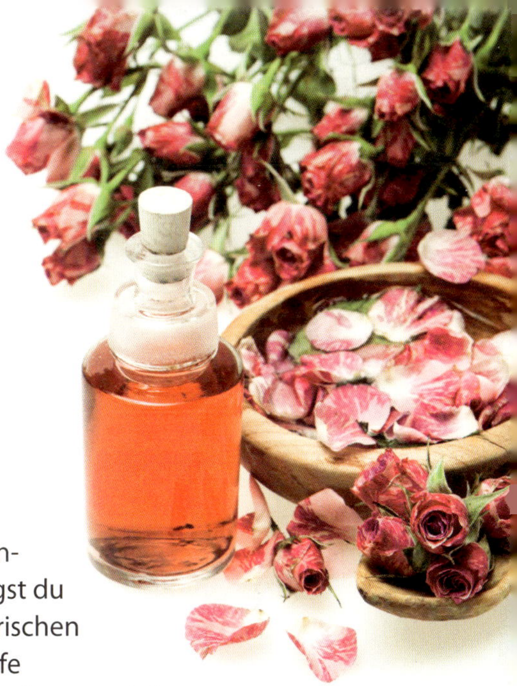

Ätherische Öle sind reinste Natur und somit unmittelbar mit dem Leben verbunden. Mit jedem Tropfen Öl begegnest du dir selbst und hast die Möglichkeit zu tiefer Transformation. Wir wünschen uns für jeden Menschen, dass er diese Möglichkeit für sich entdecken kann, und haben darum dieses Buch für dich geschrieben.

Alle Kapitel bieten dir dafür reichhaltige Inspiration: Seite für Seite, die du liest, dringst du tiefer in die faszinierende Arbeit mit ätherischen Ölen ein. Schon ein einziger Satz kann tiefe Einsicht bringen, wenn er zur richtigen Zeit kommt. Oder es ist ein Tipp, eine Übung, die du vorher nicht kanntest, und schon bist du Meilen voran in deiner Erkenntnis. Alles wird runder und erhält neuen Sinn. In diesem Prozess bist du die wichtigste Person. Niemand fühlt wie du, deshalb ist deine eigene Erfahrung Gold wert.

Du wirst durch den regelmäßigen Einsatz von reinsten ätherischen Ölen feststellen, wie du auf eine gesunde Art und Weise alles um dich herum intensiver wahrnimmst und dich zugleich beschützt und besser angebunden an das Leben fühlst. Du kannst dadurch noch leichter deine Wahrheit aussprechen und dein wahres Selbst zum Ausdruck bringen. Und all das führt dazu, dass noch mehr Lebensfreude bei dir Einzug hält.

Der wahre Schatz, um all das wirklich nachhaltig zu erfahren, liegt in der direkten Anwendung deiner Öle. Nur wenn du in dir Klarheit und Aufrichtung erfährst und deinen inneren Raum komplett einnehmen kannst, wird sich das auch auf deine äußeren Räume und Partnerschaften positiv auswirken. Wir werden dich daher auf dieser Reise immer wieder ermutigen, deine Öle direkt zur Hand zu nehmen, um noch mehr bei dir selbst anzukommen. Du kannst den Raum an Möglichkeiten dadurch tiefer für dich erspüren, und deine natürliche Intuition in der Arbeit mit ätherischen Ölen wird gestärkt. Diese Erinnerung und Rückverbindung ist essenziell. Du gelangst so vom Wissen zur Erfahrung und damit in den Zustand tiefer Weisheit. Bedenke: Was du selbst erfahren hast, das wirst du nicht mehr vergessen. Aus diesem Grund werden wir dich immer wieder einladen, deine Öle zu nutzen und deine Erfahrungen aufzuschreiben.

Es kann sich zudem als sehr heilsam erweisen, deine Empfindungen in der Begegnung mit ätherischen Ölen in Bildern zum Ausdruck zu bringen. Nicht alles, was ein Duft in dir hervorbringt, lässt sich in Worte fassen. Während ein Geruch direkt ins limbische System geht und unsere Gefühlswelt berührt, müssen Worte erst mit dem Verstand geformt werden. Im Gefühl entscheidet sich hingegen blitzschnell, ob wir etwas mögen und wie wir damit umgehen. Zudem können wir Ereignisse und Wahrnehmungen aus den frühen Tagen unserer Kindheit oft nur schwer formulieren, wenn unsere Sprache zu diesem Zeitpunkt noch nicht ausgebildet war. Daher ist Malen oder Zeichnen eine gute Möglichkeit, uns selbst und dem Duft näherzukommen.

Wir sind über Jahre tief eingetaucht in die Geschichte der Aromatherapie und haben in diesem Buch unser geballtes Wissen mit unserer über Jahrzehnte gesammelten Erfahrung verbunden. Wir lieben es, mit vielen Menschen gemeinsam durch die Welt der Öle zu reisen und ihnen dabei zu helfen, sich selbst zu noch mehr gelebter Freiheit zu ermächtigen. Neben unserer Seminararbeit mit Hunderten Menschen sind wir weltweit auf Reisen gewesen. Mehrfach wurden wir dabei Zeugen des alchemistischen Prozesses der Destillation, haben uns mit den Feinheiten und Unterschieden im Anbau der Pflanzen beschäftigt und sind nun voller Freude, unsere Erfahrungen und unser Wissen mit dir zu teilen. Wir erheben dabei keinen Anspruch auf Vollständigkeit. Unser gesamtes Wissen über die Öle würde nicht in ein Buch passen. Das zentrale Anliegen dieses Buches ist es stattdessen, dich dazu zu ermutigen, deinen eigenen Erlebensraum zu betreten.

Du wirst am Ende des Buches wissen, wie du ätherische Öle bewusst und sinnvoll in dein Leben integrieren kannst. Unsere Tipps und Übungen helfen dir dabei, dein Leben durch deine tägliche Ausrichtung ganz nach deinen persönlichen Wünschen und Werten zu gestalten.

Wir wünschen uns für dich, dass deine Wünsche wahr werden. Unsere Fragen zur Reflexion werden dich führen.

Lasse uns direkt loslegen:

- Was war der Grund für dich, dir dieses Buch zu kaufen?
- Formuliere deine Wünsche, und nimm sie als klare Intention mit auf die Reise durch dieses Buch.
- Folge dem ersten Impuls, und frage dann tiefer. Lausche deinem Inneren. Und schreibe alles auf.

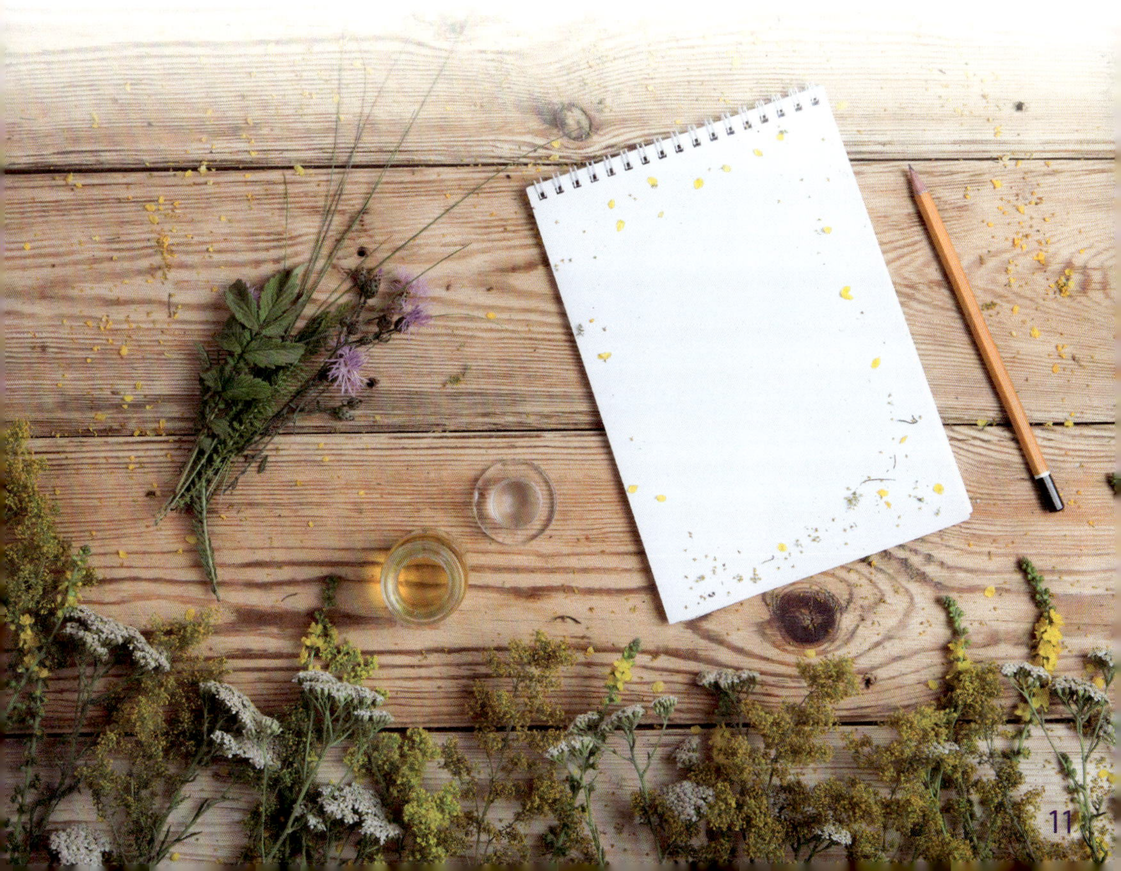

Allgemeines über ÄTHERISCHE ÖLE UND DÜFTE

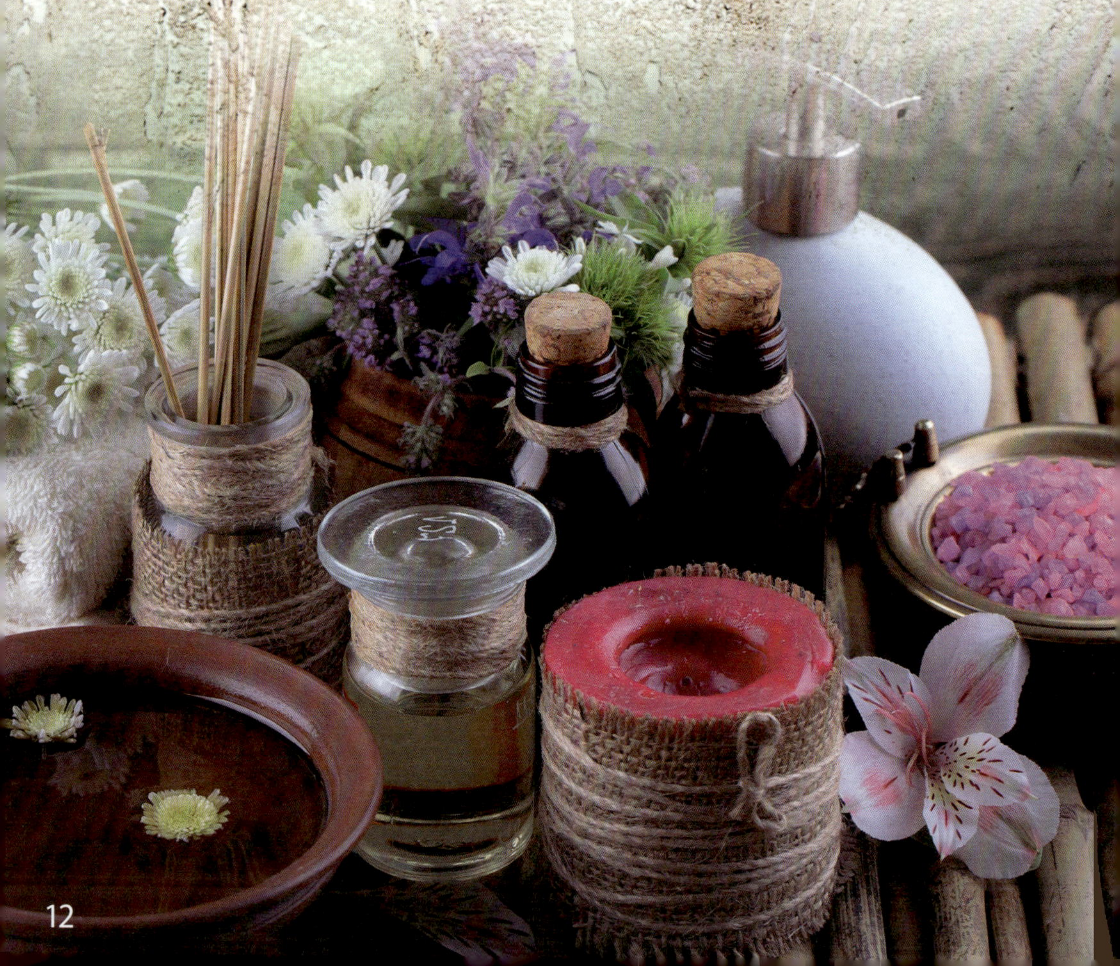

Seit Urzeiten sind wir hier, entstanden aus den Elementen und dem allumfassenden Licht Gottes. Ihr habt die heilsamen Kräfte, die wir euch schenkten, von Anbeginn genutzt. Wir begleiteten eure Rituale, Riten und Zeremonien in Form heilender und heiliger Tinkturen, magischen Rauchs und von Arzneien, die euch bei der Wiederherstellung eurer Körper und geistigen Kräfte Unterstützung boten.

Wir dienten euch als Parfüm mit unseren betörenden Düften, den frischen, den süßen und auch holzigen Noten. Wir waren die Nahrung, mit der ihr euch Lebenskraft und Liebe einverleibtet. Wir waren euch das Licht der Sonne in Form unserer Gestalt. Wir waren das Geschenk der Göttinnen und Götter, das Werkzeug all der Priesterinnen und Priester, der Geweihten und der Schamaninnen und Schamanen.

Wir waren in Form von Beigaben eure Begleiter in euren Grabstätten, euer Schmuck im Angesicht des Todes oder beim Antritt eures Lebens auf dieser Erde.

Stets sind wir da, um uns zu verschenken,
euch uns zu geben und zu nähren.
Seht ihr nun ein, wie wertvoll wir **füreinander** sind?
Denn all unsere Gaben stellen wir euch heute wie damals
zur Verfügung.

Wir sind eins, Schwester. Wir sind eins, Bruder.

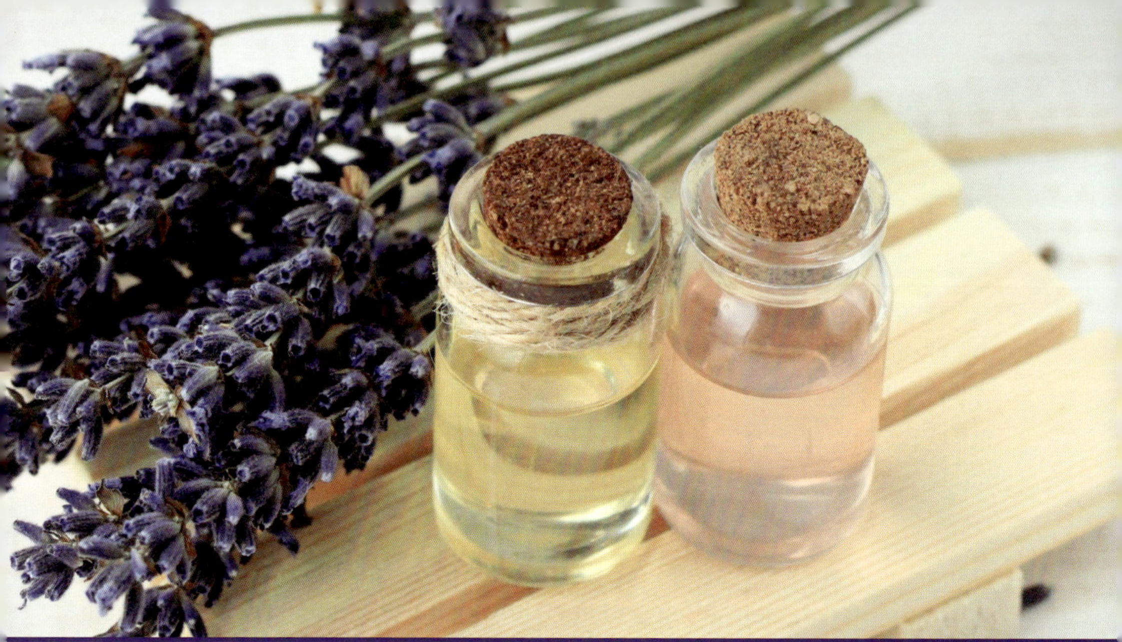

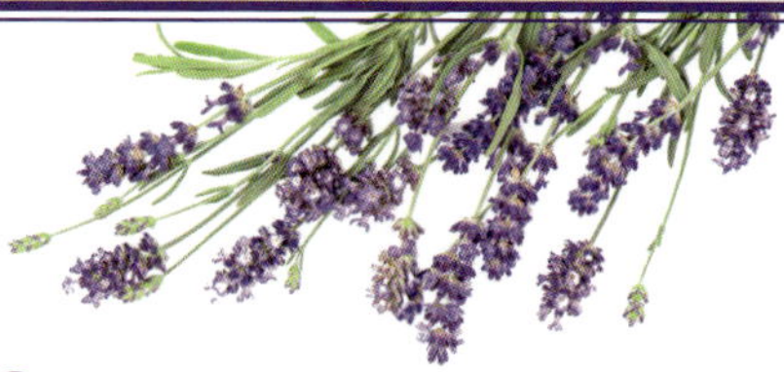

Wie ätherische Öle unseren Alltag bereichern

Nie ohne Lavendel oder nie ohne Pfefferminze: Menschen, die ätherische Öle lieben, würden auf eine Reise lieber weniger Kleidung mitnehmen, als auf ihre liebsten Öle zu verzichten. Sie wissen einfach die Kraft dieser pflanzlichen Helfer zu schätzen. Egal, wie das Leben spielt, mit dem richtigen Öl in der Tasche hast du für jede Lebenslage eine Lösung parat.

Ätherische Öle sind Licht in Flaschen. Sie vereinen in sich das Licht der Sonne und des Mondes. Was ätherische Öle so faszinierend macht, sind ihre Anwendungsvielfalt und die individuelle Wahrnehmung, die sie in jedem Menschen erzeugen. Ein qualitativ hochwertiges Öl wird mit jeder Charge anders riechen, weil es in jeder Saison unterschiedliche Wachstumsbedingungen gibt. Wie war das Wetter? Wie ist der Boden beschaffen, auf dem die Pflanze gestanden hat? Gab es mehr oder andere Schädlinge als sonst? Musste sich die Pflanze dadurch stärker behaupten, so wird sich das auch im feinen Duftprofil widerspiegeln. Und neben allen saisonalen Feinheiten wird jedes Öl auch in den Händen der Person, die es hält, anders riechen – abhängig von ihrer Biochemie und davon, wie sie selbst den Duft wiedergibt. Gleichwohl wird jede Person ein Öl individuell empfinden. Das kann sich je nach Tagesform unterscheiden und hängt auch davon ab, wie es um ihre Gefühlswelt bestellt ist.

Neben all diesen individuellen Aspekten lassen sich die Fähigkeiten der ätherischen Öle aber auch klassisch einordnen. So wissen wir, dass Lavendel sehr hautpflegend ist, Zedernholz erdend wirkt und Pfefferminze erfrischen und kühlen, aber auch wärmen kann. All diese Facetten machen die Arbeit mit ätherischen Ölen so spannend. Es eröffnet sich dir hier ein Kosmos, in dem du immer wieder Neues entdecken und in den du tiefer eintauchen kannst.

Menschen, die ätherische Öle lieben und bewusst damit arbeiten, haben einen guten Zugang zu sich selbst und darüber hinaus eine gesunde, ursprüngliche Verbindung zur Natur. Leider fühlen sich viele Menschen in der modernen Welt entwurzelt. Daher fehlt ihnen oft der Zugang zu diesen magischen Welten. Im Grunde genommen brauchst du jemandem nur ein Öl zu reichen, und das Öl wird für die Person tätig. Du brauchst nichts anderes zu tun, als den Duft sich verströmen zu lassen, der Person ausreichend Raum für die eigene Wahrnehmung zu geben und diesen Prozess sanft zu begleiten.

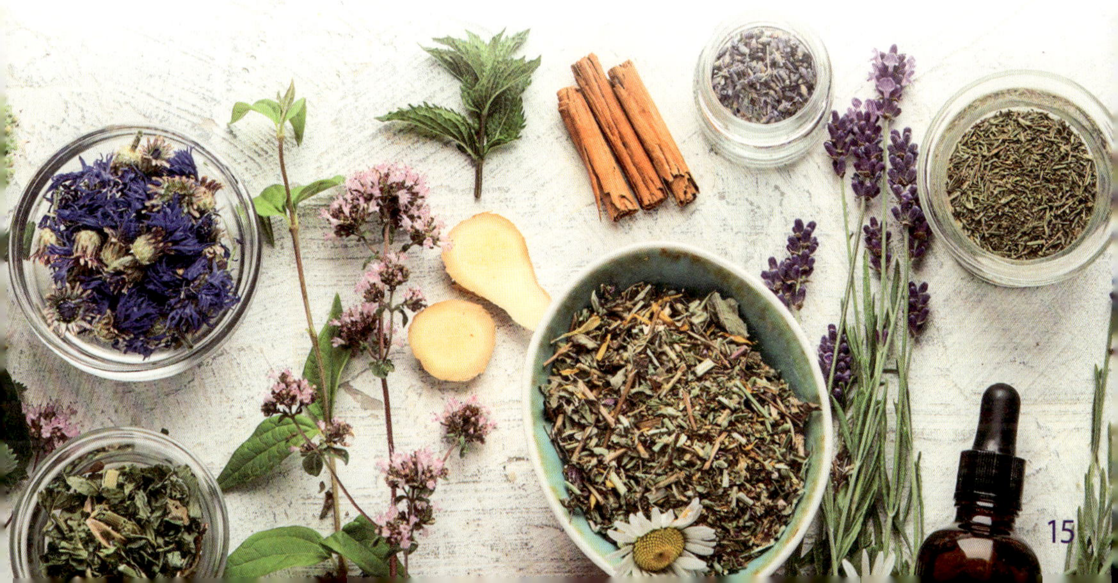

Warum und wie Düfte uns beeinflussen

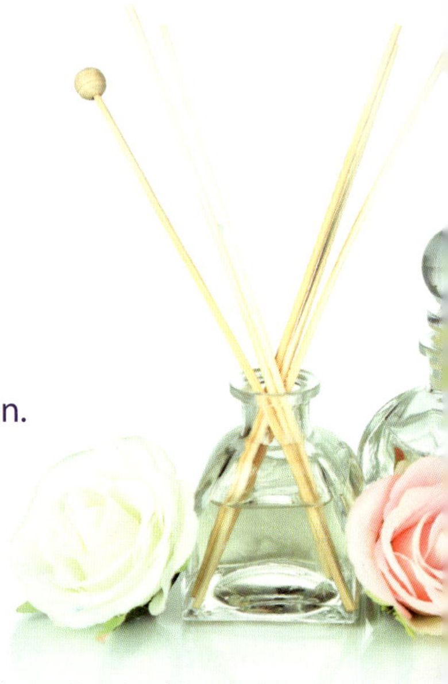

Düfte berühren unsere Emotionen und
schaffen Zugang zu unserer Seele.
Je besser deine Wahrnehmung geschult ist,
desto tiefer wird sich das Erleben auf dich auswirken.
Das Feinstoffliche im Duft eines ätherischen Öls
ist ebenso wenig greifbar wie unsere Seele.
Man spürt es nur mit offenem Herzen und
kann so tief mit sich selbst in Kontakt kommen.

Der Geruchssinn ist einer der ältesten Sinne des Menschen. Das Wahrnehmen und richtige Einordnen von Geruch prägt unser tägliches Leben und kann mitunter unser Überleben bedeuten. Ein Tier nimmt Witterung auf, um zu prüfen, ob Gefahr besteht. Wir Menschen prüfen achtsam riechend, ob Essen noch gut ist oder ob es gar irgendwo brennt. Und selbst bei der Partnerwahl ist der Geruchssinn entscheidend.

Riechen hat eine große emotionale Komponente. So hängt die Bewertung eines Duftes oft auch davon ab, wann und wie wir das erste Mal einen Duft bewusst wahrgenommen haben. Unser Geruchsempfinden wird durch unsere individuellen Erfahrungen bestimmt, aber auch durch unsere Eltern, die Gesellschaft, in der wir leben, und unsere Kultur.

Schmecken und Riechen sind auch eng mit Genuss und Sinnesfreuden verbunden. Ist das Riechvermögen eingeschränkt, so empfinden die meisten Betroffenen das verständlicherweise als eine große Einschränkung ihrer Lebensqualität. Beobachtungen zeigen, dass unser Riechvermögen zudem auch abhängig vom Geschlecht und vom Alter ist. Es heißt, schon im Mutterleib können wir riechen, auch wenn der Geruchssinn zu diesem Zeitpunkt noch nicht sehr ausgeprägt ist. Frauen können in der Regel besser und länger gut riechen als Männer und sich Düfte allgemein besser merken. In der Schwangerschaft ist der Geruchssinn der Frau besonders ausgeprägt. Mit zunehmendem Alter lässt das Riechvermögen bei Männern und Frauen allerdings nach. Da Düfte unmittelbar mit unseren Erinnerungen verbunden sind, verblassen dann mitunter auch Andenken. Die gute Nachricht ist, dass sich unsere Nase trainieren lässt. Je mehr wir sie schulen, desto sensibler werden wir für Düfte. Um einen Geruch zu erkennen, muss das Aktivierungsmuster zu diesem Duft abgespeichert sein. Je öfter wir einen bestimmten Duft riechen, desto besser können wir uns das Muster und damit den Duft merken.

Ganze Industriezweige nutzen erfolgreich Duftmarketing für sich. So erkennst du beim Betreten einiger Hotels deren ganz bestimmten Duft und erinnerst dich auch zu Hause noch an den Urlaub, wenn du Lavendel oder eine frische Meeresbrise im Duschbad wiederentdeckst. Auf diese Weise lassen sich bewusst Duftanker setzen.

Duftmarketing nutzt das Wissen um unsere Sinneswahrnehmungen bewusst. Dort, wo du dich wohlfühlst, bleibst du länger und kaufst du mehr. Auch in unsere Wohnräume zogen Mitte der 1980er-Jahre einem Modetrend folgend fast überall Duftlampen ein. Allerdings oftmals mit Ölen, die im Verhältnis zur Gewinnung eines tatsächlich hochwertigen ätherischen Öls viel zu preiswert waren. Einige von ihnen verursachten einfach nur Kopfweh. Und so wurden die Duftlampen wieder aus den Häusern verbannt. Vielleicht erinnerst du dich an klebrige Rückstände in deiner Aromalampe. Das ist oftmals ein Hinweis auf synthetische Inhaltsstoffe. Aber auch bei reinen ätherischen Ölen zerstört die Hitze eines Teelichts dessen therapeutisch wertvolle Molekülstruktur.

Mit Blick auf die Gewinnung hochwertiger ätherischer Öle wirst du feststellen, dass diese mit besonderer Sorgfalt, wenig Druck und bei so geringer Temperatur wie möglich gewonnen werden. Daher ist der Kauf eines hochwertigen Kalt-Diffusers in der Verbindung mit 100 % reinen ätherischen Ölen die beste Investition für dein Wohlbefinden.

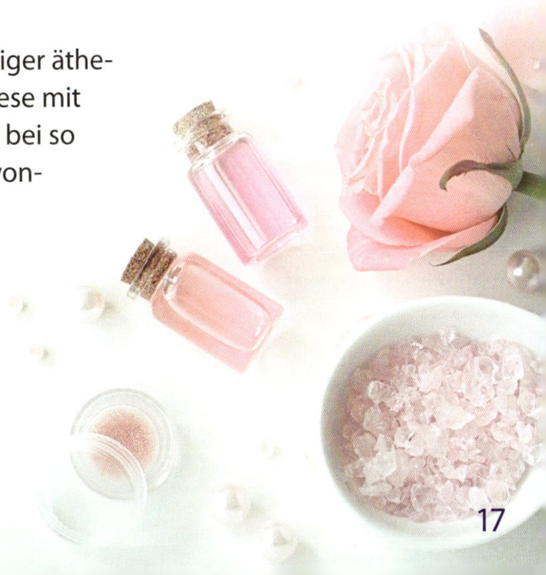

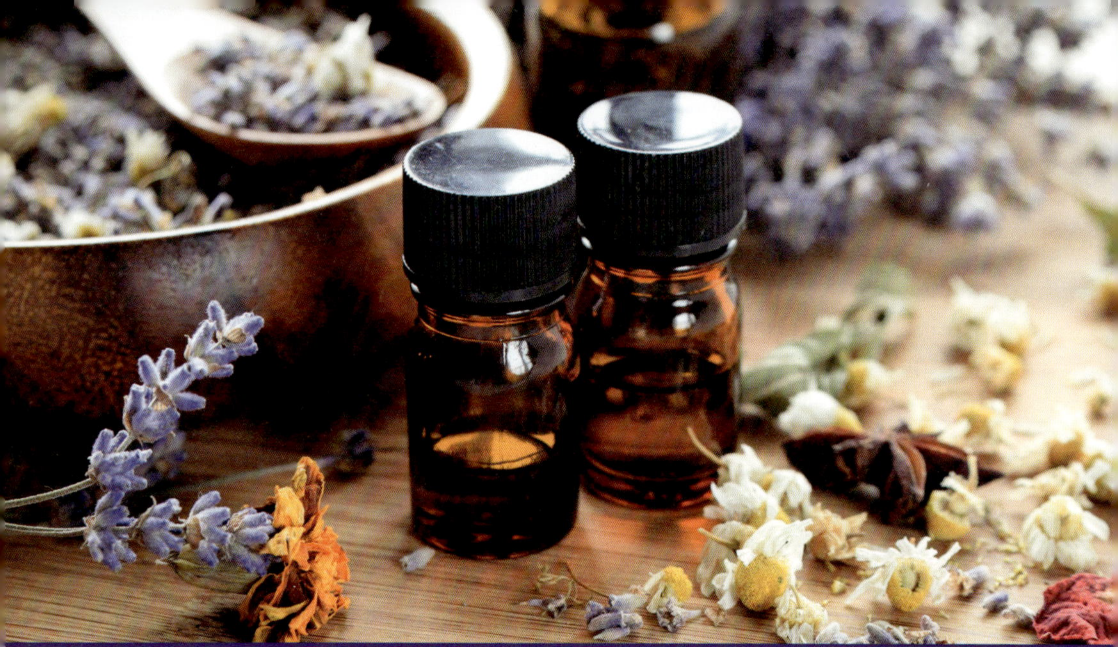

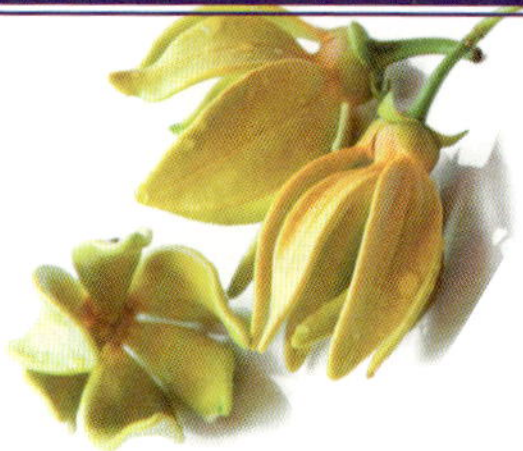

Mehr Lebensqualität durch reine ätherische Öle

Der Weltmarkt im Bereich ätherischer Öle ist riesig, und deswegen ist es wichtig, sich damit zu beschäftigen, was ein reines ätherisches Öl ausmacht. Danach wirst du beim Blick auf die Etiketten der ätherischen Öle feststellen, dass eine Vielzahl von ihnen keinen therapeutischen Nutzen hat.

Leider sind nicht immer alle Zutaten auf den Etiketten deklariert. Ein natürliches ätherisches Melissenöl kann tatsächlich auch mit anderen Ölen wie z. B. Zitronengras gestreckt sein, ohne dass dies auf dem Etikett offensichtlich wird. Es versteht sich jedoch von selbst, dass sich damit das Wirkprofil verändert. Und so wirst du mit solch einer Mischung die Melisse leider nicht in ihrer Reinheit erfahren können. Reines ätherisches Melissenöl, das sorgfältig destilliert wurde, ist eine Kostbarkeit. Und dieser Wert wird sich im Preis widerspiegeln.

Es gibt naturreine, natürliche, naturidentische und synthetische Öle. Die Unterschiede und darüber hinausreichende Feinheiten bei der Gewinnung von qualitativ hochwertigen Ölen zu kennen, wird dein Verständnis für den

Preis und die Möglichkeiten in der tiefen Arbeit mit ätherischen Ölen verbessern. Es ergibt daher Sinn, verschiedene ätherische Öle zu testen, die Nase zu trainieren und Sorgfalt in der Auswahl und Anwendung zu üben.

Wenn du beispielsweise die besonders hautfreundlichen Eigenschaften des Lavendels nutzen möchtest, wirst du feststellen, wie ungünstig sich das Beimischen von Lavandin, der häufig als Duftstoff in Kosmetik- und Pflegeartikeln verwendeten Kreuzung zwischen dem Speiklavendel und dem Echten Lavendel, auswirken kann. Ist Lavandin enthalten, aber nicht auf dem Etikett deklariert, und du wendest die Flasche an, um deine Haut nach einem zu langen Ausflug in die Sonne oder der Begegnung mit zu heißen Töpfen in der Küche zu beruhigen, kann deine ursprüngliche Hautschädigung unter Umständen sogar schlimmer werden. Daher ist es wichtig, auf die Qualität zu achten und sicherzugehen, dass sich reine ätherische Öle in deiner Flasche befinden.

Wenn du dich mit der Heilkraft des Lavendels näher beschäftigst, wirst du übrigens bei einem der Urväter der modernen Aromatherapie die beeindruckenden Fähigkeiten des Lavendels bestätigt finden. René-Maurice Gattefossé hatte im Jahr 1910 einen Laborunfall mit starken Verbrennungen. Um die dramatischen Folgen abzumildern, nutzte er Lavendel und erlebte so am eigenen Leib dessen starke Regenerationskraft.

Die wichtigste Grundlage für die Wirksamkeit eines ätherischen Öles ist stets seine garantierte Qualität und Reinheit.

Kleinste Mengen an Öl können daher einen sehr hohen Preis haben. Im bewussten und sorgsamen Umgang damit wird sich dir der wahre Wert zeigen.

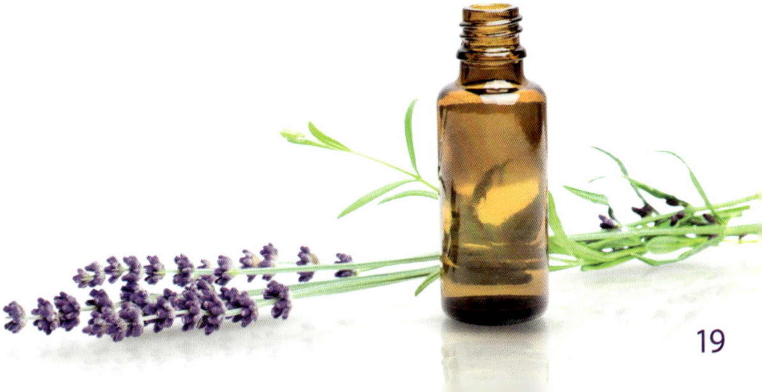

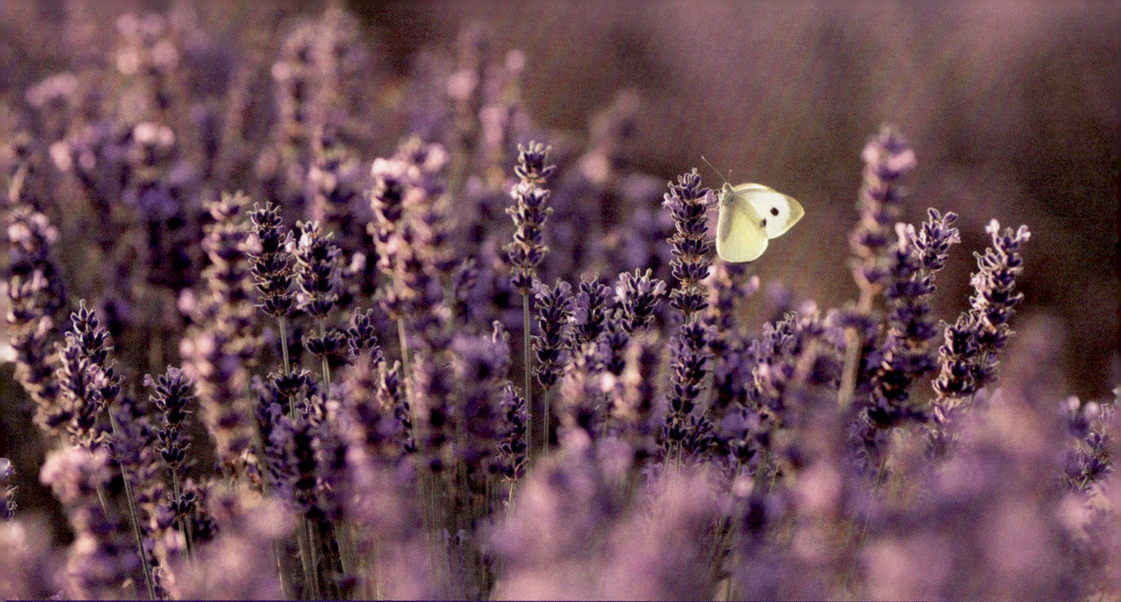

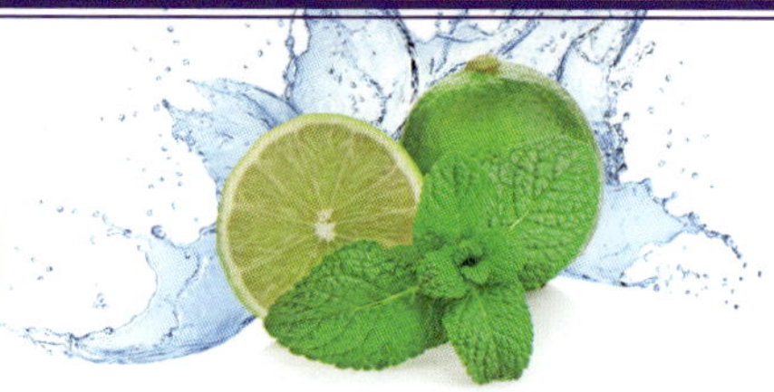

Anbau und Gewinnung der ätherischen Öle

Auch die Art und Weise, wie die Pflanzen angebaut werden, spielt in Bezug auf die Qualität eine große Rolle. Pflanzen aus konventioneller Landwirtschaft sind oft mit Schadstoffen wie Düngemitteln und Insektiziden belastet. Ätherische Öle von Pflanzen aus biologischem Anbau und aus Wildsammlung werden dir eindeutig eine bessere Qualität liefern.

Bestenfalls liegen die Farmen in Regionen, in denen die Pflanzen auch in Wildwuchs vorkommen. Die optimalen klimatischen Bedingungen, die Anbauhöhe und die ideale Zusammensetzung des Bodens sind essenziell für die biochemische Wirksamkeit. Und auch der Zeitpunkt der Ernte und die Art und Weise des Erntevorgangs zeigen sich im Wirkprofil.

Ebenfalls wichtig ist, wie lange die Pflanze wächst, bevor sie geerntet wird, und welcher Teil der Pflanze verarbeitet wird. All diese Faktoren wirken sich auf die Qualität und natürlich den Preis ätherischer Öle aus.

Eine große Aufmerksamkeit in der Beurteilung der Qualität sollte auch dem eigentlichen Prozess der Gewinnung des ätherischen Öls zukommen.

Bei der **Wasserdampfdestillation** wird das Pflanzengut in einen Kessel geschichtet und heißer Dampf eingeblasen. Dieser Dampf löst das ätherische Öl aus den Pflanzenbestandteilen. Im Anschluss werden Wasser und Öl sanft getrennt. Die Fähigkeit, die empfindliche Molekülstruktur der Pflanze während des Destillationsprozesses zu schützen und so viele intakte aromatische Verbindungen wie möglich aus der Pflanze zu lösen, ist ein wichtiger Schlüssel bei der Gewinnung eines therapeutischen Öls. Wie bereits erwähnt, ist es daher wichtig, den Druck und die Hitze während des Destillationsprozesses so gering wie möglich zu halten. In der Qualitätssicherung spielt auch die Reinheit und das Material der Tanks eine Rolle. Es versteht sich von selbst, dass das Pflanzengut frei von Pestiziden und anderen schädigenden Substanzen sein muss, um ungünstige Reaktionen zu vermeiden.

Zitrusöle werden durch **Kaltpressung** aus der Schale gewonnen.

Blütenöle werden meist durch **Extraktion** gewonnen. Dafür werden die Pflanzen in ein Lösemittel gelegt, das die Aromastoffe herauslöst. Beim anschließenden Destillationsprozess ist es wichtig, wirklich alle Lösungsmittel wieder zu entfernen, um den reinen Abdruck der Pflanze zu erhalten.

Es ist spannend, bei der Ernte und Destillation dabei zu sein und sich so einen unmittelbaren Eindruck zu verschaffen. Zu sehen, mit wie viel Liebe und Arbeit die Gewinnung hochwertiger ätherischer Öle verbunden ist, wird dich besonders achtsam und wertschätzend im Umgang damit machen.

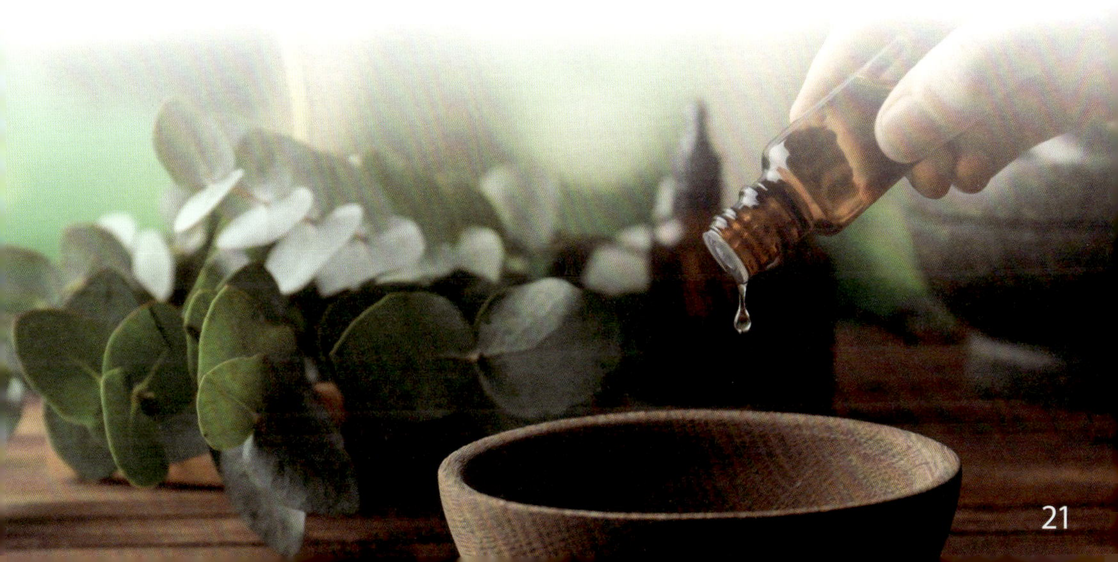

Wie du **ÄTHERISCHE ÖLE** anwendest

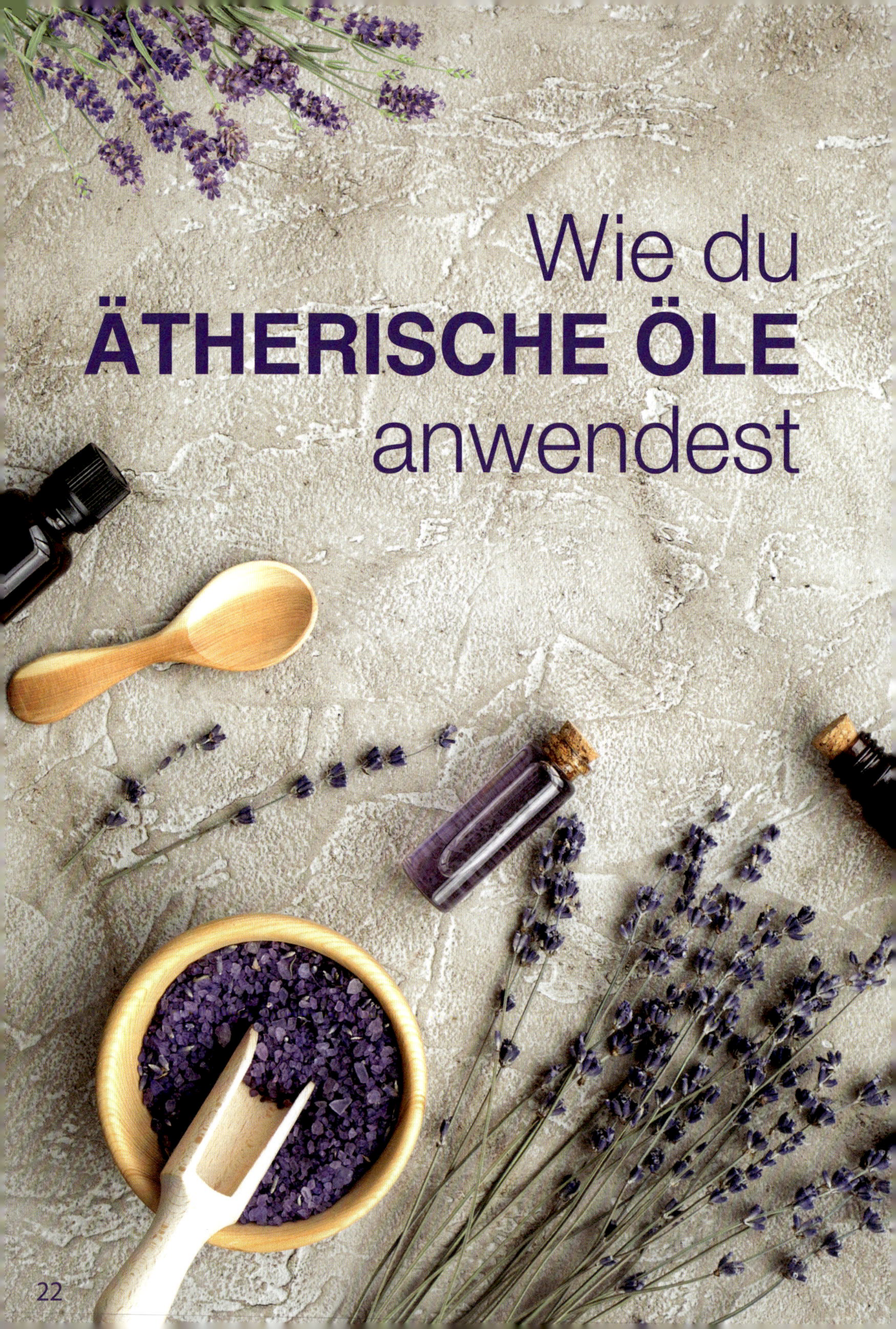

Inhalieren – bewusstes Atmen aus den Handschalen

Der einfachste und auch effektivste Weg, ätherische Öle in reinster Form anzuwenden, ist die Inhalation, die auf zwei Arten stattfinden kann. Entweder inhalierst du das Öl deiner Wahl direkt aus der Flasche, oder du trägst es auf die Handflächen auf, wo du es durch Verreiben aktivierst, und führst deine Hände vor die Nase, um die Duftmoleküle in dein System aufzunehmen. So gelangen die Wirkstoffe der Pflanzen in Verbindung mit lebensnotwendigen Elektrolyten in den Blutkreislauf und deine Zellen und wirken direkt auf dein limbisches System ein, den Bereich im Gehirn, der die Emotionen steuert und das Erinnerungsvermögen anspricht.

Zitrusdüfte etwa können auf diese Weise eine sofortige Besserung unserer Stimmung erzeugen und uns helfen, uns besser zu konzentrieren und zu fokussieren. Der Duft von **Vanille** kann Erinnerungen unserer Kindheit wachrufen und uns so unterstützen, bestimmte Gefühle auszulösen – bis hin zu einem Gefühl der Sicherheit, das uns sagt, mit uns ist alles in Ordnung. Auch **Blütenöle** wie etwa Geranie oder Rose vermitteln das Gefühl von Frieden und Genährt-Sein. Wohingegen **Rosmarin** unsere Gehirnleistungen verbessern kann. Doch auch Öle wie **Eukalyptus** oder **Pfefferminze** helfen, unsere Atmung zu vertiefen und zu geistiger Klarheit zu gelangen.

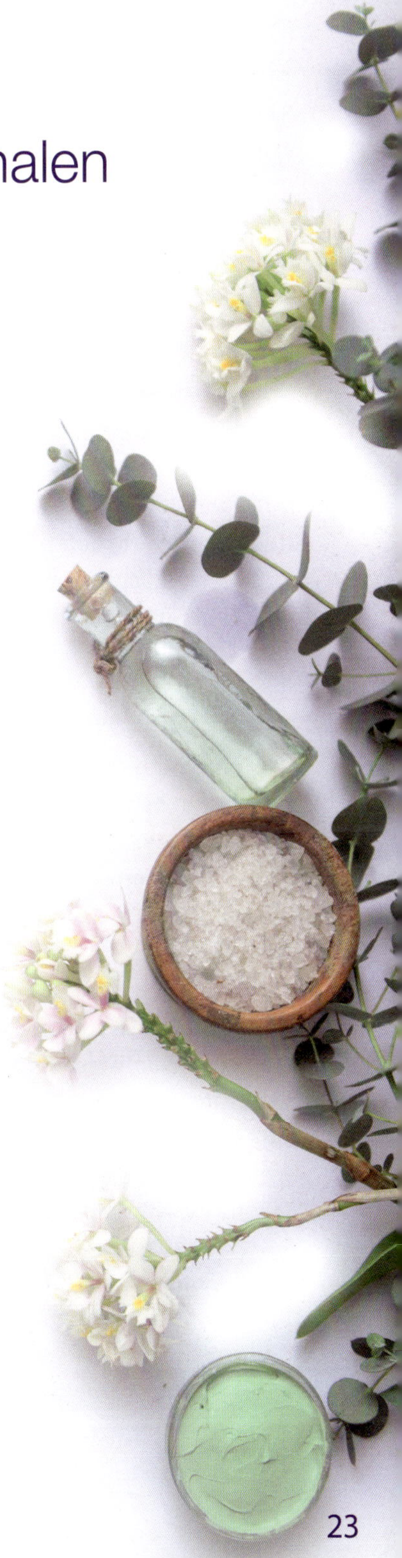

ÜBUNG

Meditative Einstimmung auf die Seele eines ätherischen Öls

Wähle intuitiv ein ätherisches Öl aus, und trage es auf eine Körperstelle auf, die sich für dich richtig anfühlt.* Mache es dir auf deiner Unterlage bequem. Du solltest ganz entspannt liegen und so, dass du deine Haltung jederzeit leicht verändern kannst, wenn du dies möchtest. Führe gern zusätzlich deine Handflächen zu deinem Gesicht, um den Duft des Öls einzuatmen. Gib ggf. einen zusätzlichen Tropfen auf die Handflächen, und reibe sie immer wieder aneinander, und atme den Duft tief ein, wenn du möchtest. Nimm nun einige tiefe und bewusste Atemzüge. Schließe deine Augen, und wende dich deinen inneren Bildern und Wahrnehmungen zu. Du entspannst dich mit jedem Atemzug immer mehr und spürst, wie dein Bauch sich dabei sanft hebt und senkt. Wie alles in dir ruhig und friedlich wird.

> Atme ein – atme aus … einatmen – ausatmen.
> Deine Gedanken werden immer stiller.
> Einatmen – ausatmen … einatmen – ausatmen.
> Du bist ganz bei dir, und nichts ist mehr wichtig.

Mit jedem Ausatmen sinkst du tiefer in die Unterlage. Mit jedem Einatmen lässt du der Pflanzenseele Raum, in dich einströmen zu dürfen. Du nimmst vielleicht wahr, wie deine Handinnenflächen leicht pulsieren und sich eine angenehme Wärme über die gesamten Hände ausbreitet. Vielleicht hat diese Wärme, die durch die Seele der Pflanze erzeugt wird, eine ganz bestimmte Farbe, die sich dir zeigt – visualisiere sie. Spüre, wie die Wärme deine Arme erreicht. Sie steigt weiter hinauf in deine Schultern und fließt angenehm in den ganzen Rücken, vom Hals bis zum Gesäß. Warm und schwer liegt dein Rücken auf der Unterlage. Und die Wärme fließt weiter in deinen Oberkörper und Bauch, hinterlässt auch dort wohlige Wärme und Schwere. Auch in dein Becken und deine Beine fließt diese Wärme, breitet sich bis in die Füße aus. Und deine Beine sinken schwer in die Unterlage und sind angenehm warm.

---

* Vorsicht bei sogenannten »heißen« Ölen, die beim Auftragen auf die Haut ein heißes Empfinden oder Brennen auslösen können.

Und so ist dein gesamter Körper angenehm warm, schwer und von der Energie deines Öls geflutet. Mit jedem Atemzug ein bisschen schwerer und entspannter … Du kannst vielleicht jetzt oder gleich spüren, wie die Pflanzenseele, die nun deinen ganzen Körper durchdringt, beginnt, mit dir zu kommunizieren – in welcher Form auch immer. Vielleicht nimmst du innere Bilder, Empfindungen, Worte, Gefühle oder Erinnerungen wahr. Vertraue ganz deiner Wahrnehmung, während du einfach den zarten oder auch kraftvollen Botschaften der Pflanzenseele lauschst.

Fühle dich eingeladen, dem Wesen des Öls, der Seele dieser Pflanze Fragen zu stellen, z. B.:

- Was möchtest du mich gerade jetzt lehren?
- Welches Geschenk hast du für mich/die Menschheit?
- Welche Gefühle oder Emotionen löst du in mir aus?

Und so kannst du tiefer abtauchen in diese Fragen, die Pflanzenseele einfach wirken lassen. Du brauchst die Fragen nicht mit dem Verstand zu beantworten – die Antworten finden in der für dich passenden Form zu dir. Lasse dir Zeit.

Fühle dich eingeladen, ganz langsam und entspannt deinen Fokus wieder auf deinen Körper zu lenken. Die Schwere ein wenig ziehen zu lassen. Die Wärme immer mehr ziehen zu lassen. Den Atem wahrzunehmen und zu vertiefen, während dein Körper wieder leichter zu werden scheint, du dich nun strecken und rekeln kannst. Reibe noch einmal die Hände aneinander, und nimm einen tiefen Atemzug. Genieße den Duft dieser kostbaren Pflanzenseele.

Was passiert eigentlich, wenn du das Öl in deiner Hand aktivierst?
Sobald du ein hochwertiges reines ätherisches Öl mit vollem Wirkspektrum auf deine Handflächen aufträgst, erreichen die Duftmoleküle in spätestens 20 Sekunden dein limbisches System, aktivieren den Bereich deiner Erinnerungen und können somit deine Stimmung verändern. Innerhalb von zwei Minuten gelangen die Moleküle ins Blut, und nach ca. 20 Minuten sind sie in jeder Zelle nachweisbar.

Dies erklärt auch, warum wir Pfefferminzöl (etwa 5–6 Tropfen) nach dem Auftragen auf die Fußsohlen nach ca. 20 Minuten auf der Zunge schmecken.

Des Weiteren kann sich das Öl durch ein kreisendes Auftragen und Aktivieren neu strukturieren und wird so besser aufgenommen.

Raum- und Aurasprays

Die Kraft der ätherischen Öle wirkt in unserem physischen, mentalen, emotionalen und spirituellen Energiekörper und beeinflusst uns somit auf allen Ebenen auf positive Weise. Ballast, den wir mit uns tragen, kann durch einige Pumpstöße von Raum- und Aurasprays wie von Zauberhand verschwinden.

Mein, Dennis', erstes sogenanntes **Freude-Spray** war eine Mischung aus folgenden Ölen: Geranie, Ylang-Ylang, Jasmin, Bergamotte, Kamille, Koriander, Mandarine, Palmarosa, Rose und Zitrone. Ich befüllte eine Sprühflasche mit Wasser, gab etwa 10 Tropfen dieser Mischung hinein und fügte nur eine Prise Meersalz hinzu. Ein herrlicher Duft! Ich sprühte die Essenz täglich am Morgen und am Abend in meine Aura und nahm mir einige Momente Zeit, mich von den kostbaren Blütenölen meines Freude-Sprays berühren zu lassen. Es war, als würden diese herzöffnenden Öle die Aura glätten und ein Gefühl von Sicherheit vermitteln. Einer Sicherheit, die nur aus uns selbst heraus entstehen kann. Seitdem ist dieses Spray mein täglicher Begleiter.

Für ein Raum- und Aura-Spray brauchst du:

- eine 50 ml-Glassprühflasche (idealerweise Blau- oder Braunglas)
- destilliertes bzw. reines Wasser
- etwas Alkohol (z. B. Korn) oder Meersalz
- ätherische Öle deiner Wahl

Traue dir zu, ganz nach deinem Gefühl zu gehen und deine ganz persönlichen Mischungen zu kreieren. Möglicherweise geht es dir eher um das Thema »Abgrenzung«, dann nutze Öle, die dir Raum geben, die dir Schutz und vielleicht auch Stärke verleihen wie etwa **Schwarzfichte, Nelke, Weihrauch** oder **Pinie.** Falls es darum geht, dein aurisches Kleid zu reinigen und zu klären, nutze Öle, die für dich Klarheit und Reinheit symbolisieren wie etwa **Zitrone, Eukalyptus, Teebaum** oder auch **Zitronengras.** Ein Spray, das dich mit deiner dir innewohnenden Fülle verbindet, könnte aus Ölen bestehen, die seit jeher als »Reichtumsöle« bekannt sind: **Ingwer, Myrrhe, Nelke, Orange, Patchouli, Schwarzfichte, Weihrauch** und **Zimt.**

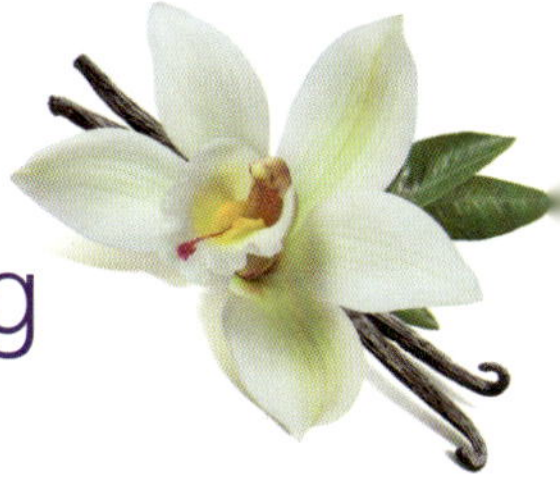

Diffundieren – Raumbeduftung

Um die optimale Wirkung und auch das volle Wirkspektrum ätherischer Öle im Raum, in dem wir die Moleküle über die Atmung aufnehmen, zu erzielen, ist es wichtig, die Öle über eine Kaltluft-Diffusionsmethode, am besten über einen hochwertigen Ultraschall-Diffuser, zu vernebeln. Der optimale Ultraschall-Diffuser ist frei von Weichmachern und Stoffen, die sich während des Diffundierens lösen können und eingeatmet werden. Zudem wird die Luft mit negativen Ionen aufgeladen, die die elektromagnetische Energie im Raum anheben.

In der Luft, die wir tagtäglich einatmen, gibt es verschiedene Moleküle, die elektrisiert sind und als »Ionen« bezeichnet werden – das heißt, diese sind Träger einer elektrischen Ladung. Die Luft, die wir in einer Großstadt atmen, ist überwiegend positiv geladen, wohingegen die frische Landluft, die Luft in den Bergen, im Wald oder am Wasser negativ geladen ist. Zu viele positiv geladene Ionen wirken schädlich auf den menschlichen Organismus und führen zu einer Vielzahl von Erkrankungen.

Durch die Wahl des richtigen Diffusers bleiben die Moleküle des ätherischen Öls in ihrer Struktur erhalten und verteilen sich noch besser im Raum. Sie können so von uns in ihrem vollen Spektrum aufgenommen werden. Das schafft enorme gesundheitliche Vorteile.

Klassische Duftlampen hingegen zerstören jene Moleküle, und ihre Glasur wird durch die Hitze beschädigt, sodass eine Vielzahl von Giftstoffen eingeatmet wird. Daher raten wir zu guten Ultraschall-Diffusern, um die Qualität der Öle nicht zu mindern, eher noch zu erhöhen.

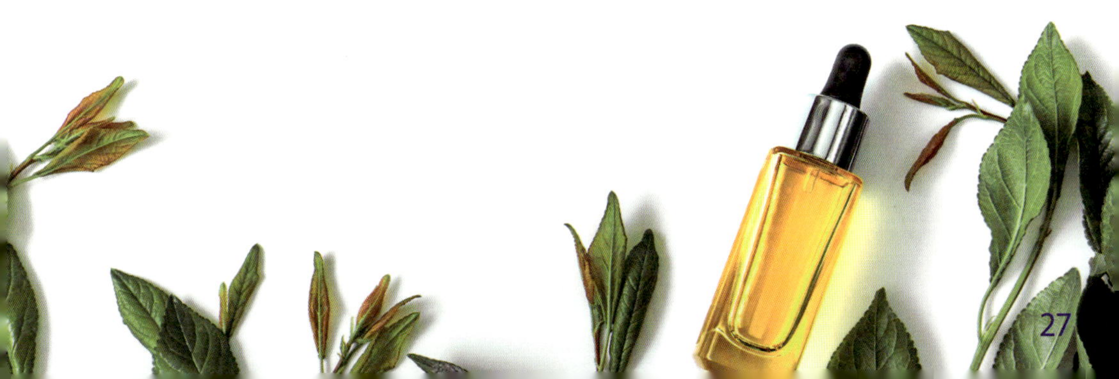

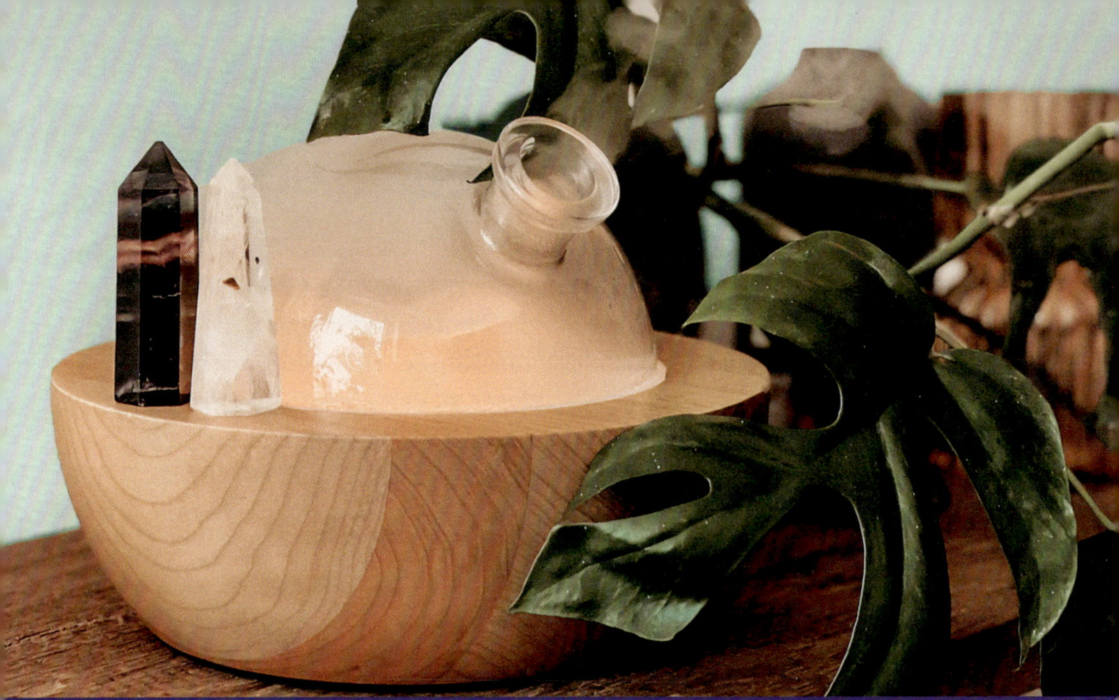

Exkurs: Ätherische Öle und unsere Wohnräume

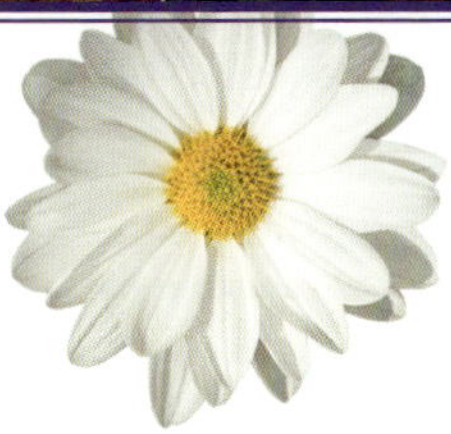

Unser Zuhause ist eine Oase des Friedens, der Erholung und Entspannung. Wir erleben in unseren vier Wänden, sofern sie klar und rein schwingen, die Kraft der Freude, Kreativität, Gesundheit und Liebe. Doch oft ist es so, dass sich das Zuhause »klebrig« anfühlt, so, als wären dort Dinge gespeichert, die nicht mehr zu uns gehören.

Unsere Räume haben alle unterschiedliche Energien. In der Küche kann die Reinheit und Freundlichkeit herrschen, wohingegen das Büro in der Energie von Chaos und Hektik schwingt. Dies hat unterschiedliche Ursachen. Zum Großteil bewirken wir Menschen durch unsere Gedanken und Gefühle, wie sich das Raumklima anfühlt, doch aus der chinesischen Lehre des Feng Shui oder der indischen Lehre des Vastu wissen wir, dass auch die Umgebung, in der wir leben, die Art und Weise, wie unser Haus gebaut wurde, nach welcher Himmelsrichtung es ausgerichtet ist und auch, wie wir unsere Möbel stellen, einen direkten Einfluss auf unser eigenes Glück und Wohlbefinden hat.

Hier können ätherische Öle Wunder bewirken und helfen, die Energien zu bereinigen oder hoch zu halten.

Doch zunächst laden wir dich zu einer kleinen gedanklichen Übung ein: Wenn du dir vorstellst, du wärest ein Schmetterling, der leicht und frei durch deine Eingangstür fliegt, wohin würde es dich ziehen, und wo würdest du nicht hinfliegen wollen? Und warum ist das so?

Aus der Vogel- bzw. in unserem Fall der Schmetterlingsperspektive nehmen wir das Geschehen ganz anders wahr. Wir blicken aus einer übergeordneten Sicht. So kannst du als Schmetterling nun einmal durch alle Zimmer fliegen und erspüren, wo du dich am wohlsten fühlst. Dies wirst du wunderbar als feine und fließende Schwingung wahrnehmen können. Dort fühlt es sich an, als würden deine Flügel feinstoffliche Wellen erzeugen, wohingegen jene Bereiche, die weniger Energie aufweisen, es dir schwerer machen, unbeschwert durch dein Zuhause zu fliegen.

Du siehst also, du musst dich weder mit einer uralten Lehre auskennen, noch wissen, wie du Schwingungen messen kannst. Vertraue deinen Wahrnehmungen!

Nun zurück zu den ätherischen Ölen: Alle ätherischen Öle bringen eine Stimmung in unsere Räume. Manche wirken befreiend, manche herzöffnend, wieder andere erfrischend und aufmunternd. Wir können zudem mit bestimmten Ölen unsere Räume, ähnlich wie beim Räuchern, reinigen.

Die einfachste Methode ist das Aufstellen eines Diffusers, den man bei geschlossenen Türen mehrere Stunden lang laufen lassen kann. Die passenden Clearing-Öle sind:

Zitronengras: Ein wunderbar erfrischender Duft, der Klarheit sowie Ordnung in unser Zuhause bringen kann. Korrespondiert gut mit Teebaum und Citronella!

Teebaum: Sobald toxische Energien im Raum haften, kann Teebaum diese förmlich verbrennen und wandeln. Gut in Kombination mit Zitronengras und Citronella!

Rosmarin: Hilft dabei, Energien von Unaufrichtigkeit, Wut und auch Angst zu lösen und mit der inneren Weisheit zu verbinden. Die Duftmoleküle klären und erheben einen Raum.

Citronella: Ist durchdringend, klärend und äußerst befreiend, wenn es darum geht, einen Raum wieder zum Leuchten zu bringen.

Myrte: Kann wunderbar bei der kraftvollen Klärung unterstützen, gerade beim Neueinzug oder wenn »Störfelder« z. B. von Friedhöfen in der Nähe sind.

Weihrauch: Bringt die Lebensenergie (Chi) wieder zum Fließen und kann besonders da hilfreich sein, wo kaum Lebendigkeit herrscht. Weihrauch erzeugt zudem ein heilsames Feld. Er passt wunderbar zu Palo Santo, wenn es darum geht, fundamentale Wandlungen zu vollziehen.

Wacholder: Bringt unerlöste Aspekte, die durch unverarbeitete Träume und Streitgespräche im Äther verbleiben, ans Licht. Somit hilft Wacholder, die Energien, gerade im Schlafzimmer, wieder ins Fließen zu bringen.

Palo Santo: Gilt als Feuer- und Transformationsöl, mit dessen Kraft wir in unserer Vorstellung unser Heim mit Flammen durchziehen können, die die Energien von Grund auf wandeln.

Space Clearing mit ätherischen Ölmischungen für den Diffuser:

Rein und frei	Spirituelle Reinigung
5 Tropfen Salbei 2 Tropfen Wacholder 2 Tropfen Zitronengras	5 Tropfen Myrte 3 Tropfen Weihrauch 2 Tropfen Ysop
Kristallklar	**Energie umwandeln**
4 Tropfen Eukalyptus Globulus 4 Tropfen Zitrone 3 Tropfen Orange 2 Tropfen Pfefferminze	3 Tropfen Zitronengras 3 Tropfen Teebaum 2 Tropfen Zitrone

Weitere Diffuser-Mischungen:

Ich vertraue mir selbst

- 3 Tropfen Lavendel
- 3 Tropfen Vetiver
- 3 Tropfen Weihrauch
- 2 Tropfen Orange

Ich erde mich

- 5 Tropfen Zedernholz
- 3 Tropfen Lavendel
- 2 Tropfen Schwarzfichte

Energie aufbauen

- 3 Tropfen schwarzer Pfeffer
- 3 Tropfen Weihrauch
- 3 Tropfen Zitrone
- 3 Tropfen Mandarine

Guter Schlaf

- 4 Tropfen Lavendel
- 3 Tropfen Zedernholz

Linderung in der Pollensaison

- 4 Tropfen Lavendel
- 4 Tropfen Pfefferminze
- 4 Tropfen Zitrone

Vom Frühling in den Sommer

- 3 Tropfen Geranie
- 3 Tropfen Limette

Frischezauber

- 3 Tropfen Orange
- 3 Tropfen Grapefruit
- 3 Tropfen Zitrone
- 2 Tropfen Limette

Energie wahrnehmen

- 3 Tropfen Schwarzfichte
- 3 Tropfen Blaufichte
- 3 Tropfen Weihrauch

Herbstwetter

- 3 Tropfen Orange
- 3 Tropfen Ingwer
- 2 Tropfen Zimt
- 1 Tropfen Mandarine

Just relax

- 3 Tropfen Orange
- 3 Tropfen Weihrauch

Waldbaden zu Hause

- 3 Tropfen Wacholder
- 3 Tropfen Schwarzfichte
- 2 Tropfen Pinie

Ich liebe mich selbst

- 3 Tropfen Geranie
- 3 Tropfen Ylang-Ylang
- 2 Tropfen Jasmin
- 2 Tropfen Lavendel

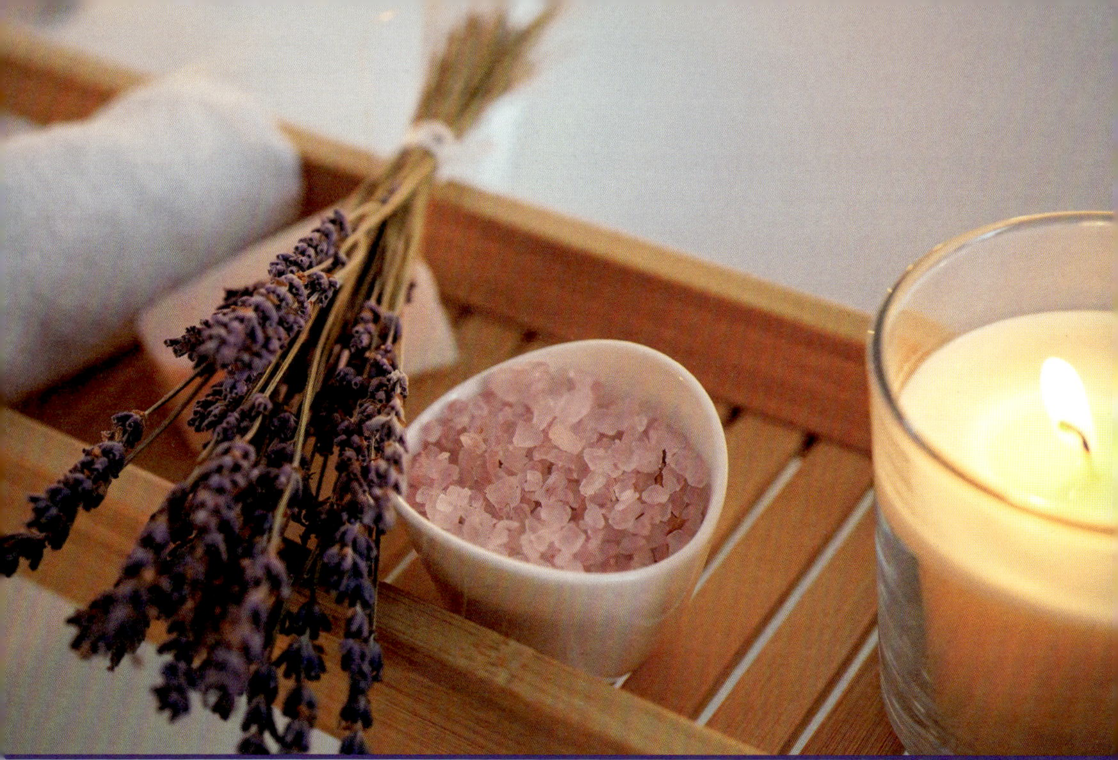

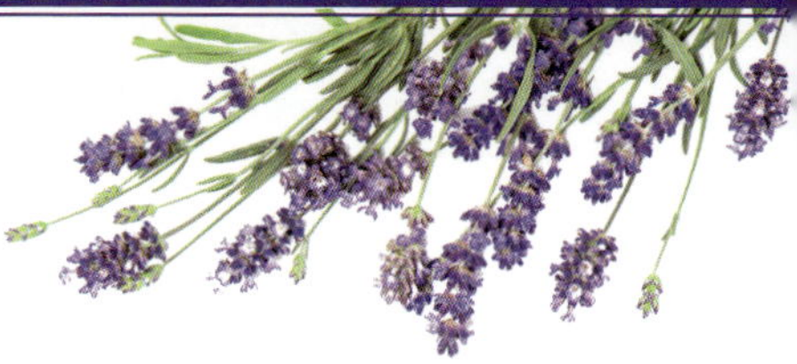

Healing Baths – ätherische Öle im Bad

Wenn es darum geht, sich selbst und seinem Körper und Geist eine heilsame Auszeit zu gönnen und die Kraft der ätherischen Öle auf eine sinnliche Art zu erfahren, sind Bäder ein seit Jahrtausenden bewährtes Mittel. Die ätherischen Öle werden durch Voll- und Teilbäder über die Haut und die Atmung aufgenommen, der Körper kommt zur Ruhe, und der Geist entspannt sich, wobei durch das Wasserelement auch unsere Gefühle und Emotionen angesprochen werden und eine Neuausrichtung erfahren.

Solch ein Bad kann helfen, Toxine aus dem Körper zu schwemmen, die Muskeln zu entspannen und auch, durch die Duftmoleküle der ätherischen Öle den Körper mit Sauerstoff und Elektronen zu fluten, was wiederum bewirkt, dass wir uns ausgeglichener und innerlich freier fühlen.

Ritual-Tipp: Wie du ein Bad mit ätherischen Ölen anreicherst

Ätherische Öle sollten mithilfe eines Emulgators ins Badewasser gegeben werden, damit sie nicht nur auf der Wasseroberfläche schwimmen, sondern gleichmäßig verteilt werden und über die Haut optimal aufgenommen werden können.

Als Trägersubstanz eignen sich:

- 1 Tasse Sahne
- 1–2 EL Pflanzenöl
- 1–2 EL Meersalz
- 1 EL Honig

Gib 5–10 Tropfen eines ätherischen Öles in die Trägersubstanz deiner Wahl. Du kannst auch unterschiedliche Öle miteinander mischen.

Tipp: Für eine sinnliche Erfahrung gib Blüten oder getrockneten Lavendel mit in das Badewasser.

Ein paar Mischungen für deine Bäder:

- **Lavendel & Zedernholz** – vor dem Schlafengehen, zum Entspannen
- **Zitrone, Orange & Mandarine** – für einen entspannten und wachen Sonntag
- **Weihrauch, Copaiba & Sandelholz** – für ein königliches Gefühl, eine strahlende Haut und innere Ruhe
- **Vetiver & Patchouli** – für eine Tiefenregeneration und Erdung nach einem langen Tag
- **Teebaum, Weihrauch & Zitrone** – zur energetischen Reinigung
- **Eukalyptus & Fichte** – zur Unterstützung der Atemwege

Achtung: Vorsicht bei sogenannten »heißen« Ölen wie etwa Cassia, Zimt, Pfefferminze, Oregano, Thymian oder Wintergrün. Diese Öle können auf der Haut brennen.

Ein Juwel unter den Anwendungen ätherischer Öle sind die Öldispersionsbäder. Durch feinste Zerstäubung wird die Oberfläche der Öle um das 2500-Fache vergrößert. Dadurch ist es möglich, dass sie über die Haut vom Körper aufgenommen und verstoffwechselt werden. Sodann entfalten sie ihre seelisch-geistigen Wirkungen. Durch die Verbindung von Wasser und Öl wirst du in deiner Leichtigkeit im Bad getragen und erlebst tiefe Geborgenheit und lichtvolle Unterstützung.

Das Bad entstand nach Anregung Rudolf Steiners. 1937 entwickelte Werner Junge einen Glasapparat, durch den ätherisches Öl und Olivenöl mit Wasser verwirbelt werden. Wasser und Öl sind auf diese Weise ohne Emulgatoren stabil verbunden, und das Öl kann in seiner Gänze vom Menschen aufgenommen werden.

Der Mensch wird in seinem Seelenkern, seinen Ich-Kräften, gestärkt, Immunsystem und Wärmeorganismus werden angeregt. Dadurch sind die Bäder bei sehr vielen körperlichen und seelischen Erkrankungen eine hilfreiche Unterstützung, ganz besonders bei Hauterkrankungen. Sie sind aber auch eine besondere Anwendungsmöglichkeit ätherischer Öle zur eigenen seelischen Entwicklung. Sie kräftigen immer, schenken oft Mut und Vertrauen und ermöglichen anhaltende Veränderungen. Nach der dem Bad folgenden Ruhepackung hört man von den Gebadeten häufig: »Jetzt bin ich neugeboren.«

Öldispersionsbäder werden von einigen Therapeuten angeboten, können aber mit dem nötigen Equipment auch zu Hause angewandt werden.

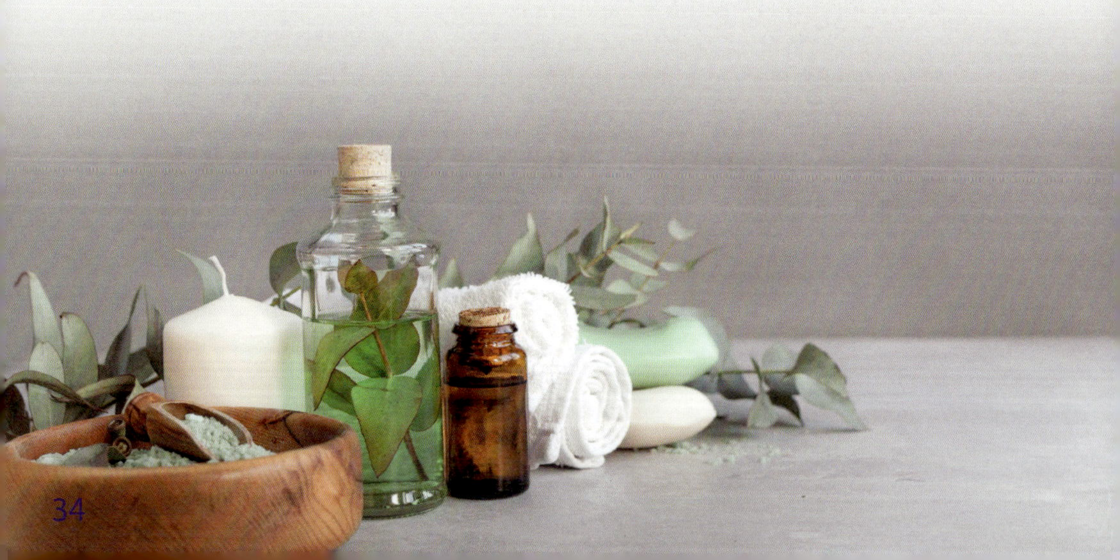

Roll-ons

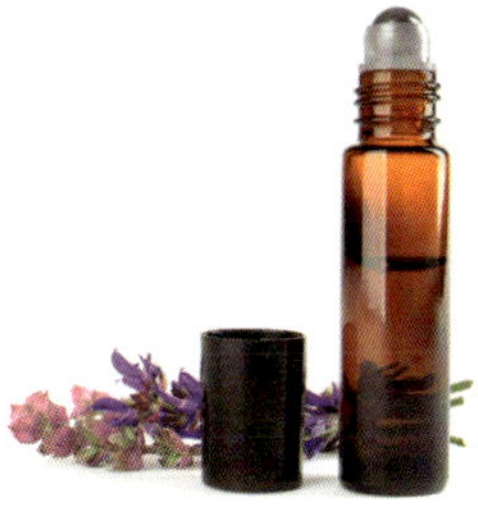

Die praktische Arbeit mit einem Roll-on, den du überallhin mitnehmen kannst, ist eine weitere Möglichkeit, die Öle anzuwenden. Egal, ob auf Reisen, im Büro oder vor oder nach dem Sport – du kannst Roll-ons, also Glasflaschen mit Kugelaufsatz, z. B. am Nacken, auf dem Herzbereich oder auch den Handgelenken einsetzen. Wunderbar eignen sich die Roll-ons auch, um die Öle auf unsere Chakras oder auf bestimmte Energielinien wie die Meridiane oder Reflexpunkte aufzutragen.

Um einen Roll-on herzustellen, brauchst du:

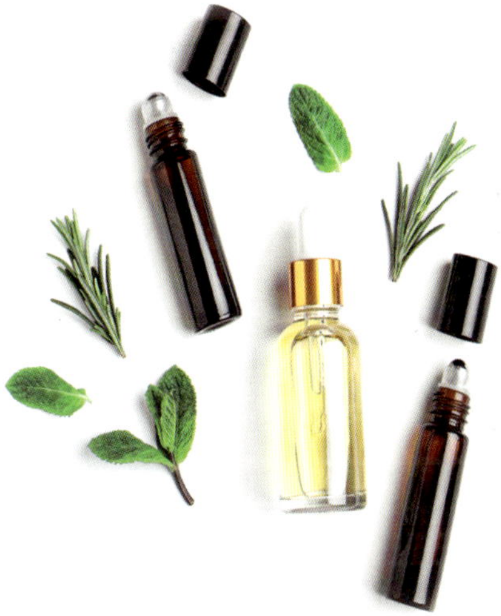

- 1 leere Roll-on-Flasche
- 1 Trägeröl, z. B. Jojobaöl
- jeweils 5–10 Tropfen eines ätherischen Öls aus der Basis-, Herz- und Kopfnote

Befülle den Roll-on mit dem Trägeröl, gib die ätherischen Öle dazu, und schüttle die Flasche gut.

Basisnote (körperliche Ebene)	Herznote (seelische Ebene)	Kopfnote (geistige Ebene)
Patchouli, Myrrhe, Weihrauch, Nelke, Zedernholz, Sandelholz, Cistrose, Ingwer, Vanille, schwarzer Pfeffer, Immortelle, Vetiver, Cassia, Copaiba, Angelikawurzel	Ylang-Ylang, Geranie, Jasmin, Rose, Neroli, Davana, Onycha, Zypresse, Salbei, Muskatellersalbei, Oregano, Majoran, Lorbeer, römische und deutsche Kamille, Fenchel, Ysop, Melisse, Teebaum	Limette, Mandarine, Grapefruit, Bergamotte, Orange, Basilikum, Lavendel, Thymian, Jade, Zitrone, Zimt, Koriander, Hinoki, Blaufichte, Pinie, Eukalyptus, Zitronengras, Citronella, Anis, Petitgrain, Rosmarin, Pfefferminze, Wacholder, Ravintsara

Rezeptideen für Roll-ons:

Breath:
- 7 Tropfen Pfefferminze
- 4 Tropfen Eukalyptus
- 2 Tropfen Rosmarin

Relax:
- 10 Tropfen Lavendel
- 5 Tropfen Orange
- 3 Tropfen Vetiver
- 2 Tropfen Salbei

Wohliger Bauch:
- 6 Tropfen Fenchel
- 3 Tropfen Ingwer
- 2 Tropfen Pfefferminze
- 2 Tropfen Zimt

Meditation:
- 10 Tropfen Weihrauch
- 4 Tropfen Sandelholz
- 3 Tropfen Myrrhe
- 2 Tropfen Orange

Stärke und Kraft:
- 6 Tropfen Copaiba
- 4 Tropfen Weihrauch
- 4 Tropfen Zitrone
- 2 Tropfen Teebaum
- 2 Tropfen Zitronengras

Clear:
- 8 Tropfen Eukalyptus
- 6 Tropfen Pfefferminze
- 3 Tropfen Wacholder
- 2 Tropfen Lorbeer
- 2 Tropfen Angelikawurzel

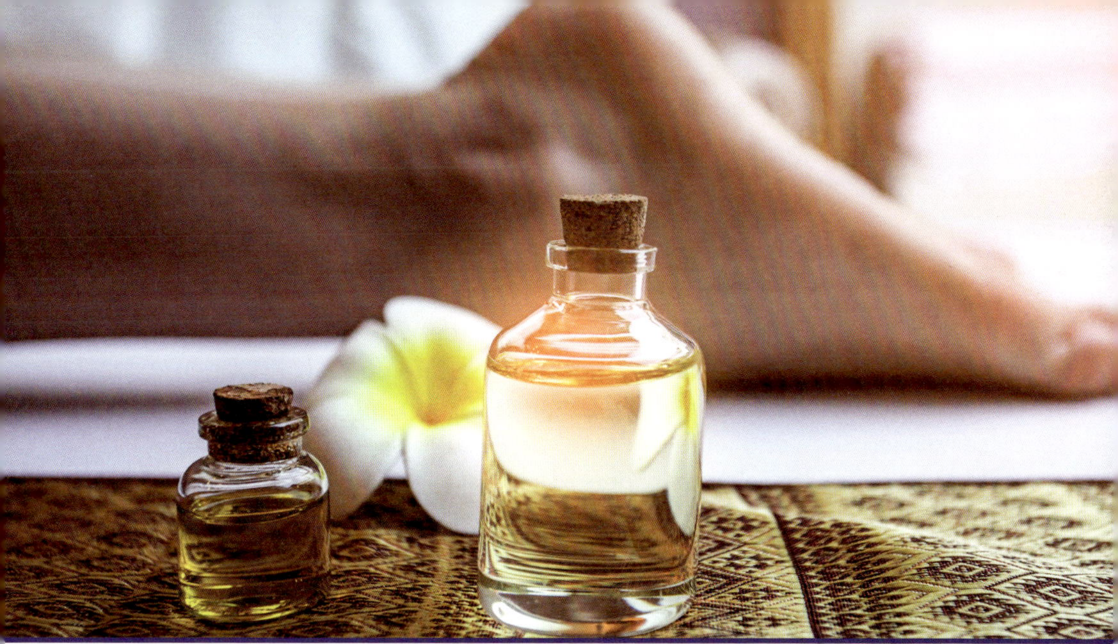

Die Kraft der Salbungen

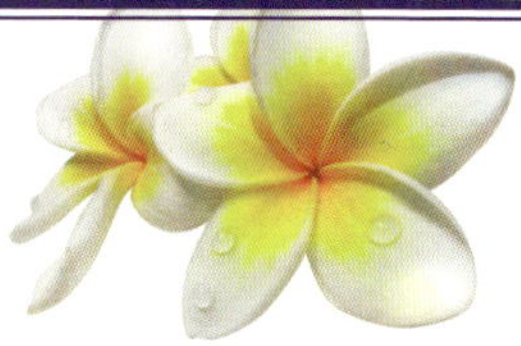

Unser Körper ist unser Tempel, durch den wir als spirituell-geistige Wesen die Erfahrung der Verkörperung machen dürfen. Unser Geist geht immer dem Körper voraus, und unser Körper ist ein Spiegelbild unseres Geistes. Als Mensch ist es unabdingbar, sich gut um diesen Tempel und den darin wohnenden Geist zu kümmern.

Unser Körper speichert Emotionen und weitere Informationen, die wir oft nur durch Berührungen wie Massagen, Yoga oder Salbungen triggern können, anders ab als unser Geist. Um also uns, unseren Körper bzw. Lichtkörper zu weihen, zu segnen, aufzurichten und zu klären, ist die beste Möglichkeit, uns selbst (oder andere) zu salben.

Das Wissen um die Salbungen – in der Art und Weise, wie sie in der antiken Welt genutzt wurden – ist heute nahezu verloren gegangen, auch wenn wir immerhin wissen, dass das Salben mit mehr als nur einem Tropfen geschah. Zur damaligen Zeit wurde mit reichlich Öl gesalbt, wie wir in 156 Erwähnungen in der Bibel nachlesen können. Heiligen und Erleuchteten wurden häufig die Füße gesalbt oder andere Körperstellen wie der Kopf.

»Und du sollst das Salböl nehmen und
auf sein Haupt gießen und ihn salben.«
(2. Mose 29,7)

Salbungen werden in vielen Religionen und wurden in zahlreichen Epochen eingesetzt. Sie werden auch jenen zugeschrieben, deren Herkunft sagenumwoben ist, wie etwa Atlantis und Lemurien. Schon immer wurden Öle für diese heiligen Riten und Rituale genutzt sowie zur Heiligung und Huldigung. Viele der teils uralten Salbungen, deren Ursprung wohl weit über das hinausgeht, was uns bekannt ist, werden auch heute noch angewandt, z. B. die letzte Salbung, die in der katholischen Kirche praktiziert wird.

Sobald du die Absicht setzt, dich zu salben, kannst du dich befreien, eine Intention bezeugen oder gar eine Initiation erzeugen. Oft geht es auch um die Heilung seelischer Wunden oder um den reinen Segen, der einer der schönsten Formen ist, sich einem Öl und seiner Schwingung anzunähern.

Du hast die Möglichkeit, deine Füße oder deinen Körper mit den heiligen Ölen der Bibel zu salben und dich dabei in eine meditative Stimmung zu versetzen. Am besten fügst du der Mischung als Trägeröl gutes Olivenöl hinzu, das bereits in der Antike genutzt wurde. Auch deinen Kopf (dein Haupt) kannst du mit feinen Mischungen oder Einzelölen salben (dabei bitte auf die Verträglichkeit achten!), indem du die Öle auf den höchsten Punkt des Kopfes gibst, den Bereich der Ohren massierst oder dein Drittes Auge mit einem kostbaren Öl wie etwa Weihrauch oder Sandelholz salbst.

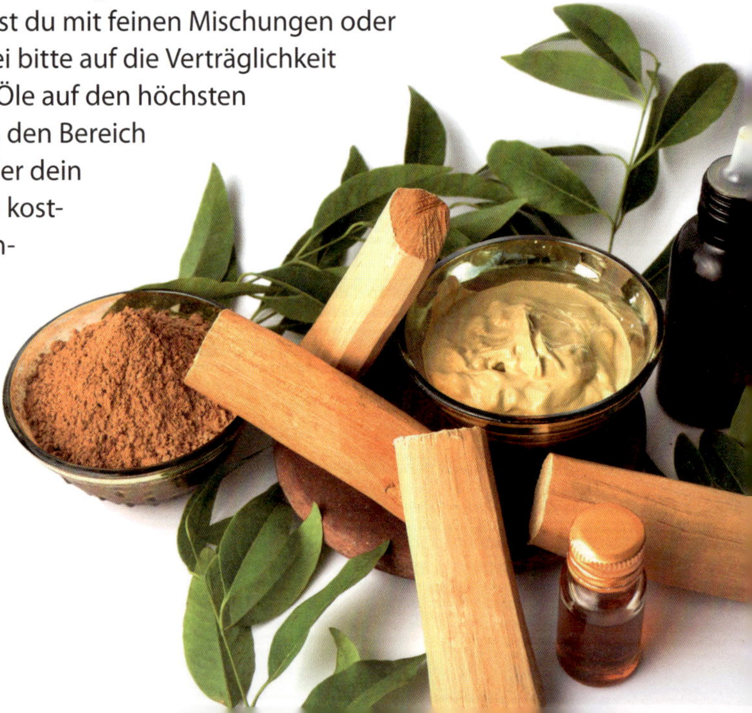

RITUAL

Salbe den Tempel deiner Seele und deines Geistes

Suche dir ein oder mehrere Öle aus, mit denen du deinen Körper salben möchtest. Achte auf die Verträglichkeit, oder verdünne die Öle mit etwas Trägeröl wie etwa Oliven- oder Mandelöl.

Versetze dich in eine meditative Stimmung, und beginne, deine Füße mit folgender Intention zu salben: »Mögen meine Füße rein gewaschen sein, damit ich dem Pfad der Liebe folgen und die richtigen Wege erkennen kann.«

Salbe deinen Bauch mit der Intention: »Möge dieser Bereich gesegnet sein und mich stets führen und fühlen lassen, wohin mich das Leben tragen möchte. Möge meine mir innewohnende Weisheit meine Führung sein.«

Salbe dein Herz mit der Intention: »Möge das ewige Licht der Liebe sich durch mich manifestieren und mich mit allem Leben verbinden. Mögen Mitgefühl, Empathie und meine innere Stimme mich leiten.«

Salbe deine Arme und Hände mit der Intention: »Mögen meine Handlungen gesegnet sein und das hervorbringen, was ich zu erschaffen imstande bin. Jede meiner Berührungen möge von Herzen kommen.«

Salbe deinen Hals mit der Intention: »Mögen sich meine Worte stets mit Klarheit, Liebe und Wohlwollen füllen, um meiner Wahrheit die Stimme der Einheit zu verleihen.«

Salbe dein Drittes Auge mit der Intention: »Möge ich die Vision der Neuen Zeit und die Vision meiner inneren höchsten Kraft sehen und verwirklichen können. Zum Wohle allen Lebens.«

Salbe dein Haupt/Kronenchakra mit der Intention: »Möge ich das Göttliche in dieser Welt als verkörpertes göttliches Wesen erkennen und danach leben und handeln. Möge ich das Göttliche in allem erkennen.«

Salbe deine Aura, indem du den Bereich um deinen Körper abstreichst, mit der Intention: »Möge ich die höchste Lichtkraft verkörpern und erkennen, wer ich wahrhaftig bin. Möge ich ein Licht sein, das wandelt und Spuren der Liebe hinterlässt.«

Verbleibe noch für einige Minuten in der meditativen Stimmung, um all dem nachzufühlen. Dich selbst zu fühlen. Das zu fühlen, was du wahrhaftig bist.

Hier eine mögliche Salbungs-Mischung, die du für das Ritual nutzen kannst: jeweils 5 Tropfen der heiligen Öle Weihrauch, Myrrhe, Sandelholz, Zedernholz, Zypresse und Myrte. Doch auch jedes andere Öl, das dich ruft, kannst du verwenden.

Früher war es üblich, Gegenstände oder gar Nahrung wie Brotfladen zu salben. Es wurden zudem Gebäude wie Tempel und auch besondere Orte mit ätherischen Ölen geheiligt. Laut dem Alten Testament gilt das sogenannte Exodusöl als heiliges Salböl. Die Geschichte aus der Bibel besagt: Als Moses mit den Israeliten aus Ägypten auszog, wurde ihm von Gott eine Rezeptur gegeben, die ihn und sein Volk schützen möge. Dadurch entstand diese göttliche Mischung, mit der auch die heilige Bundeslade gesalbt wurde und die Moses zur Weihung der Tempel nutzte. Priester wurden damit geweiht, und ebenso wurde sie verwendet, um die Gesundheit, die Visionskraft und den himmlischen Schutz zu stärken.

Mit den darin enthaltenen Ölen können Kraftsteine, Talismane, Ritualgegenstände und weitere Objekte »geheiligt« werden. Die klassische Rezeptur besteht aus Cassia, Galbanum, Narde, Kalmus, Zimt und Myrrhe in Olivenöl.

Doch auch durch die einzeln angewandten heiligen Öle der Myrrhe, des heiligen Weihrauchs oder auch des Aloes (Sandelholz) können wir uns und ebenso Gegenstände salben. Selbst mit einer Freude- oder Reichtum-Mischung (siehe S. 26) lassen sich segensvolle Kräfte einladen.

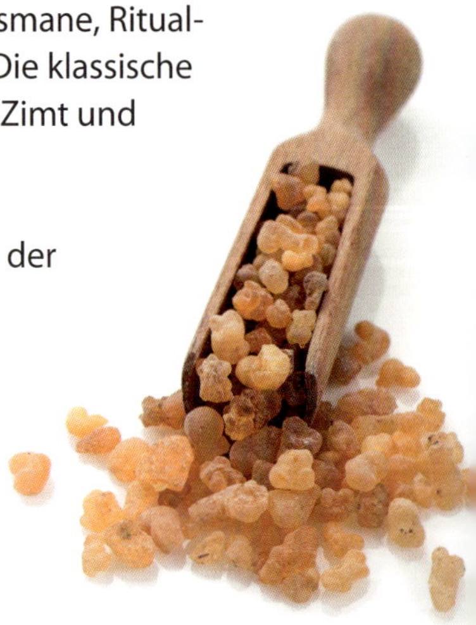

Alle Angaben werden vertraulich behandelt.
* Der Newsletter kann jederzeit abbestellt werden.

Name/Vorname: ______________________

Straße: ______________________

PLZ, Ort: ______________________

Telefon: ______________________

E-Mail: ______________________

Geburtsdatum: ______________________

Bitte senden Sie mir:

- ☐ weitere Informationen aus dem Schirner Verlag
- ☐ den Schirner Newsletter (nur als E-Mail*)
- ☐ das SPIRIT live & Schirner Magazin

Diese Karte entnahm ich dem Buch:

____

Würden Sie dieses Buch weiterempfehlen?

____

Vielen Dank!

Bitte freimachen, falls Marke zur Hand ❤

Antwort

Schirner Verlag
Birkenweg 14a
D-64295 Darmstadt

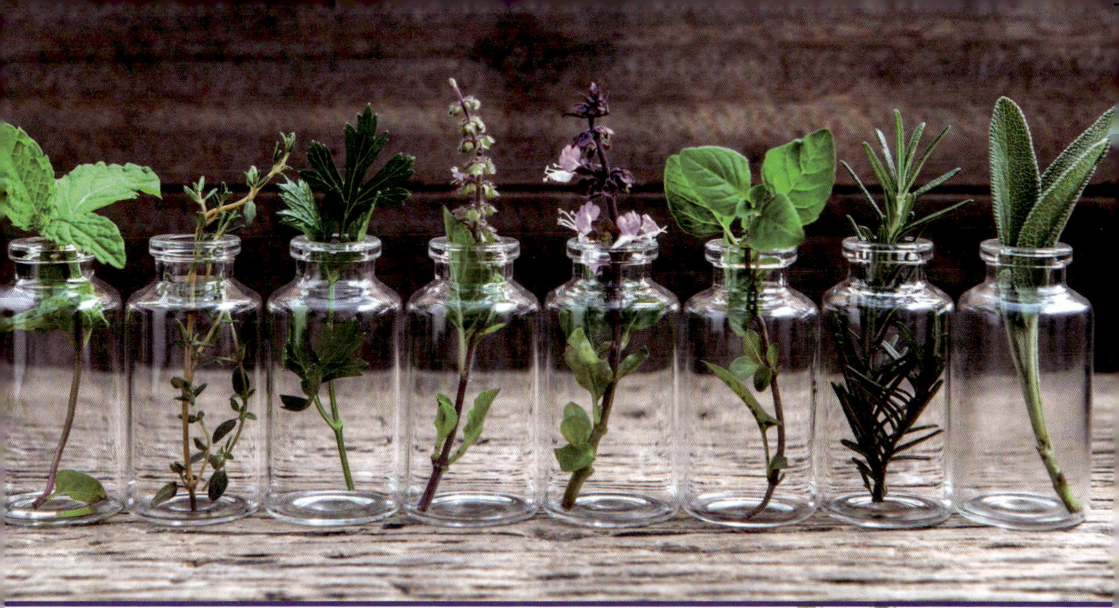

In der Küche

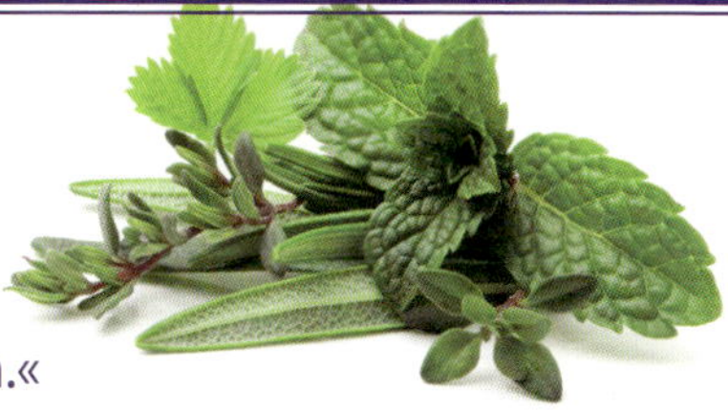

»Gegen jede Krankheit ist ein Kraut gewachsen.«
(Paracelsus)

In der Küche können ätherische Öle eine wunderbare Würze in unsere Speisen und Getränke bringen. Was ätherische Öle als Ergänzung zur gesunden Ernährung so segensreich macht, ist ihre Fülle an Elektronen. Verwendet werden sie statt oder zusätzlich zu Kräutern oder Gewürzen. Füge sie erst nach dem Kochen hinzu, um ihre Wirksamkeit zu erhalten. Häufig reicht es zum Aromatisieren schon, eine Zahnstocherspitze in das Öl zu tauchen und durch das Gericht zu ziehen, da ätherische Öle viel intensiver würzen als frische Kräuter.

Zudem unterstützen die Öle die Verdauung und Entgiftung und bieten somit viele weitere Vorteile für unsere Vitalität. Sie sind nicht nur eine Alternative zu frischem Basilikum, Koriander und Co., sondern oftmals auch weniger belastet, denn meist wissen wir nicht genau, woher unsere Kräuter kommen, es sei denn, wir bauen sie selbst an.

Wichtig ist die Etikettierung auf der Flasche! Das Öl sollte unbedingt als »Nahrungsergänzungsmittel« gekennzeichnet sein.

Wie du dein **PASSENDES ÖL** findest

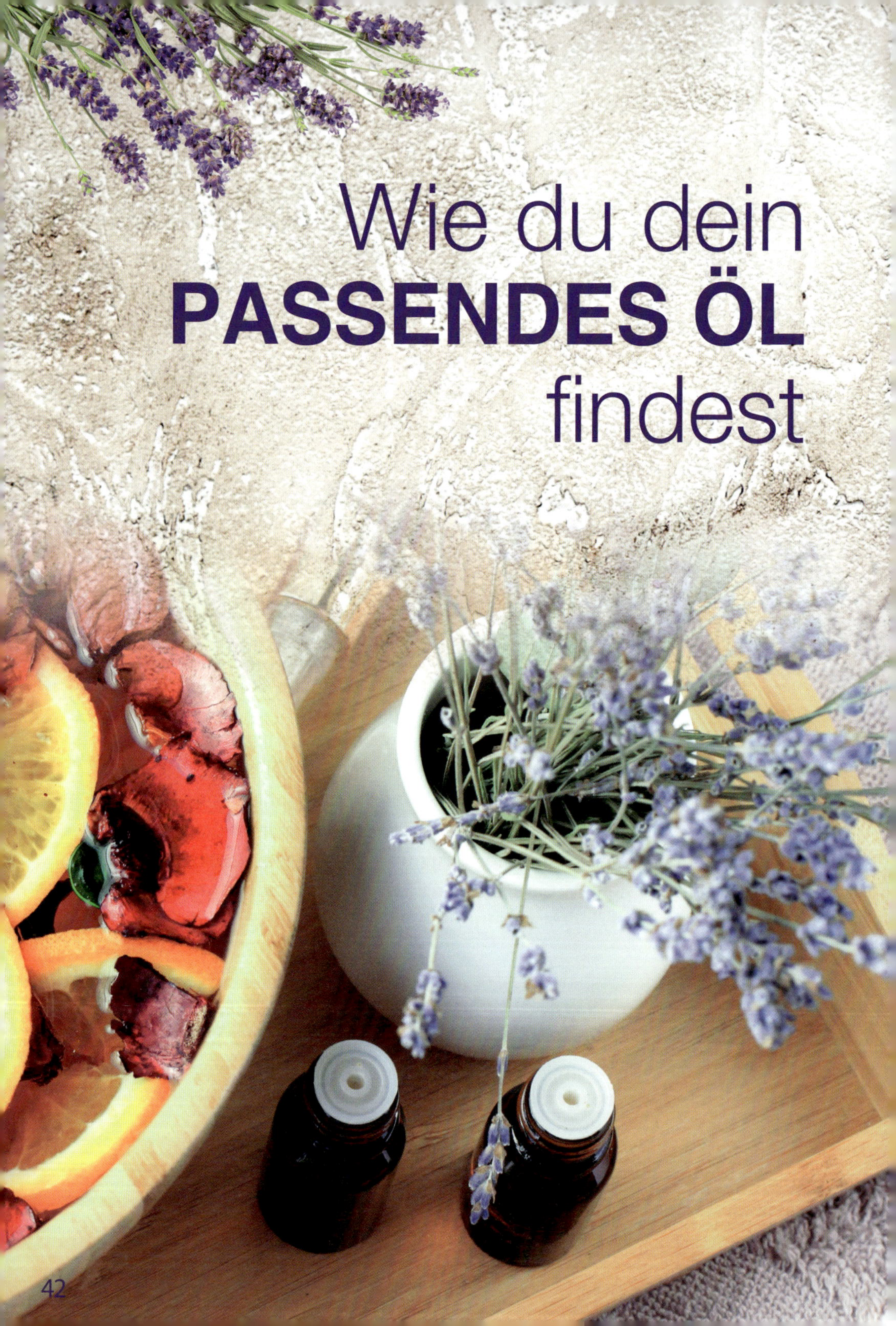

Empfehlenswert ist es, bei der Auswahl eines ätherischen Öls ganz nach deinem Gefühl oder dem jeweiligen Duft zu gehen. So kannst du beispielsweise jeden Morgen neben deiner üblichen »Öle-Routine«, die mit dem Auftragen von Zitrone auf den Fußsohlen und mit Orange als Zugabe zum Zähneputzen beginnt,* ein »Tagesöl« wählen, zu dem du dich besonders hingezogen fühlst. Trage dieses Öl auf, und nimm dir einen kleinen Moment, um ganz in dessen Duftmoleküle einzutauchen.

Tipp: Wir lieben es, zur Neumondzeit, bei der ein neuer Zyklus beginnt, ein Monatsöl auszuwählen bzw. uns eine Mischung zu kreieren, die uns bis zum nächsten Neumond begleitet.

Es mag auch Momente geben, in denen du ein Öl für ein ganz bestimmtes Thema wählen möchtest. Dann kannst du natürlich die bekannten Wirkungsweisen der Öle nachschlagen (ab S. 107) und das Passende auswählen. Wenn du dennoch unsicher bist, ob dieses oder jenes nun das Richtige ist, dann kann dir das Körperpendel helfen.

ÜBUNG
Das Körperpendel

Stelle dich aufrecht hin, deine Beine stehen hüftbreit auseinander, während die Arme locker neben dem Körper hängen. Achte darauf, locker und entspannt zu stehen. Sprich innerlich folgenden Satz: »Ich verbinde mich mit meinem Höheren Selbst.« Diese Anweisung kann schon genügen! So kannst du nun fragen: »Bin ich mit meinem Höheren Selbst verbunden?« Dein Körper wird als Antwort nun entweder (leicht) nach vorne oder hinten schwingen. Nach vorne heißt in der Regel Ja – nach hinten in der Regel Nein.**
Nun kannst du dich vor deine Öle stellen oder bestimmte Öle einzeln in die Hand nehmen und dein Körperpendel nutzen, um zu testen, welches Öl ein eindeutiges Ja in dir erzeugt. Bei mehreren Ölen hast du die Möglichkeit, eine Mischung zu kreieren oder diese in einem zweiten Durchgang erneut auszupendeln mit der Frage: »Welches Öl unterstützt mich am besten, um …?«

---

* Auf die Öle-Routine gehen wir auf S. 84 näher ein.

** Solltest du ein Nein erhalten haben, gib Weihrauchöl auf den höchsten Punkt des Kopfes. Dieses Öl hat sich zur Verbindung mit dem Höheren Selbst bewährt. Führe danach den Test erneut durch.

PRAXISBEISPIEL:
Wie uns die intuitive Auswahl ätherischer Öle zur eigenen Wahrheit führen kann

Maria hat immer wieder das Gefühl, sich nicht von der Stelle bewegen zu können. Sie ist ein freiheitsliebender Mensch und wünscht sich sehnlichst, an einem anderen Ort zu leben und zu arbeiten, doch wenn sie daran denkt, versperren immer wieder die gleichen Gedanken ihre Hoffnung darauf. »Wie soll etwas wahr werden, wenn ich selbst nicht einmal daran glauben kann?«, klagt sie.

Ich, Dennis, bitte sie, sich vor ihr Öl-Regal zu stellen und intuitiv nach einem Öl zu greifen, das sie besonders anspricht. Sie wählt die Schwarzfichte.

»Nimm das Fläschchen einmal zur Hand, schließe die Augen, und sage mir, was du wahrnimmst«, bitte ich sie.

»Es scheint, als würde mir die Schwarzfichte sagen, dass ich ehrlicher zu mir selbst sein darf. Ja, sie verhilft mir zur Wahrheit«, sagt Maria.

»Gut, dann trage die Schwarzfichte einmal da auf, wo du körperlich in Resonanz gehst«, erwidere ich.

»Wow, es ist, als würde ich endlich innerlich entspannen können. Doch irgendetwas lässt mich nicht groß und stark sein, so, wie ich sein sollte. Ich glaube, es ist Angst. So eine Angst, mich selbst zu verwirklichen.«

Ich bitte Maria, ein zweites Öl zu wählen, das ihr als Brücke dienen soll. Sie wählt das Öl Jasmin, das in ihr das Gefühl von Bedürftigkeit und Trauer auslöst. Zugleich spürt sie, wie Jasmin ihr Herz sanft öffnet und sie sich einmal verletzlich zeigen kann.

»Eigentlich habe ich solch eine Angst davor, mein Leben selbstbestimmt zu leben«, bricht es plötzlich aus ihr heraus.
Ich frage sie: »Woher stammt diese Angst?«

Sie sagt: »Ich glaube, weil mir immer wieder vermittelt wurde, dass ich es allein nicht kann. Ich durfte, als ich jung war, selten zu meinen Freundinnen, durfte kein Fahrrad fahren und nicht einmal richtig allein sein.« Maria macht deutlich, wie gefangen sie einmal war und dass sie dieses Gefühl noch immer in sich trägt.

Ich bitte sie, einen tiefen Atemzug zu nehmen und ihren Blick über ihre Öle wandern zu lassen. »Welches Öl spricht zu dir?«, frage ich sie.

Sie nimmt ein Fläschchen mit Sandelholz, öffnet es, und es ist, als würde sich ihre gesamte Stimmung urplötzlich verändern. Sie erklärt: »Es vermittelt mir so etwas wie Trost. So, als könnte ich endlich traurig darüber sein, wie eingesperrt ich mich in mir selbst fühle … Nein, das kann ich nicht sagen, eher, wie ich mich fühlte, denn es fühlt sich jetzt so lichtvoll und getragen an. Als würde mir Sandelholz die innere Traurigkeit nehmen.«

Ich frage sie, ob sie ein Bild oder Gefühl wahrnehmen kann. »Ja, ich sehe so etwas wie Eltern, die hinter mir stehen, doch ich kann nicht sagen, ob es meine eigenen sind. Sie sind pures Licht.«

Ich bitte sie, dieses Gefühl und das innere Bild ganz in sich aufzunehmen, während sie den Duft des Sandelholzes inhaliert und integriert.

Diese intuitive Reise mit ätherischen Ölen löst in Maria die Information, nicht frei sein zu dürfen (aus Liebe zu ihren Eltern). Sie nutzt in den folgenden Tagen Sandelholz, um das gute Gefühl zu verstärken und das Trauma zu lösen – mit Erfolg.

Maria berichtet mir wenige Wochen danach, sie schmiede bereits Pläne für ihre kommenden Reisen, die sie auch allein antreten wird. Etwas, was sie sich wohl vor der kleinen Öle-Reise mit den drei Ölen nicht zugetraut hätte, weil sie noch zu sehr in ihren emotionalen Verknüpfungen der Unfreiheit verhaftet war.

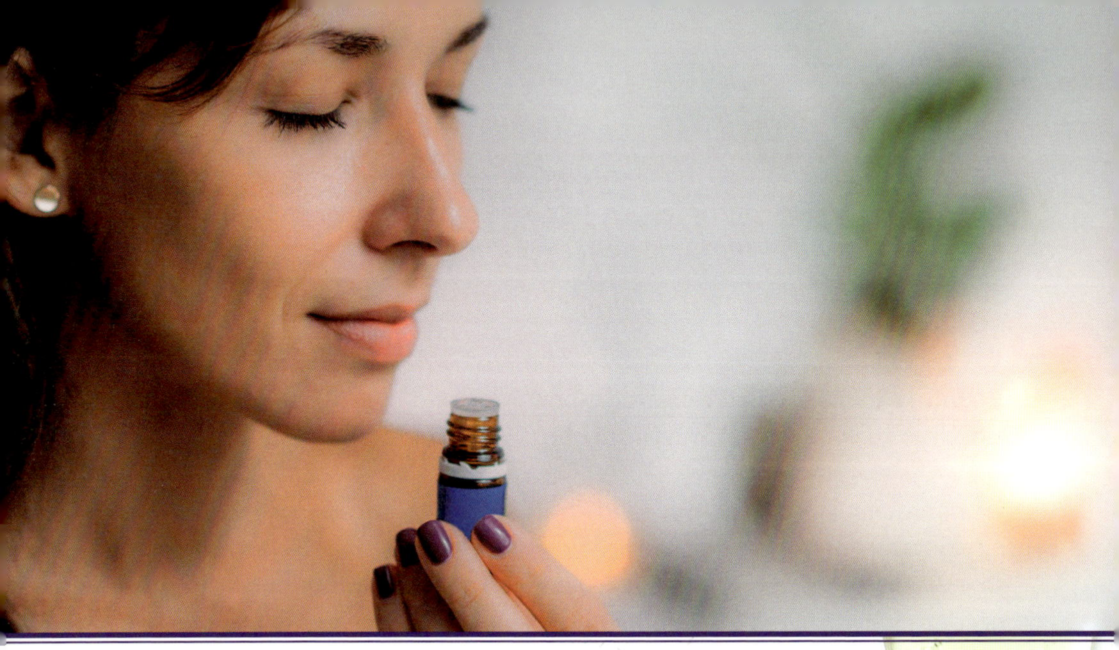

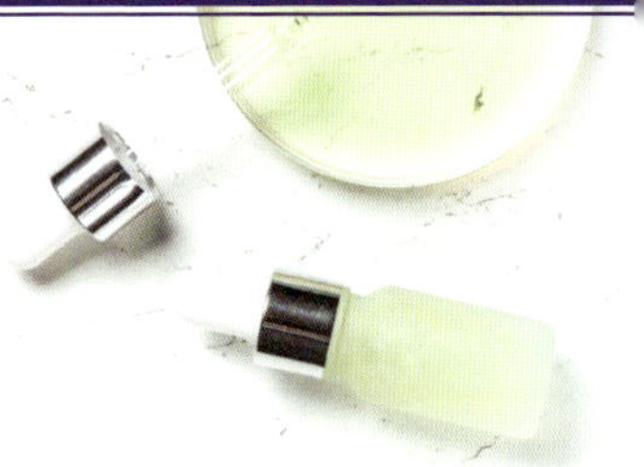

Kontakt zum eigenen Weisheitsöl aufnehmen

Uns liegt es sehr am Herzen, dass du mit deinen Ölen auf eine Reise gehst, eigene Erfahrungen machst und ihre Kraft für dich selbst zu entschlüsseln beginnst. Wenn du ein ätherisches Öl in seiner Tiefe kennenlernen und erleben möchtest, kommst du nicht umhin, dich seiner vielschichtigen Weisheit zu öffnen und ganz in das Aura- und Energiefeld der Pflanze einzutauchen. Es ist immer wieder spannend, zu erfahren, welche unendlichen Möglichkeiten uns ein einziges Öl bieten kann. Daher laden wir dich ein, dich mit deinem persönlichen Weisheitsöl zu verbinden. Dieses Öl kann dich für eine gewisse Zeit wie etwa einen Tag, eine Woche oder gar einen Monat und länger begleiten.

Es ist ein energetisches Gesetz: Je mehr Aufmerksamkeit wir auf eine Sache, etwa einen Gedanken in Form eines Ziels, einer Intention oder Annahme, richten, desto mehr Energie erhalten wir von der Sache. Wenn wir nun beginnen, uns einem Öl voll und ganz zu widmen, eröffnen wir gleichzeitig den Raum, in dem dieses mit uns und unserer Seele arbeiten kann.

ÜBUNG

Finde dein persönliches Weisheitsöl

Sicher hast du eine Auswahl an Ölen zu Hause. Stelle sie vor dich hin, öffne hier und da ein Öl, und lasse es auf dich wirken. Vielleicht ist es aber auch eine ganz bestimmte Flasche, deren Farbe oder Größe dich anspricht – gehe in Kontakt mit deinen Flaschen, und wähle ganz intuitiv aus, was dich anspricht.

Mache es dir bequem, und nimm die Ölflasche zur Hand, die du gewählt hast. Schließe die Augen, und atme mehrmals bewusst tief ein und aus. Stelle dir vor, wie starke Wurzeln aus deinen Fußchakras hinab zur Erde ragen und dich tief mit Mutter Erde verbinden. Stelle dir auch vor, wie du durch deine Krone göttliches Licht empfängst und somit an das große Ganze angebunden bist.

Nimm einen tiefen Atemzug in dein Herz, und lasse die Frequenz sich durch deinen Willen anheben und sich mit dem verbinden, was jetzt für dich wichtig ist. Lasse nun eine Intention in deine Handlung fließen wie etwa »Ich bin bereit, mich ganz der Seele dieser Pflanze zu öffnen«.

Spüre zunächst nur die Flasche mit dem Öl in deinen Händen, und lausche auf die feinen Impulse, die sie dir bereits jetzt gibt. Dann öffne die Flasche, und rieche an dem Öl. Nimm währenddessen deine Gefühle und körperlichen Empfindungen wahr. Möglicherweise tauchen Fragen in dir auf wie:

- Wie kannst du mich unterstützen?
- Woher stammst du, welches Wissen trägst du in dir?
- Welche Gaben hast du?

Achte auf Eingebungen wie Bilder, Worte, Gefühle oder auch Farben, und notiere diese.

Beende diese Übung, indem du zu deinem Atem zurückkehrst und dich bei der Pflanzenseele für die Informationen bedankst. Abschließend notiere deine Erfahrungen.

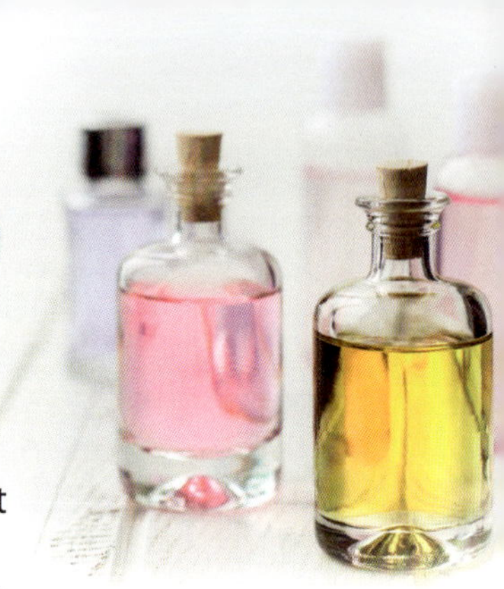

Ein ätherisches Öl channeln

Vor einigen Jahren führte ich, Dennis, eine Gruppe von Seminarteilnehmern über eine Innenweltreise zu ihrem wahren Potenzial, das sie aus ihrer inneren Heimat mitgebracht hatten. Nach der Reise bat ich sie, sich ein ätherisches Öl auszusuchen, das sie gerade jetzt, nach dieser Reise, am meisten ansprach. Die Teilnehmer öffneten gespannt den Deckel ihrer Flasche, rochen am Öl und begannen sichtlich, zu lächeln und zu genießen. Gleichzeitig schauten sie mich mit fragenden Blicken an, sie wussten nicht so recht, was sie nun mit diesem wohlriechenden Öl tun sollten.

Ich bat sie: »Riecht einmal ganz bewusst den Duft des Öls. Welche Gefühle löst er in euch aus? Wo meldet sich euer Körper? Gibt es einen Bereich, der sich besonders bemerkbar macht?«

Nachdem sie über den Duft in sich und ihren Körper hineingespürt hatten, bat ich sie, 1–2 Tropfen auf ihre Handfläche zu geben, das Öl in kreisenden Bewegungen zu aktivieren und dort aufzutragen, wo sich ihr Körper meldete. Während der üppige Duft des Öls den Teilnehmern bereits in die Nase stieg, animierte ich sie, ihre Handflächen vor die Nase zu führen, sodass der Duft noch intensiver aufgenommen werden konnte.

Nun sagte ich: »Jetzt stellt euch vor, ihr steht stellvertretend für diese eine Pflanze. Ihr seid diese Pflanze. Ihr seid genau diese Energie, die die Pflanze repräsentiert.«

Ich leitete die Teilnehmer an, sich der Energie dieses Öls bzw. der Pflanze zur Verfügung zu stellen. Auf diese Weise erhielten sie wertvolle Informationen zu allen möglichen Themen aus dem morphogenetischen Feld, das auch beim Familienstellen genutzt wird.

ÜBUNG
Ein ätherisches Öl channeln

Suche dir 2–3 Öle aus, deren Botschaften du über das morphogenetische Feld empfangen möchtest. Stelle die Öle so vor dich auf den Boden, dass zwischen ihnen ein wenig Platz für dich zum Stehen bleibt. Nimm nun das erste Öl zur Hand, stelle dich stellvertretend auf seinen Platz, öffne die Flasche, und atme mehrmals tief ein und aus. Achte auf deine körperlichen und geistigen Regungen, während du dich vollkommen dem Geist der Flasche zur Verfügung stellst. Gehe so auch mit den weiteren Ölen vor, und notiere dir im Anschluss, was du in der Stellvertreterrolle empfangen hast.

Tipp: Du kannst die Übung ebenso wunderbar durchführen, wenn du die Öle nicht zur Hand hast. Nimm dazu jeweils einen Zettel, und notiere das Öl, das du »lesen« möchtest. Mit etwas Übung reicht es, wenn du die Ölflaschen einfach nur in die Hände nimmst und dir erlaubst, in die stellvertretende Rolle zu schlüpfen.

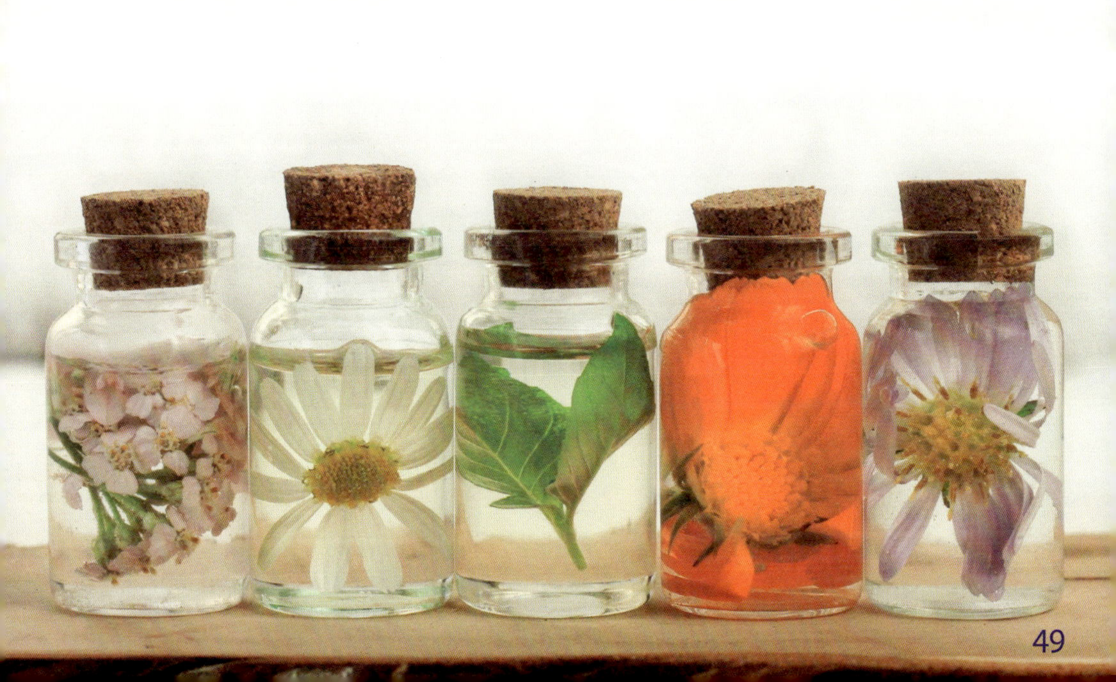

Energiearbeit mit **ÄTHERISCHEN ÖLEN**

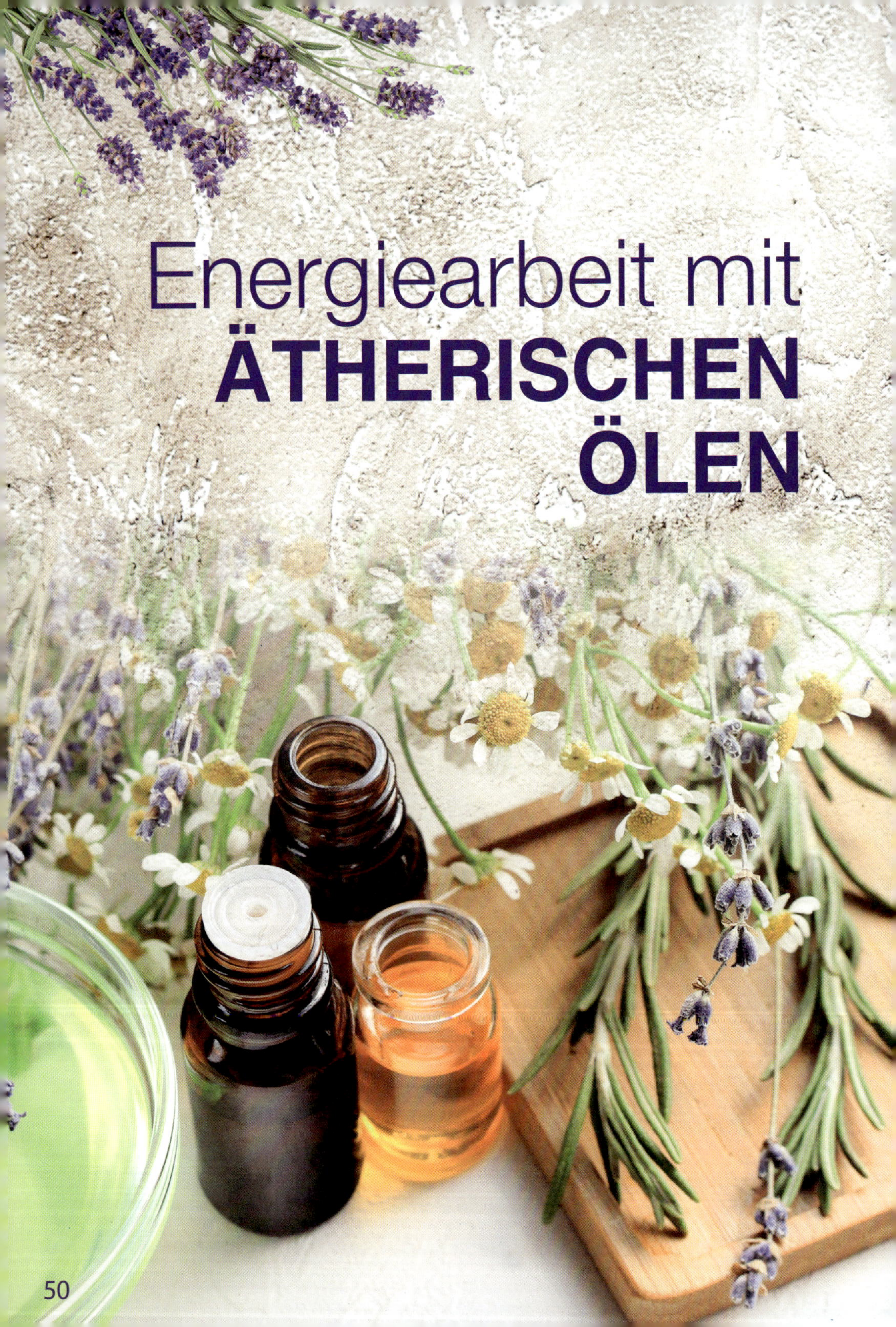

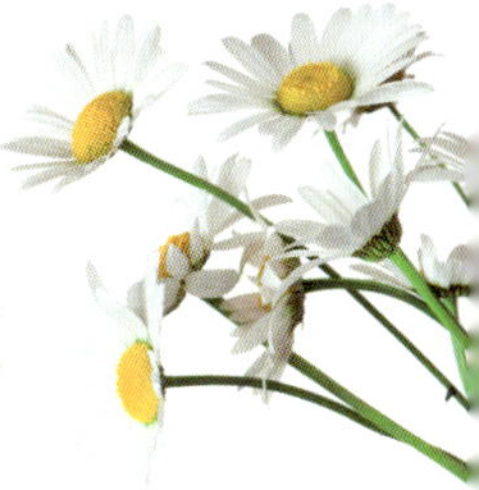

Öle und Aurafotografie – Unsichtbares sichtbar gemacht

»Ja, da muss man schon ein wenig dran glauben, dass die Öle was machen«, sagen einige Menschen, die noch keinen Zugang zum eigenen tiefen Spüren und Fühlen gefunden haben. Und obwohl ich, Corinna, von Kindheit an hellfühlig und -sichtig bin, interessierte es mich selbst, ob sich meine Arbeit im feinstofflichen Feld mittels Aurafotografie abbilden lässt. Da wir auf diesem Gebiet annehmen, dass wir feinstoffliche Felder abbilden können, war es natürlich sinnvoll, mit Vorher-nachher-Aufnahmen zu arbeiten. Und so ergab es sich, dass Kay Schmücker, der bereits mit Therapeuten wie Robert Betz, Andrea Schirnack und vielen anderen zusammengearbeitet hat, und ich einige Zeit in Berlin und Hamburg diverse Sessions dazu gaben.

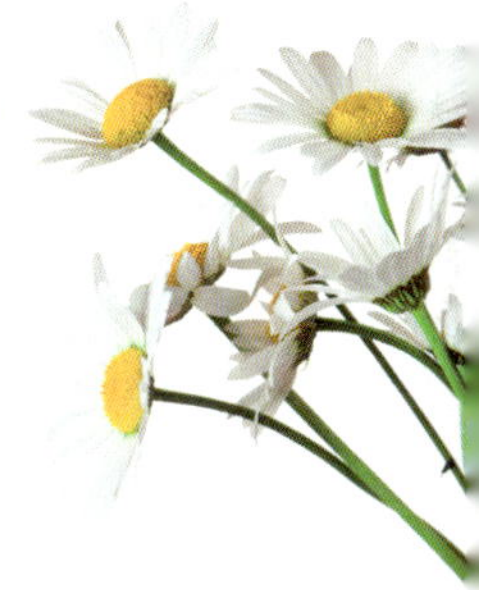

Im Folgenden siehst du eine Arbeit im feinstofflichen Feld einer Frau, die lange nicht an ihr wahres Potenzial herankam. Über eine Brücke in andere Zeitebenen gelang die Rückverbindung beziehungsweise Integration eines Seelenanteils. Das mag für einige Menschen fantastisch klingen, und anderen ist es vertraut, da sie sich in diesen Welten heimisch fühlen. Wie dem auch sei, die Dame fühlte sich danach vollständiger und ging glücklich nach Hause. Und so kann ich von einigen schönen Erlebnissen berichten.

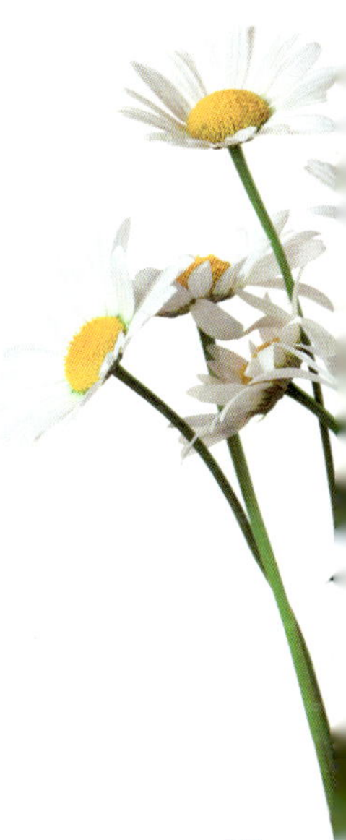

Was das ungeübte Auge allein nicht zu sehen vermag, wird durch die Biofeedback-Analyse deutlich zum Ausdruck gebracht. Durch sie erhalten wir einen Überblick über den Zustand der Energiekörper und der sieben Hauptchakras. Anhand der Bilder lassen sich Potenziale, Blockaden und Prozesse erkennen. Durch Vorher-nachher-Aufnahmen gelang es uns innerhalb kürzester Zeit, spürbare Veränderungen in den feinstofflichen Feldern der Menschen auch sichtbar zu machen. Aber sieh selbst.

Kay Schmücker beschreibt im Folgenden unsere gemeinsame Arbeit mit den Ölen und der Aurafotografie:

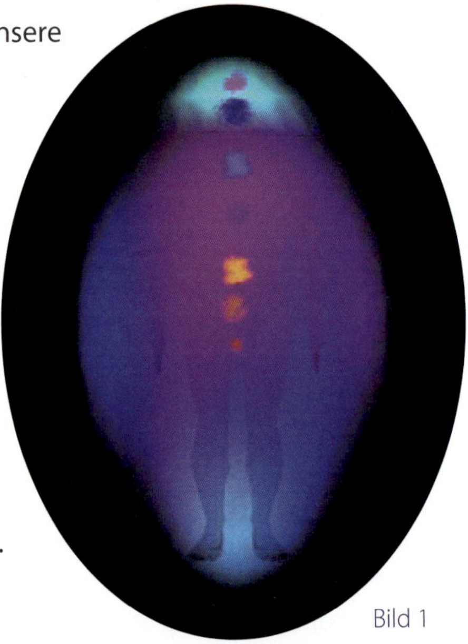

Bild 1

»Das energetische Feld der Klientin ist eher klein (siehe Bild 1). Sie nimmt sich zurück und zeigt nach außen nicht ihre große Sensibilität. Sie hat eine starke mediale Veranlagung. Diese wird durch rationales Denken kontrolliert. Damit versucht sie bewusst oder unbewusst, eine mangelnde Erdung zu kompensieren. Sie äußert sich selbstkritisch und scheint an alten Verletzungen festzuhalten. Sie wirkt auch körperlich angegriffen.

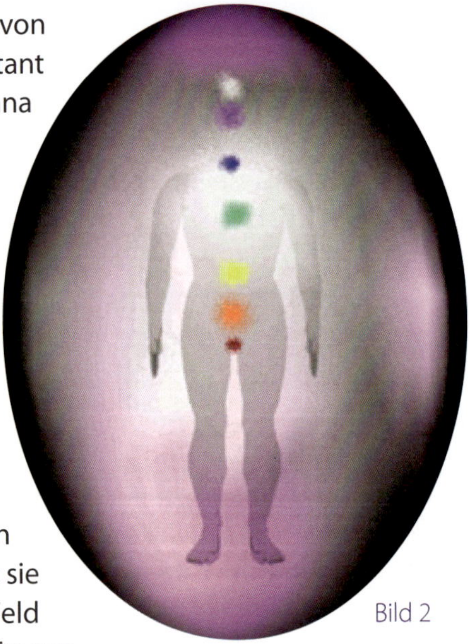

Bild 2

Nachdem ich ihr das Bild und die Prozess-Zusammenhänge detailliert erklärt habe, wird sie von Corinna in Empfang genommen. Als Hospitant beobachte ich nun, wie zunächst von Corinna und der Klientin ein passendes ätherisches Öl ermittelt wird. Während die Klientin beginnt, den Duft in ihr Feld aufzunehmen, benennt Corinna – ohne dass sie bei dem vorangegangenen Gespräch dabei war – sehr einfühlsam in ihren Worten exakt die auch von mir erkannten Themen. Mit scheinbar spielerischer Leichtigkeit, aber sehr aufmerksam beginnt sie nun, in den entsprechenden Schichten der Aura der Klientin zu arbeiten. Um den aktivierten Prozess harmonisch zu unterstützen, wählt sie ein weiteres Öl aus und arbeitet damit im Feld der Klientin. Durch gelegentliche gezielte Fragen bleibt sie mit der Klientin in Kontakt.

Es ist für mich offensichtlich, wie diese immer mehr entspannt und ihre Aura zu leuchten beginnt. Wie und wo Corinna im Energiefeld der Klientin im weiteren Verlauf arbeitet, kann ich nachvollziehen und ist für mich schlüssig. Als nach einiger Zeit die Behandlung beendet ist, hole ich die Klientin ab und messe ihr System durch.

Ihr energetisches Feld hat sich sehr schön entwickelt. Es ist deutlich größer und geklärter (siehe Bild 2). Sie wirkt gelöst und transportiert das auch nach außen. Trotz der hohen Schwingung, die sich im Bild zeigt, harmonisieren sich alle Chakras. Wobei ich besonders interessant finde, dass sich auch das Wurzelchakra farblich kräftigt und öffnet. Also mehr Erdung als vorher da ist! Im kurzen Feedbackgespräch mit mir wirkt die Klientin viel offener, weicher und selbstbewusster. Sie benötigt – und nimmt! – sich den Raum, um das Erlebte nachwirken zu lassen. Ihre Augen sind klar, und sie wirkt gestärkt.

Abschließend möchte ich darauf hinweisen, dass ich keine Diagnosen stelle und diese gern den entsprechenden Ärzten bzw. Therapeuten überlasse.«

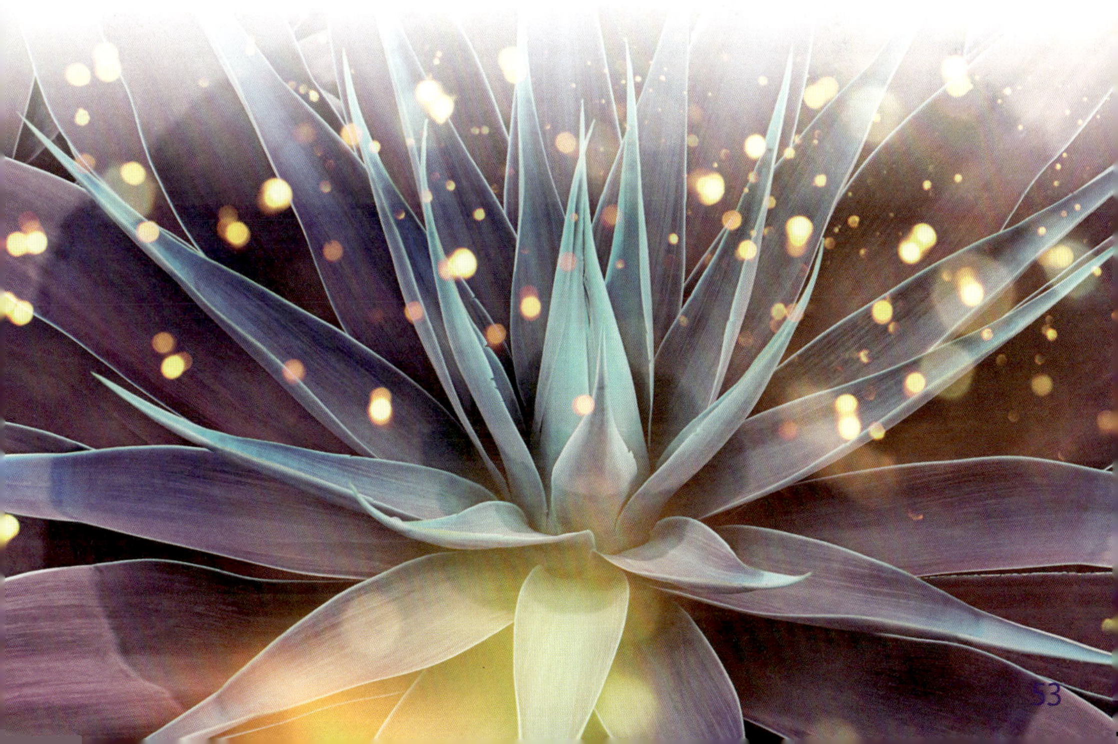

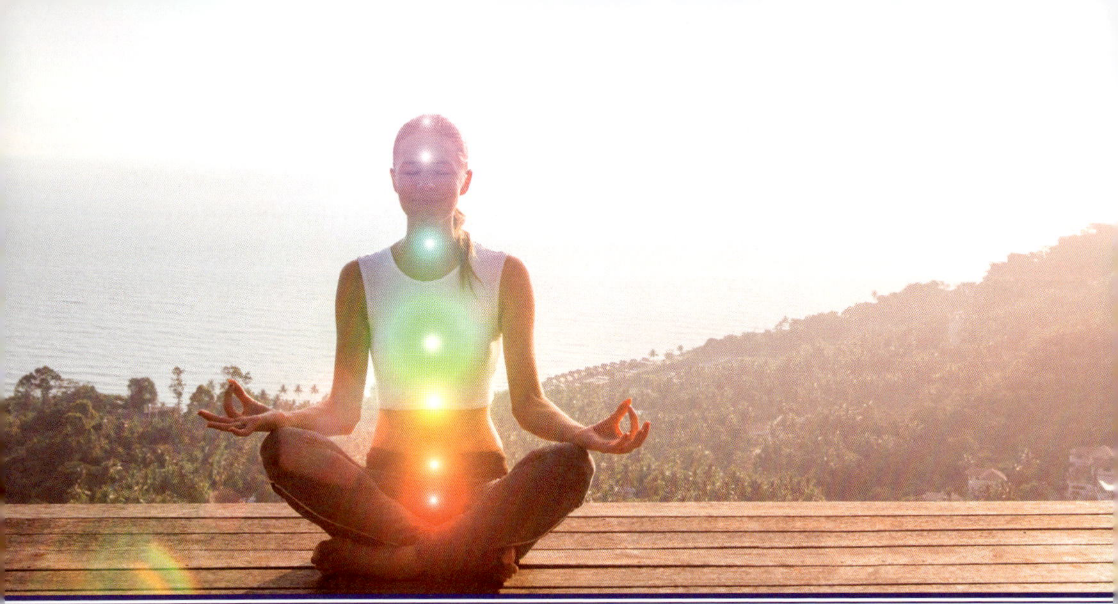

Chakraarbeit mit ätherischen Ölen

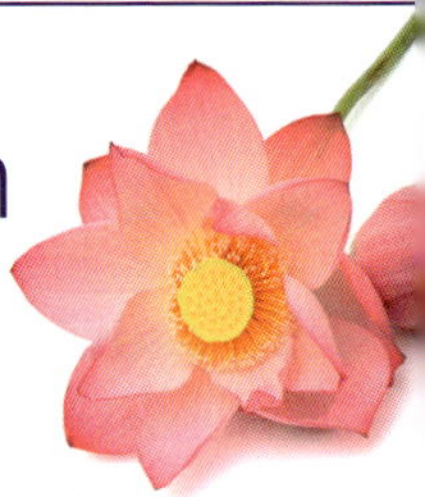

Was ist ein Chakra?

Chakras sind konzentrierte Bereiche im Energiesystem unseres feinstofflichen Körpers, also nicht physischen Ursprungs. In Abbildungen zeigen sie sich als feinstoffliche Energiewirbel. Im Folgenden widmen wir uns den sieben Hauptchakras. Sie liegen in regelmäßigen Abständen auf der Mittelachse deines Körpers und öffnen sich trichterförmig am Rücken und ebenso auf der vorderen Körperhälfte. Ihr Sitz ist äquivalent zu verschiedenen Nervensystemen und Hormondrüsen. Auch wenn sie für das bloße Auge nicht sichtbar sind, offenbaren sie sich hier in ihrem physischen Bezug. Jedes Chakra schwingt in seiner eigenen Frequenz.

In der jahrelangen Beschäftigung mit den unterschiedlichen Systemen und Herangehensweisen zeigten sich mir, Corinna, die Forschungsergebnisse von Dr. Brenda Davies als besonders stimmig. Sie geht davon aus, dass in einem sich wiederholenden Rhythmus bestimmte Lebensthemen passend zu den einzelnen Chakras immer wieder auftauchen. Beispiel: In der ersten Lebensphase, in der dich dein Wurzelchakra ausprägt, geht es um dein Ankommen in dieser Welt. Wichtige Themen sind deine Herkunft und Existenz. Um das 30. Lebensjahr beginnt bei vielen Menschen eine Lebensphase, in der es um eine Neuorientierung geht. Das betrifft unter anderem das Nachsinnen über eine Familienplanung. Um das 60. Lebensjahr herum beschäftigen wir uns erneut mit einem Übergang. Wir beenden unser Arbeitsleben und planen die Gestaltung unseres Lebensabends. All das sind grundsätzliche Themen deiner Existenz, die sich im Wurzelchakra spiegeln. Wann immer du in diesen Phasen bestimmte Erfahrungen und Verletzungen nicht auflösen oder dir ihrer bewusst werden konntest, zeigen sie sich dir erneut in den wiederkehrenden Phasen. Um dir ein effektives Arbeiten mit deinen Lebensthemen zu ermöglichen, habe ich die zeitliche Zuordnung mit in die Chakrabeschreibung gegeben. Sie zeigt sich in meinen Coachings als sehr erfolgreich.

Bedenke: Jedes Chakra kommuniziert auch mit den anderen Chakras. So stehen beispielsweise das Wurzelchakra und das Scheitelchakra in besonderem Bezug zueinander. Eine stabile Anbindung an die Erde ist essenziell, um die Dinge aus den hohen kosmischen Sphären in die Manifestation, Stofflichkeit, zu bringen.

Ein offenes und liebendes Herz wird Visionen zum Wohle aller Menschen kommunizieren und natürlich zum Erhalt von Mutter Erde beitragen. Der bewusste Mensch kennt seine Macht und wird liebevoll seine Wahrheit aussprechen. Sein Gefühl von Einheit und Verbundenheit entsteht, wenn alle Chakras vollständig entwickelt und in Balance sind. Sie bilden einen reinen Lichtkanal, in dem die Energie frei von Blockaden auf- und absteigen kann. In dieser Verbindung mit dem Göttlichen stehen wir aufrecht im Leben, und es gelingt, kraftvoll das zu manifestieren, was durch uns ins Leben kommen möchte. Jedes der sieben Chakras steht außerdem für einen bestimmten Lebensbereich.

Die Chakralehre ist ebenfalls ein wichtiger Bestandteil des Yoga. Und ätherische Öle können hier neben einer duftenden, kraftvollen Begleitung auch auf der körperlichen Ebene viele Vorteile bringen. Es kann sein, dass du durch das Auftragen des richtigen Öls viel besser in eine Haltung hineinfindest, deine Muskulatur flexibler wird, sich innere Blockaden lösen. Im Personal Coaching ergeben sich durch das geübte Wahrnehmen der feinstofflichen Felder beim Menschen, der Auswahl dazu passender Asanas und Öle völlig neue Möglichkeiten. Hier kommen Erkenntnis und Erleben zusammen. Durch eine tägliche, individuell auf dich abgestimmte Yogapraxis wirst du die gewünschte Wandlung nachhaltig integrieren können. Es ist meiner Erfahrung nach essenziell, von der Erkenntnis ausgehend ins Handeln zu kommen. Und Bewegung auf der körperlichen Ebene gehört dazu.

Der bewusste Einsatz von Heil- und Edelsteinen kann dich zusätzlich dabei unterstützen, die Ebene des jeweiligen Chakras zu erspüren, zu klären und zu stärken. In der achtsamen Beobachtung wirst du wahrnehmen, dass du mit nur einem ätherischen Öl und unterschiedlichen Steinen das Öl auf die Ebene des dem Stein entsprechenden Chakras bringen kannst. So wird Lavendel als »Mutter aller Öle« vermutlich Harmonie in jedes deiner Chakras bringen können. Probiere es aus. Nimm dir die Zeit dafür. Wer gut innerlich lauschen kann, wird so Informationen hören, die ihn staunen lassen. Kein Buch dieser Welt kann uns diese Erfahrung bringen. Denke immer daran: Ein Meister geht den Weg vom Wissen über die Erfahrung, und daraus erwächst Weisheit. Die übrigens frei von Bewertungen durch das Ego ist.

Tipps:

Wenn du gerade aktiv ein Chakra stärken oder ausbalancieren möchtest, so kannst du dir dazu passend einen Roll-on mit dem jeweiligen Edelstein zusammenstellen. Es gibt dazu Aufsatzkugeln aus Edelstein. Du kannst die Steine aber auch direkt in den Roll-on geben.

Deine ätherischen Öle lassen sich auch gut zusammen mit Edelsteinen aufbewahren, um die Frequenz hoch zu halten. Besonders geeignet sind Bergkristall (Energieerhöhung) oder auch Rosenquarz (Liebe in allen Formen, besonders geeignet für Blütenöle) sowie weitere Edelsteine wie etwa Aqua Aura oder Lemurienquarz (hohe feinstoffliche Schwingung).

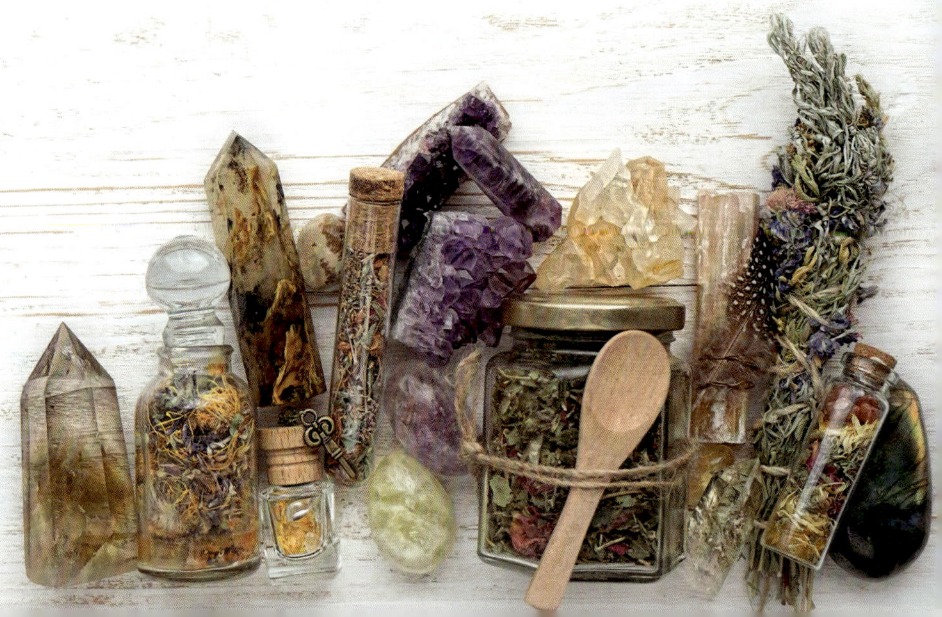

Die Chakras im Überblick

Wurzelchakra

Sanskrit: Muladhara
Phase der Ausprägung: Die erste Phase der Ausprägung beginnt unmittelbar mit deiner Inkarnation, 0–3 Jahre, und um das 30., 60. und 90. Lebensjahr.
Farbe: Rot
Sitz: Fuß der Wirbelsäule, direkt auf dem Perineum
Element: Erde
Sinn: Geruchssinn
Körperdrüsen: Nebennieren
Neurologische Anbindung: Steißgeflecht
Schlüsselthemen: Erdung, Sicherheit, Zugehörigkeit, Wurzeln, Selbstvertrauen, Selbstachtung, gesunde Grenzen setzen können
Kehrseite: Existenzangst, Armutsdenken, Dauerstress, Überlebensmodus, Gefühl der Trennung
Ätherische Öle: Zedernholz, Zypresse, Blaufichte, Balsamtanne, Vetiver, Myrrhe, Patchouli
Edelstein: Nimm für deine Meditation gern einen Rubin in die Hand.
Übungen: Stampfen, Tanzen, Trommeln, Wurzeln aus Steiß und Fußsohlen wachsen lassen, Yoga: Alle Standhaltungen, z. B. Vorwärtsbeugen
Affirmation: »Ich habe …« (Beispiel: »Ich habe alles, was ich brauche, und noch mehr.«)

Sakralchakra

Sanskrit: Svadhisthana
Phase der Ausprägung: ca. 3,5–8 Jahre, 34–38 Jahre und um das 64. und 68. Lebensjahr
Farbe: Orange
Sitz: Handbreit unterhalb des Bauchnabels auf der Höhe des Kreuzbeins
Element: Wasser
Sinn: Geschmackssinn
Körperdrüsen: lymphatisches System, Eierstöcke (Frau), Hoden (Mann)
Neurologische Anbindung: Nervengeflecht um das Kreuzbein
Schlüsselthemen: Sexualität und Sinnlichkeit, Beziehung, Flexibilität, im Fluss sein, emotionale Verbundenheit, Ausgeglichenheit von Männlich und Weiblich, Kommunikation mit dem Kehlchakra in Bezug auf Manifestation und Kreativität
Kehrseite: kein Lustempfinden, Männlich oder Weiblich dominiert

Ätherische Öle: Grapefruit, Jasmin, Orange, Rose, Rosmarin, Sandelholz, Ylang-Ylang, Vetiver
Edelstein: Nimm für deine Meditation gern einen Karneol in die Hand.
Übungen: Hüftkreisen, Hüftöffner, Tanzen, Yoga: Übungen, die auf den Beckenraum und die untere Wirbelsäule wirken
Affirmation: »Ich fühle …« (Beispiel: »Ich fühle mich sicher und geschmeidig.«)

Solarplexuschakra

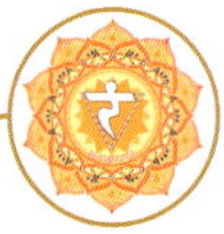

Sanskrit: Manipura
Phase der Ausprägung: 8–12 Jahre, 38–42 Jahre, 68–72 Jahre
Farbe: Gelb
Sitz: unterhalb des Brustbeins, zwischen Zwerchfell und Nabel
Element: Feuer
Sinn: Sehsinn
Körperdrüsen: Bauchspeicheldrüse, Nahrungsstoffwechsel
Neurologische Anbindung: Magen-Nerven-Geflecht und kompletter Verdauungstrakt
Schlüsselthemen: Macht, Leidenschaft, Verdauen, Intuition, Toleranz
Kehrseite: Verantwortungslosigkeit, Zorn und Feindseligkeit, Macht und Ohnmacht in der Polarität
Ätherische Öle: Zitrone, Ingwer, Pfefferminze, Sandelholz, Zimt, Lavendel, Cassia, Rose, Ylang-Ylang, Fenchel, Grapefruit
Edelstein: Nimm für deine Meditation gern einen Citrin in die Hand.
Übungen: Yoga: Drehungen und Haltungen, die auf die Bauchorgane wirken
Affirmation: »Ich kann …« (Beispiel: »Ich bin unendliche Energie und kann alles schaffen, was ich will.«)

Herzchakra

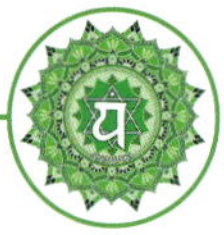

Sanskrit: Anahata
Phase der Ausprägung: 12–16 Jahre, 42–46 Jahre, 72–76 Jahre
Farben: Grün, Rosa
Sitz: im Zentrum des Brustkorbs auf der Höhe des Herzens
Element: Luft
Sinn: Tastsinn
Körperdrüse: Thymusdrüse
Neurologische Anbindung: Nervengeflecht von Herz und Lunge

Schlüsselthemen: Hingabe, Mitgefühl, bedingungslose Liebe, Freude, Vergebung, Frieden, Freiheit, Akzeptanz und Annahme, Respekt
Kehrseite: schnelles Urteil über andere, Vergeltung, Pessimismus, Co-Abhängigkeit in der Polarität
Ätherische Öle: Jasmin, Lavendel, Majoran, Rose, Balsamtanne, Melisse, Pfefferminze, Immortelle
Edelstein: Nimm für deine Meditation gern einen Rosenquarz in die Hand.
Übungen: Herz halten, Yoga: Sonnengruß, Rückbeugen und Übungen für das Herz-Kreislauf-System
Affirmation: »Ich liebe …« (Beispiel: »Ich bin hier, um zu lieben.«)

Kehlchakra

Sanskrit: Vishuddha
Phase der Ausprägung: 16–19 Jahre, 46–51 Jahre, 76–81 Jahre
Farbe: Türkis
Sitz: unterhalb des Kehlkopfes
Element: Klang
Sinn: Hörsinn/Gabe der Hellhörigkeit
Körperdrüsen: Schilddrüse, Nebenschilddrüsen
Neurologische Anbindung: Nervengeflecht am Schlüsselbein und Rachen
Schlüsselthemen: Sprache, Klarheit im Selbstausdruck, Kommunikation, Wahrheit, Klang, Improvisation
Kehrseite: Geschwätzigkeit, hört nicht gut zu, Gefühl der Fremdbestimmung, Verleugnung
Ätherische Öle: Myrte, Ysop, Salbei, Ravintsara, Eukalyptus Radiata, Lavendel
Edelstein: Nimm für deine Meditation gern einen Türkis in die Hand.
Übungen: Tönen, Singen, Kopf kreisen, Yoga: Umkehrhaltungen, Schulterstand
Affirmation: »Ich spreche …« (Beispiel: »Liebevoll spreche ich meine Wahrheit.«)

Stirnchakra

Sanskrit: Ajna
Phase der Ausprägung: 19–21 Jahre, 51–56 Jahre, 81–86 Jahre
Farbe: Indigoblau, Violett
Sitz: Mitte der Stirn, Drittes Auge
Element: Geist
Sinn: Sehsinn/Gabe des Hellsehens
Körperdrüsen: Epiphyse, Melatoninstoffwechsel

Neurologische Anbindung: Nervengeflecht im Bereich der Halsschlagader
Schlüsselthemen: Sehen, Vision, Intuition, klare Vorstellung, spirituelle Perspektive, außersinnliches Wahrnehmungsvermögen, Weisheit, Offenheit für Magie und Wunder
Kehrseite: Engstirnigkeit, mangelnder Weitblick, Schuld im Außen suchen, Hohn und Spott für spirituelle Zusammenhänge
Ätherische Öle: Weihrauch, Sandelholz, blaue Zypresse, Zypresse, Zitronengras, Rose, Geranie
Edelstein: Nimm für deine Meditation gern einen Lapislazuli in die Hand.
Übungen: Augenübungen, Meditation auf das Dritte Auge, Yoga: Balasana – Stellung des Kindes
Affirmation: »Ich sehe …« (Beispiel: »Ich sehe voller Zuversicht in meine Zukunft.«)

Kronenchakra

Sanskrit: Sahasrara
Phase der Ausprägung: 26–30 Jahre, 56–60 Jahre, 86–90 Jahre
Farbe: tiefes Purpur oder Weiß (Weiß enthält das gesamte Licht- und Farbspektrum)
Sitz: am höchsten Punkt des Kopfes
Element: kosmische Energie
Sinn: Einfühlung
Körperdrüsen: Hypophyse, Zirbeldrüse, Hypothalamus
Neurologische Anbindung: Großhirnrinde
Schlüsselthemen: inneres Wissen, Erkenntnis, Angebundensein an eine höhere Ebene, Hohes Selbst, Schöpferkraft, Gott, Einheit, universelles Einheitsbewusstsein, Ekstase, Glückseligkeit, Frieden, Erleuchtung, Verbundenheit
Kehrseite: fühlt sich getrennt, Erschöpfung, Sinnlosigkeit, Lebenskrise, Orientierungslosigkeit
Ätherische Öle: Weihrauch, Sandelholz, Blaufichte, Narde
Edelstein: Nimm für deine Meditation gern einen Amethyst in die Hand.
Übungen: Armhaltungen über dem Kopf, Augen schließen und innerlich nach oben rollen, Zunge an den Gaumen legen, Meditation auf das höchste Göttliche, OM tönen
Affirmation: »Ich weiß …« (Beispiel: »Ich weiß, dass ich meiner Intuition vertrauen kann, und lasse mich liebevoll führen.«)

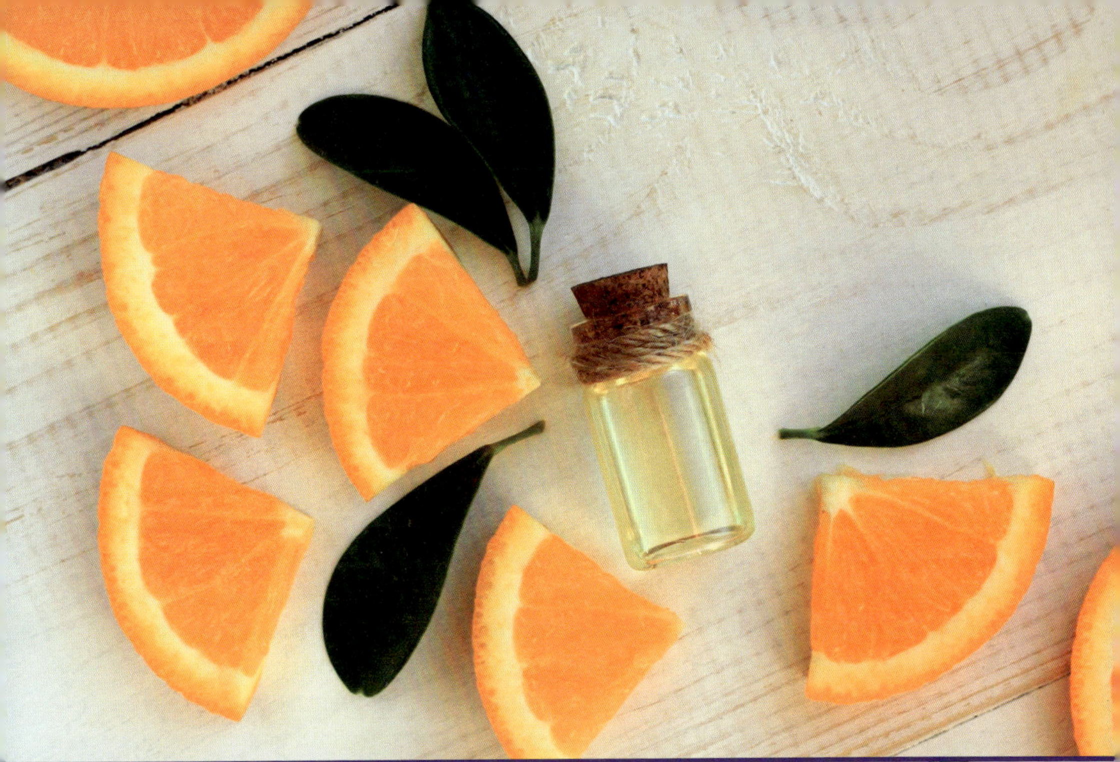

Die energetischen Schwingungen ätherischer Öle

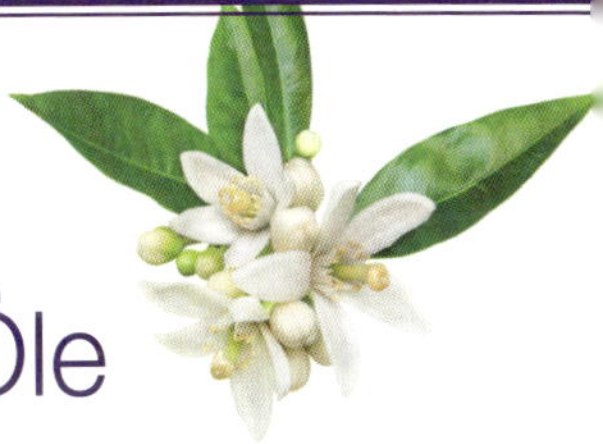

Das ganze Leben ist Schwingung und messbar in Frequenzen. Es gibt Frequenzen, die unser gesundes System stören, und es gibt Frequenzen, die harmonisierend auf unseren Körper und unsere Energiekörper wirken. Ätherische Öle gehören zu den stärkenden und somit harmonisierenden Substanzen. Sie haben laut klinischen Studien die höchste Frequenz von allen natürlichen Substanzen. Das liegt an ihrer hohen Konzentration. Ein ätherisches Öl wirkt viel stärker als die Pflanze, aus der es gewonnen wurde. Im Grunde genommen können uns deshalb alle ätherischen Öle dabei unterstützen, unsere eigene Frequenz zu erhöhen. Mit Blick auf die hohen alltäglichen Belastungen, die unser modernes Leben mit sich bringt, lohnt sich der bewusste tägliche Einsatz von ätherischen Ölen, um in Harmonie und gesund zu bleiben.

Emotionaler Stress, Elektrosmog, wenig Bewegung und eine ungesunde Ernährung können unsere Schwingung senken und langfristig zu Krankheiten führen. Wer sich mit Schwingungen beschäftigt, wird feststellen, dass jede Krankheit tiefer als die Frequenz eines gesunden Körpers schwingt. Ja, schon das Trinken einer Tasse Kaffee setzt deine Schwingung herab, auch wenn es sich im ersten Moment so anfühlt, als würde es dich wach machen. Nach der gefühlten Hochphase geht das Energielevel deshalb tiefer als vorher. Das Kaffeetrinken ist jedoch für viele Menschen ein Genuss und tägliches Ritual. Und Genuss ist wichtig. Er steigert die Lebensfreude.

Tipps:
Gib gern einige Tropfen ätherisches Öl, z. B. Kardamom, in deinen Kaffee. Und wenn du möchtest, nimm zusätzlich einen entspannten Atemzug belebenden Öls aus deinen Handflächen. Hierfür eignen sich Eukalyptus, Pfefferminze oder andere Öle, die dir helfen, deinen Atemraum weit zu öffnen und tiefer zu atmen. Übrigens auch ein prima Nikotinersatz für Raucher.

Wenn Stress unsere Gewohnheiten steuert, sind wir gut beraten, innezuhalten und zu schauen, wie wir ihn eliminieren oder einen besseren Umgang mit ihm finden können. Wenn es um Frequenzen geht, dann zählt besonders die Kraft deiner Gedanken. Wer Gutes denkt und bewusst seine Intention zum Wohle aller Wesen setzt, wird einen besseren Effekt in der Arbeit mit Ölen erreichen. Destruktive Gedanken vermindern tatsächlich die Frequenz (siehe S. 91 ff.). Also nimm dir immer wieder bewusst Zeit beim Einschwingen auf dein Öl.

Oft werden wir gefragt: »Welches ist das am höchsten schwingende Öl?« Damit verbunden ist mitunter der Wunsch nach einer Schnellstraße, einer Abkürzung, einer Transformation light sozusagen. Wie bereits beschrieben, bringt jedes ätherische Öl dir einen energetischen Gewinn auf der Skala deiner gesunden Frequenz des Lebens. Was ätherische Öle betrifft, so wirst du bei sorgsam gewonnenen ätherischen Ölen viel höhere Frequenzen messen können als bei billigen Ölen. Daher erkennen Menschen, die in ihrer Wahrnehmung geschult sind, die Qualität eines ätherischen Öls auch auf dieser Ebene. Sie fühlen sich tiefer berührt und nehmen es in all seinen feinstofflichen Feldern wahr. Deshalb ist es so wichtig, auf die Qualität zu achten.

Grundsätzlich können wir davon ausgehen, dass hoch schwingende reine ätherische Öle eher einen Effekt auf unsere spirituellen und emotionalen Ebenen haben und tiefer schwingende reine Öle unsere strukturelle und physische Ebene positiv beeinflussen können. Natürlich ist auch hier der Übergang fließend und nicht begrenzt. Durch die Mischung eines reinen ätherischen Öls mit einem Trägeröl veränderst du neben der Molekülstruktur auch die Schwingung des Öls. Und so können wir mit dem Wissen um die Schwingungen unserer gesunden Organe gezielt pflegend und unterstützend wirken. Wenn du dich eingehender mit diesem spannenden Thema beschäftigen möchtest, empfehlen wir dir Bruce Tainios bemerkenswerte Studien zu den Frequenzen.

Genauso, wie ätherische Öle Informationsträger sind, so ist auch Wasser ein wichtiger Informationsträger. Masaru Emoto konnte den Effekt von Gedanken auf die kristalline Struktur des Wasser darstellen, und es ist zu vermuten, dass dies mit Ölen gleichermaßen gelingt. Wir erwähnen an dieser Stelle Wasser, da die gute Versorgung mit lebendigem Wasser für deinen Körper essenziell ist. Lebendiges Wasser hat eine hexagonale Struktur und ist selbstverständlich frei von Schadstoffen. Wassersysteme, die nur filtern, ohne das Wasser im Nachgang zu verwirbeln, aktivieren das Wasser nicht. Doch das ist wichtig. Du erinnerst dich sicher, dass auch ein aktiviertes Öl besser aufgenommen werden kann. Wenn dich dieses wahrlich spannende Thema interessiert, sieh dir die Arbeiten von Viktor Schauberger an.

Wer mit ätherischen Ölen arbeitet, sollte besonders auf ausreichendes Trinken achten, um die Prozesse zu unterstützen. Körperliches Unwohlsein ist oft auf Dehydrierung zurückzuführen. Diese steht dann auch jeder kraftvollen Energiearbeit im Weg. Sie hat übrigens auch Einfluss auf deine Gedanken und Gefühle. Holistische Ansätze sind daher so wichtig, und wir hoffen, dass dieses Buch dir aufzeigen kann, wie wichtig diese ganzheitliche Betrachtung ist. Ein Öl allein wird dich nicht heilen. Daher ist Heilung so ein komplexes Feld und erfordert in manchen Fällen professionelle Begleitung. Ein gesunder Mensch, der vollumfänglich bewusst mit seiner Energie umgeht, kann auch kraftvoller manifestieren.

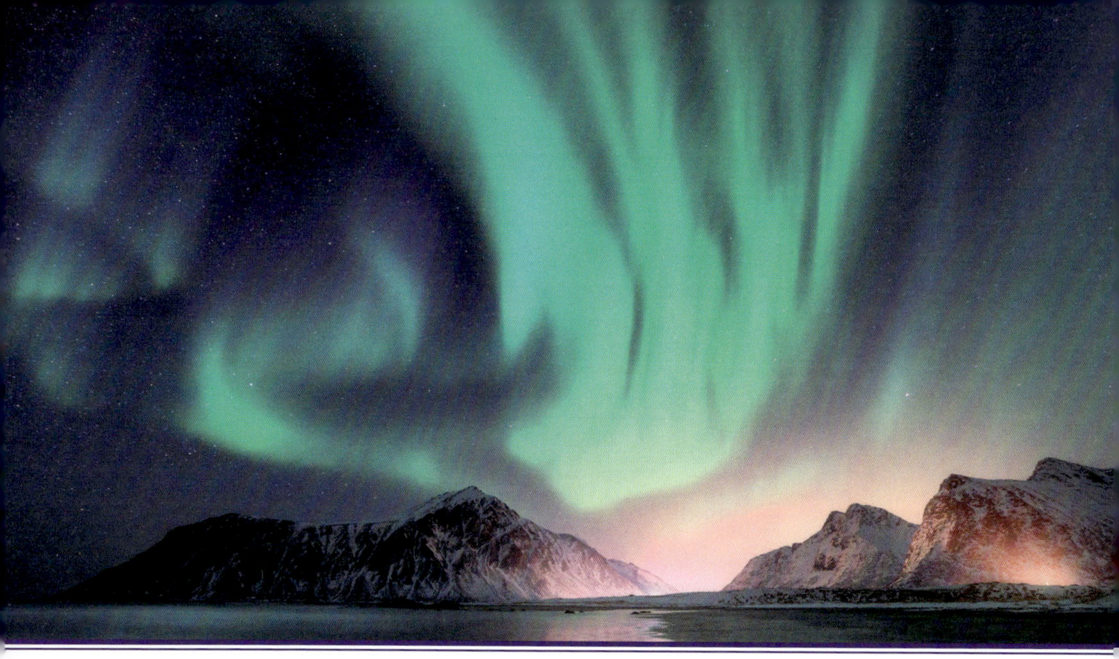

Das Wesen der Öle verstehen – der wahre Weg zur Selbstverwirklichung

Ätherische Öle können dir dabei helfen, dich auf die Frequenz deiner Seele auszurichten, das Herz zu öffnen, um dich einzuschwingen und tief in dich zu lauschen. Im nächsten Schritt geht es darum, deine feinstofflichen Körper so vorzubereiten, dass die Seele sich durch dich zum Ausdruck bringen kann. Gelingt deine Frequenzerhöhung und ist dein »Gefäß« vorbereitet, so kannst du die Impulse aus deiner Seele empfangen und auch auf der physischen Ebene verankern. Dazu ist es wichtig, zu erkennen, wer du wirklich bist. Du musst den Ton deiner Seele finden und halten können. Erst dann tauchst du ein in dein pures Selbst. Das ist wahre Expansion und Ausdehnung. Unendliche Liebe und Fülle werden hier eins. Du bist angekommen im Raum aller Möglichkeiten und kannst frei daraus wählen.

Wenn du dich im Wesen eines ätherischen Öls wiederfindest und seine Frequenz mit deinem Wesenskern harmoniert, dann wird es dir leichtfallen, gemeinsam mit ihm zu senden. Dich in der Charakteristik des Ölewesens wiederzuerkennen, ist weit wirkungsvoller, als nur die höchste Frequenz auf Grundlage einer Tabelle auszuwählen. Und die wenigsten Menschen begeben sich auf diesen Erfahrungsweg. In jedem Fall sind tägliche Clearings und Ausrichtungen wichtig, wenn du deine Frequenz halten und nachhaltige Ergebnisse erzielen möchtest. Es gibt hier keine Abkürzung. Als Einstieg und zur Orientierung kann dir die folgende Anleitung dienen.

ANLEITUNG

Die Tore zu Himmel und Erde öffnen

Wenn du ätherische Öle in deine Chakraarbeit integrieren möchtest, um zum Gefäß für all die guten Dinge, die du manifestieren möchtest, zu werden, so ergibt es Sinn, von der Basis deines Wurzelchakras ausgehend die Aufrichtung zu beginnen. Starte dazu mit Ölen, die dich ganz ins Hier und Jetzt bringen. Schaue dir dazu die Öle an, die deine Physis ansprechen, also eher niedrig schwingen. Es ist wichtig, erst vollständig in dir Platz zu nehmen und volle Akzeptanz zu entwickeln für alles, was ist. Wer sich als Opfer der Umstände sieht, kann nicht zugleich Schöpfer sein. Daher ist die volle Verantwortung für alles, was ist, die komplette Annahme, so wichtig. Das ist sicherlich einer der schwersten Schritte. Nimm dir für dieses Ankommen ausreichend Zeit. Eine tiefe Atmung kann dich dabei unterstützen, ganz in die Tiefe zu kommen.

Richte dich von unten nach oben aus. Wer nur in den Wolken sitzt, wird nicht kraftvoll genug halten können, was er ins Leben bringen will. Luftschlösser sind schön, echte Ergebnisse bringen jedoch mehr Wandel und Wohl für alle. Wer hat, kann geben. Vor dem Geben kommt jedoch das Empfangen. Und dafür musst du gut vorbereitet sein.

Wenn du nun gut verwurzelt deine Energie über dein Herz aufsteigen lässt, so wirst du deine Krone besser öffnen und hingebungsvoll mit den Energien aus den höheren Ebenen verschmelzen können. Die Energien fließen durch deinen geöffneten Lichtkanal auf und ab: Impuls, Wandlung, Verankerung. Du musst komplett hier und anwesend sein. Dafür bist du gekommen und machst diese körperliche Erfahrung. Du bist die Brücke zwischen Himmel und Erde.

Die richtige Auswahl von Ölen wird diesen Prozess wunderbar unterstützen können. Und in der Kenntnis ihrer Besonderheiten kannst du dir gut selbst Mischungen herstellen oder auf bewährte fertige Mischungen zurückgreifen. Die Öle werden sich deinem Bewusstseinszustand anpassen und deiner Intention und Ausrichtung entsprechend gemeinsam mit dir ins Wirken gehen. Je bewusster du bist und je mehr Zeit du dir dafür nimmst, desto größer ist der Effekt auf dein Leben.

PRAXISBEISPIEL:
Kraftvolle Erfahrung mit der Blaufichte

Das ätherische Öl der Blaufichte zählt zu den am höchsten schwingenden Ölen, und so möchte ich, Corinna, dir kurz eine Erfahrung der Aufrichtung »von oben« mit der Blaufichte schildern.

In einem meiner Kurse machten wir uns auf, das Wesen der Blaufichte in einer stillen Meditation zu erforschen. Stille, Zeit und Raum bringen die besten Begegnungen. Wir nahmen 1 Tropfen Öl und aktivierten ihn auf den Handflächen, um dann vollends im Duft der Blaufichte zu versinken. Das Wesen der Blaufichte stieg über mein Kronenchakra hinab bis in mein Wurzelchakra, richtete dabei das Becken neu aus, um dann über den Lichtkanal die Wirbelsäule wieder nach oben zu steigen. Das Becken wurde zur Schale, zum Gefäß. Ich war nun bereit, zu empfangen. Bei einigen Teilnehmern gab es ähnliche Effekte, und bei anderen war zu beobachten, dass es zwar eine Berührung gab, im Vorfeld jedoch noch einiges frei gemacht werden durfte. Blockierte Bereiche reagieren nicht immer so geschmeidig auf einen kurzen Impuls. Den Prozess der Vorbereitung habe ich oben beschrieben (siehe S. 65). Grundsätzlich spürten nach dieser Begegnung jedoch alle die besondere Kraft der Blaufichte.

Tipp: Nimm dir gern 1 Tropfen Blaufichte, und spüre nach, ob sie dich ebenso kraftvoll aufrichtet. Bäume sind »Antennen« in den Himmel und helfen uns, gut geerdet und gleichzeitig offen für die Impulse aus höheren Ebenen zu sein.

ANLEITUNG
Chakra-Clearing to go mit Pfefferminze

Wir verlassen das Haus nie ohne ein Fläschchen Pfefferminze. Denn sie ist nicht nur vielseitig einsetzbar, z. B. bei Magenverstimmungen, Druck im Kopf oder Hitze (als »mobile Klimaanlage«), sondern kann auch wunderbar zum schnellen Klären unseres Energiesystems dienen:

Aktiviere 2–3 Tropfen des Pfefferminzöls, indem du es auf deine linke Handfläche träufelst. Nimm es nun mit dem rechten Zeige- und Mittelfinger auf, und gib es auf dein Wurzelchakra in Höhe des Steißbeins. Atme dabei dreimal tief ein und aus, und stelle dir vor, wie das Chakra zu leuchten beginnt.

Nimm nun erneut etwas vom Öl in deiner linken Handfläche mit deinem rechten Zeige- und Mittelfinger auf, und fahre so mit allen anderen Chakras (Sakralchakra = unterhalb des Bauchnabels, Solarplexuschakra = oberhalb des Bauchnabels, Herzchakra = Brustmitte, Halschakra = Halsbereich, Drittes Auge = zwischen den Augenbrauen, Kronenchakra = Fontanelle) fort, indem du das Öl auf jedes Zentrum gibst und dabei dreimal tief ein- und ausatmest. Du wirst die angenehme Frische sicher spüren können.

Um dich energetisch auszurichten und auszubalancieren, reibe deine Handflächen aneinander, und halte anschließend mit der rechten Hand den Bereich des Steißbeins und mit der linken Hand dein Kronenchakra, und spüre, wie dich der Geist der Pfefferminze aus- und aufrichtet, dich ausbalanciert und deine Energie erfrischt.

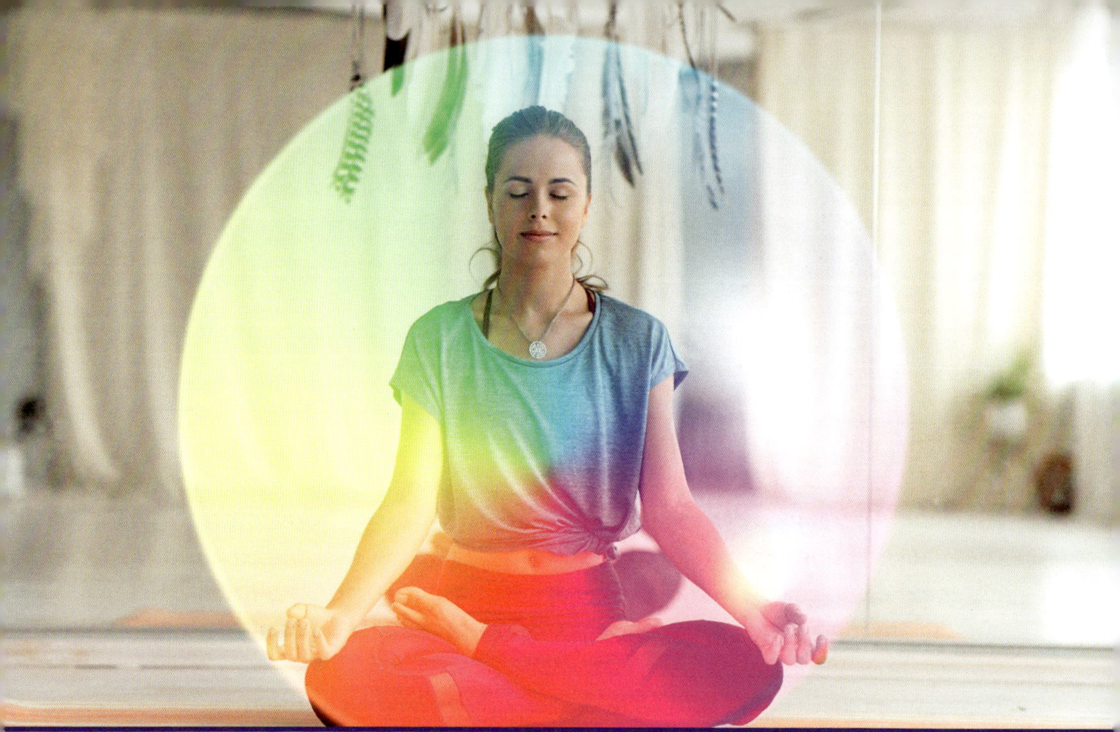

Die Aura klären und energetisieren

Wir alle kennen Menschen, in deren Gegenwart uns plötzlich warm ums Herz wird oder unsere Gedanken sich beruhigen. Auch gibt es Menschen, die uns förmlich in ihren Bann ziehen, da sie eine so faszinierende Ausstrahlung besitzen. Der Grund für diese besondere Wirkung auf uns ist die Aura, die jeden Menschen umgibt, die jedoch aufgrund innerer sowie äußerer Faktoren mehr oder weniger lichtvoll, farbenfroh und offen erscheinen kann.

Als Aura wird die feinstoffliche Hülle bezeichnet, die unseren Körper umgibt und die von hellsichtigen Menschen gesehen bzw. wahrgenommen werden kann. Christliche Künstler bildeten Jesus und weitere historische und religiöse Figuren mit einer Aura bzw. einem Lichtkranz ab. Auch tibetische und indische Buddhisten, Kabbalisten und sogar der antike griechische Philosoph und Mathematiker Pythagoras beschrieben dieses leuchtende Feld um unseren Körper. Mithilfe der Kirlian- oder Aurafotografie kann die Aura oder mehr noch ihre Farbe(n) sichtbar gemacht werden. Unsere Aura besteht aus elektrischen sowie magnetischen Feldern, die 1969 erstmals technisch nachgewiesen werden konnten.

So, wie wir unseren physischen Körper, unsere Wohnung, unser Auto und auch unser tägliches Geschirr reinigen, damit wir uns wohlfühlen können, sollten wir auch unsere eigene Energiehülle, unsere Aura, regelmäßig reinigen und klären. Gerade dann, wenn wir uns müde, ängstlich, traurig, ausgelaugt, deprimiert oder diffus fühlen, ist eine Reinigung unserer Aura eine wahre Wohltat im Sinne der spirituellen Hygiene.

Ätherische Öle besitzen nicht nur eine hohe Schwingung, sondern auch eine Aura, die sich z. B. bei der Rose durch eine sofortige Herzöffnung und das Gefühl von Frieden in unseren Energiekörpern zeigt. Alles, womit wir als Mensch in Berührung kommen, sei es durch Lebensmittel, Umwelteinflüsse oder Kosmetika, bedingt, wie kraft- und farbvoll unsere Aura erscheint. Die essenziellen Öle können unsere Aura also positiv beeinflussen und sind seit jeher die Mittel der Wahl, wenn es darum geht, eine positive Aura zu erzeugen. Parfüms, Tinkturen, Aura- bzw. Energiesprays sowie feinstoffliche Arzneien gehen ganz gezielt mit unseren Energiekörpern in Resonanz. Jegliche Krankheit und jeder Unmut zeigen sich zuerst im Aurafeld des Menschen, bevor sie sich im Grobstofflichen manifestieren. Deshalb ist es sinnvoll, die feinstofflichen Energien stets miteinzubeziehen.

Allein durch das tägliche Diffundieren erhöhen wir die Energie in unseren eigenen vier Wänden, zugleich jedoch auch der Aura, die uns selbst als Menschen umgibt. Doch hin und wieder kommt es vor, dass wir durch Krisen gehen, die vor allem unseren Mentalkörper durch negative und angstbesetzte Gedanken beeinflussen, oder wir sind in Streitgespräche verwickelt oder werden von Nachrichten beeinflusst, die uns nicht guttun. Doch auch Situationen, die uns in eine Starre versetzen, in uns Schocks auslösen oder das Gefühl der Abhängigkeit oder gar Ausweglosigkeit triggern, können unseren ätherischen Körper beeinflussen.

Wir wollen dir im Folgenden einen kurzen Überblick über die verschiedenen Schichten deiner Aura geben und uns sodann auf die Möglichkeiten der Reinigung, des Schutzes sowie der Energieanhebung mit ätherischen Ölen fokussieren.

Es gibt unterschiedliche Lehren und Annahmen über die sogenannten Auraschichten, die unseren physischen Körper umgeben. Barbara Ann Brennan, die hellsichtige Autorin des Buches »Licht-Arbeit«, beschreibt insgesamt zwölf Aura-Felder. Wir beschränken uns hier auf die sieben gängigsten. Wie auch immer wir die Auraschichten wahrnehmen, diese sind unmittelbar mit unserer Seele und unserem Körper verbunden.

Ätherkörper: Er ist eine feine Schicht, die den physischen Körper unmittelbar umgibt. Diesen Bereich können wir äußerst gut wahrnehmen, indem wir unsere Hände aneinanderreiben und langsam auseinanderziehen. Wir spüren den Ätherkörper dann als so etwas wie feine Fäden zwischen unseren Händen. Dieser Bereich spricht ganz besonders auf Massagen, Ölungen sowie Akupressur an. Er entspricht dem Wurzelchakra.

- **Ätherische Öle:** Oregano, Thymian, Basilikum, Zypresse, Wintergrün, Majoran, Pfefferminze, Rosmarin oder Lavendel

Emotionalkörper: In diesem Bereich sammeln bzw. speichern sich all unsere Emotionen und Gefühle. Diese Schicht wird von Aurasichtigen entweder hell und mit klaren Farben oder dunkel und getrübt wahrgenommen, je nachdem, wie sehr sich der Mensch seinen Gefühlen stellen kann. In diesem Bereich können wir uns durch unsere Atmung (Atemöle wie etwa Pfefferminze oder Eukalyptus) sowie durch Tanz und Kreativität (Maltherapie) ausdrücken. Der Emotionalkörper entspricht dem Sakralchakra.

- **Ätherische Öle:** Orange, Davana, Jasmin, Immortelle, Palo Santo, Ylang-Ylang, Pfefferminze, Eukalyptus oder Patchouli

Mentalkörper: Diese Schicht beherbergt unsere Glaubenssätze, Gedanken und auch die Worte, die wir formen. Stärken können wir sie, indem wir Gedanken von Neid, Missgunst, Konkurrenz und auch Negativität durch liebevolle und klare Gedanken ersetzen. Besonders effektiv wirken auf diesen Körper mentale Arbeit in Form von Affirmationen, Reflexionsfragen und auch Coachinggespräche, um sich selbst wieder mit einer klareren Sicht betrachten zu können. Er entspricht dem Solarplexuschakra.

- **Ätherische Öle:** Ingwer, Oregano, Zitrone, Copaiba, Cassia, Zimt, Onycha oder Patchouli

Astralkörper: Der Astralkörper verbindet das physische mit den spirituellen Reichen und ist der Sitz von Liebe, Selbstliebe und Mitgefühl, da es mit unserem Herzchakra korrespondiert. Ist diese Auraschicht geschwächt, kann dies Gefühle von Isolation, Erschöpfung, Schwere und Niedergeschlagenheit hervorrufen. Besonders effektiv ist die Arbeit mit den Blütenölen, insbesondere Rose, Jasmin oder auch Ylang-Ylang, da sie das Herz- bzw. Aurafeld stärken können. Der Astralkörper entspricht dem Herzchakra.

- **Ätherische Öle:** Geranie, Cistrose, Ylang-Ylang, Rose, Jasmin, Immortelle oder Myrrhe

Ätherischer Negativkörper: Dies ist die spirituelle Energie, in der sich unsere wahren Talente, unser Ausdruck und unsere höchsten Gaben befinden. Zugleich befinden sich hier viele Lernerfahrungen und hohe Ideale. Öle wie etwa Weihrauch, Palo Santo oder auch Cistrose können helfen, diese Gaben zu übersetzen und zugänglich zu machen. Der ätherische Negativkörper entspricht dem Halschakra.

- **Ätherische Öle:** Eukalyptus, Teebaum, Lavendel, Thymian, Ravintsara, Salbei, Weihrauch, Palo Santo, Cistrose oder Pfefferminze

Himmlischer Körper: Er ermöglicht einen Zugang zu allem, was ist. Ist dieses Feld harmonisch, leben wir in der Gegenwart, sind eins mit unserem Inneren und erkennen unsere Schöpfungen innerhalb dieser Welt. Besonders hilfreich sind die sogenannten biblischen Öle Melisse sowie auch Angelika, die uns einen Zugang zu himmlischen Erfahrungen ermöglichen. Auch Meditation sowie Zustände tiefster Kontemplation sprechen diesen Bereich an. Der himmlische Körper entspricht dem Dritten Auge.

- **Ätherische Öle:** Melisse, Angelika, Ysop, Weihrauch, Myrte, Vetiver, Pfefferminze, Wacholder oder Zedernholz

Kausalkörper: Der kausale Körper ist der Zugang zum Göttlichen und trägt die universelle Wahrheit. Hierin sind alle Informationen unserer gesamten Leben und Existenzen vorhanden und können durch ätherische Öle ins Bewusstsein gerufen werden. Auch die Fähigkeit, zu channeln, sowie geistige Heilarbeit und Erfindungsreichtum (z. B. neue Technologien) können im ausgeglichenen Zustand hierüber erfahren werden. Ist dieser Körper geschwächt, fehlt es häufig an Verständnis und Sinn für metaphysische Bereiche. Er entspricht dem Kronenchakra.

- **Ätherische Öle:** Sandelholz, Blaufichte, Palo Santo, Weihrauch, Immortelle, Onycha, Schwarzfichte oder Rose

Ätherische Öle durchdringen alle Ebenen, können alle Chakras beeinflussen und somit auch unsere energetischen Körper. Wenn wir bedenken, welche Schichten ein Tropfen Öl durchdringt, bis er unsere Handfläche erreicht, erkennen wir die Magie, die sich zeigt, wenn wir achtsam mit unseren Ölen umgehen.

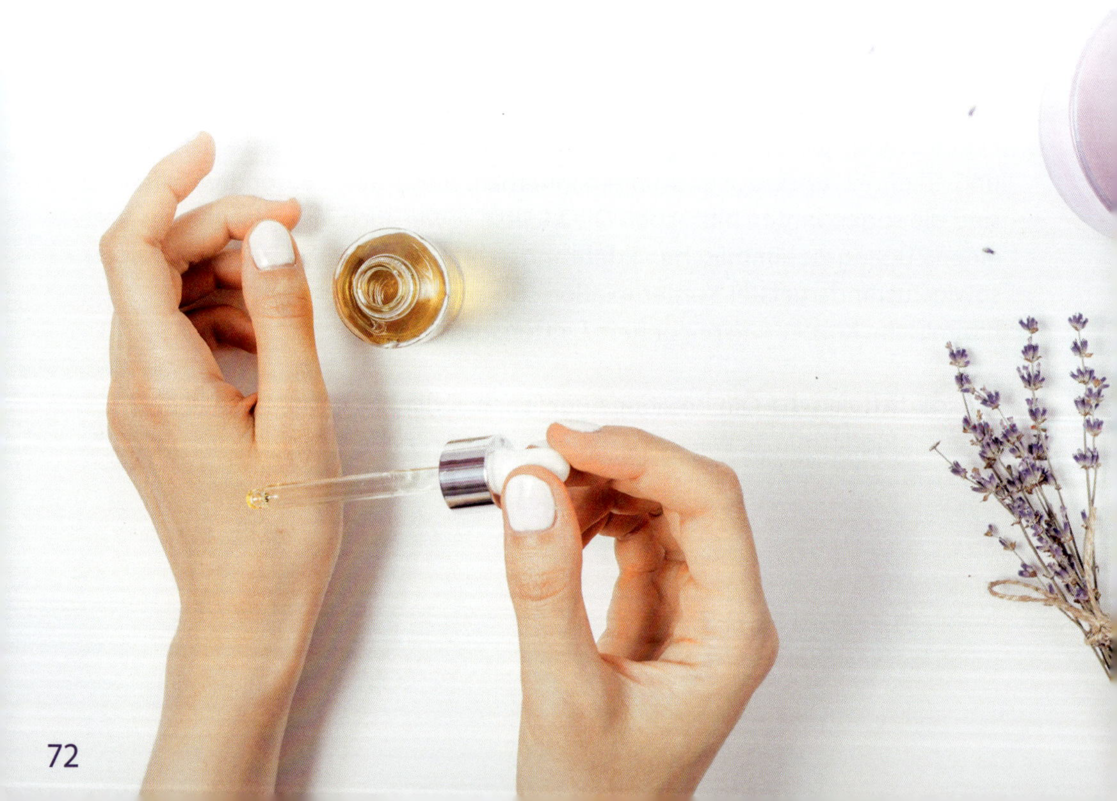

✿✿✿ MEDITATIVE ÜBUNG ✿✿✿

Die Auraschichten energetisieren

Wähle vor Beginn dieser Übung sieben Öle aus, die für die verschiedenen Auraschichten deines Körpers stehen. Welche Öle sich dafür eignen, haben wir zuvor beschrieben. Wähle diese ganz intuitiv, du kannst nichts falsch machen.

Nimm einen tiefen und zugleich reinigenden Atemzug – einen Atemzug, der dich augenblicklich zu dir selbst, ganz an diesen Ort, ganz in dein Innerstes zu führen vermag … Mit jedem weiteren Atemzug kannst du spüren, wie du innerlich loslassen kannst – immer ruhiger und entspannter werden kannst – einfach so sein darfst, wie du gerade bist. Entspanne dich, ruhe dich aus, und atme … Lasse jede Anspannung aus deinem Körper fließen, indem du mit deiner Ausatmung einfach loslässt. Entspanne deine Schultern, deine Arme und Hände – entspanne deinen Kiefer und deinen Nacken – werde ganz weich …

Stelle dir vor, wie sich in diesem Moment ein großer breiter und zugleich ätherischer Lichtkanal formt, in dessen Zentrum du dich jetzt befindest. Dieser Kanal befördert dich in jene Dimensionen und Welten, die seit Äonen in deinem Inneren existieren. Gib dich ganz diesem Licht hin, und lasse dich führen … Nimm dich selbst in diesem Licht wahr, und fokussiere dich auf deinen physischen Körper, der nun von diesem universellen Licht geflutet und durchlichtet wird. Dieses Licht fließt ganz sanft über deinen Körper in deinen **Ätherkörper** – eine feine Schicht, die deinen Körper umgibt. Öffne dein Ölfläschchen, aktiviere das Öl in deinen Handflächen, und streiche sanft über diesen Bereich – dort, wo es sich stimmig anfühlt. Spüre, wie dein Ätherkörper mit der Kraft des Lebens und der Sicherheit aufgeladen wird. Nimm dir Zeit, um zu spüren.

Wende dich nun deinem **Emotionalkörper** zu, indem du das nächste Öl nimmst, aktivierst und in den Bereich deiner Aura streichst, wo du diesen Körper wahrnehmen kannst, den Sitz all deiner emotionalen Muster und Gefühle. Durchlichte zusammen mit dem Öl diesen Körper, und spüre, was die Anwendung mit dir macht.

Wende dich dem Ort deiner Gedanken, Worte und all der Glaubenssätze zu, die dich hindern, frei und lichtvoll deinen Weg zu gehen – dem **Mentalkörper.**

Nutze dazu das nächste Öl, und gib es in deine Aura. Atme tief und fließend, und lasse das Öl in deinem Mentalkörper seine liebevolle Arbeit verrichten.

Nimm das nächste Öl zur Hand, und begib dich auf die Reise zu deinem **Astralkörper,** dem Ort, an dem sich das Physische mit dem Spirituellen vereint. Spreize deine Finger, und führe deine Hände mit kleinen »Flügelschlägen« zu deinem Herzen, sodass du die Energie in dein Herz transportieren kannst. Spüre nach.

Der **ätherische Negativkörper** ist der Ort, an dem sich unsere wahren Talente und Gaben befinden. Aktiviere das Öl, das du für diesen Bereich gewählt hast, spreize deine Finger, und nutze die Flügelschlagtechnik, um die Energie des Öls in Höhe deines Halses einzuschwingen und um wahrzunehmen, wie kraftvoll sich dieser Bereich zu öffnen beginnt.

Atme weiterhin tief ein und aus. Wende dich dem nächsten Öl und dem **himmlischen Körper** zu, indem du deine Hände mit dem aktivierten Öl in der Gebetshaltung vor deinem Dritten Auge hältst und dich auf den Bereich deiner Aura konzentrierst, der dich in die Einheit mit allem, was ist, führt. Lasse die Hände auf deinen Schoß sinken, und nimm dir hier besonders viel Zeit, nachzuspüren.

Gib nun 1 oder 2 Tropfen des letzten Öls auf den höchsten Punkt deines Kopfes, um deinen **Kausalkörper** zu stimulieren und seine Auraschicht mit Licht zu erfüllen. Dies ist der Zugang zum Göttlichen, zu deiner wahren Heimat und dem unendlichen kosmischen Licht. Erfahre, wie deine gesamte Aura sich in unendliche Bereiche ausdehnt, das Licht pulsiert, göttliche Informationen in dir aktiviert werden und unaufhörlich in dein Energiefeld fließen.

Nimm dir ausreichend Zeit, all dem nachzuspüren. Kehre in deinem ganz eigenen Tempo zurück, nimm deinen physischen Körper wahr, und atme kraftvoll, um all diese Erfahrungen zu integrieren. Trinke nach dieser Reise viel Wasser, und erde dich möglichst, indem du z. B. einen Spaziergang in der Natur unternimmst.

Anwendungs-Tipp:
Die Aura mit ätherischen Ölen reinigen

Wann immer wir uns ausgelaugt, überfordert oder in irgendeiner Form nicht im Reinen mit uns selbst fühlen, kann eine Dusche mit einem ätherischen Öl eine wahre Wohltat sein. Welche Öle sich zur energetischen Reinigung deiner Aura besonders gut eignen, weißt du selbst am besten. Trotzdem wollen wir dir einige Öle empfehlen, die eine besonders reinigende Wirkung auf unsere energetischen Körper und auch unsere Umgebung haben. Du kannst diese wunderbar dafür verwenden, Gegenstände oder auch Räume zu klären:

Reinigende Öle:

- Salbei
- Zitrone
- Pfefferminze
- Teebaum
- Rosmarin
- Myrte
- Citronella

Suche dir ein Öl aus, lasse 1 Tropfen durch deine Auraschichten auf den höchsten Punkt deines Kopfes (Kronenchakra) fallen, und verreibe diesen sanft. Trage danach 1–2 Tropfen auf deine linke Handfläche auf, aktiviere diese(n) durch sanftes Verreiben im Uhrzeigersinn, und führe anschließend deine Hände über deinen Kopf. Nimm wahr, wie deine Krone sich mit unendlich vielen Lichtpartikeln füllt. Nimm dieses Licht über deine Handflächen auf, und führe es sanft entlang deiner Aura.

Vielleicht kannst du deine Aura wahrnehmen, möchtest hier und da den Abstand verringern oder erhöhen, sodass du sie noch besser spüren kannst. Möglicherweise nimmst du Stellen wahr (z. B. in Höhe der Organe bzw. Chakras), die sich dunkel, schwer oder unrein anfühlen. Lasse hier besonders viel Licht mithilfe deines ätherischen Öls und der Energie fließen, bis sich dieser Bereich leichter und lichtvoller anfühlt.

Beende die Reinigung entweder, indem du deine Hände auf deine Füße legst und die entstehende Wärme als ein Zeichen der Erdung wahrnimmst, oder berühre den Boden mit deinen Handflächen, und spüre, dass du an die Erde angebunden bist.

Bedanke dich bei dem Öl und dessen klärender Energie.

Danach kann es sinnvoll sein, dich mit einem Öl entweder aufzuladen oder zu schützen. Deine innere Stimme wird dir genau sagen, was es nun braucht.

ÜBUNG

Die Aura mit ätherischen Ölen schützen und aufladen

Unsere Aura wird permanent sowohl durch äußere Einflüsse als auch durch eigene Gedanken, Gefühle und Emotionen beeinflusst. Aus diesem Grund ist es sinnvoll, unsere Aura zu schützen. Es ist, als würden wir einen energetischen Mantel um uns legen und somit sicherer durch den Alltag gehen. Dies ermöglicht es uns auch, besser in unserer eigenen Mitte zu bleiben und unsere eigenen Empfindungen und Bedürfnisse wahrzunehmen.

Schützende Öle:

- Palo Santo
- Weihrauch
- Angelika
- Copaiba
- Ravintsara
- Pinie

Aufladende Öle:

- Jasmin
- Rose
- Ylang-Ylang
- Geranie
- Davana
- Neroli

Tipp: Aufladende Blütenöle können helfen, eine sanfte und liebevolle energetische Hülle zu errichten. Sie können auch zusätzlich zu den schützenden Ölen angewendet werden, indem diese auf der Handfläche mit den schützenden Ölen vermischt werden.

Nimm das schützende Öl deiner Wahl (du darfst auch gern mehrere wählen) zur Hand, und gib 1–2 Tropfen auf deine linke Handfläche. Aktiviere das Öl sehr achtsam und langsam mit der rechten Hand im Uhrzeigersinn, und spüre dabei, welche Botschaften die Seele der Pflanze dir womöglich zuflüstern möchte.

Trage ein wenig des Öls mit den rechten Fingerspitzen auf deine Krone, deine Schultern sowie dein Steißbein auf. Gehe innerlich in die Verbindung mit diesen drei Zentren, und stelle dir eine Pyramide vor, die du durch diese drei Punkte aktiviert hast, während du die Hände zu deinem Gesicht führst und die Duftmoleküle tief in dein System einatmest.

Diese Pyramide stabilisiert und erdet dein Körper-Geist-Seele-System, erhöht deine ganz persönliche Frequenz und wirkt zugleich beruhigend und ausgleichend. Kannst du das wahrnehmen?

Nimm dir Zeit, dieser Übung nachzuspüren. Wähle danach ein aufladendes Öl, das du auf die Herzgegend/das Herzchakra aufträgst. Nimm dir auch hier einen Moment Zeit, zu spüren, wie dieses »Herzöl« mit jedem Atemzug integriert wird und sich in deiner Aura ausbreitet.

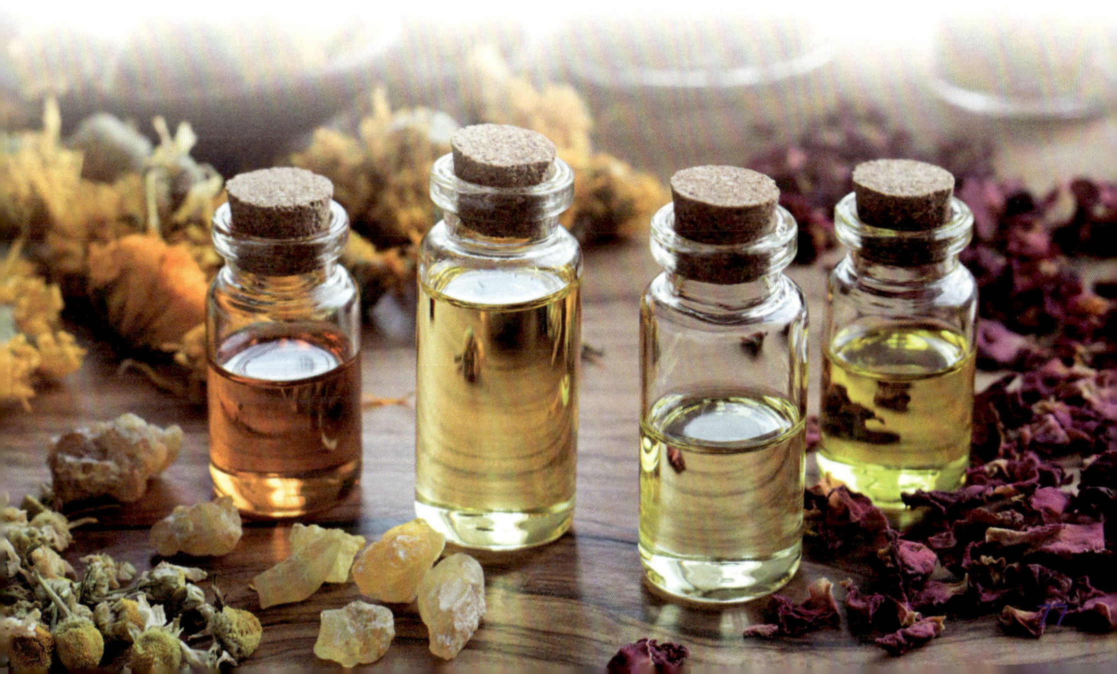

PRAXISBEISPIEL: Der Erzengel-Michael-Roll-on

Elisabeth ist am Boden zerstört. »Wenn's mal schiefläuft, dann richtig«, denkt sie seit geraumer Zeit und bestätigt somit, dass sie nur Chaos und Zerstörung anzuziehen scheint. Nach der Trennung von ihrem Mann muss sie nun allein für ihre beiden Kinder da sein, die im Teenageralter sind, was für sie neben ihrem neuen Vollzeitjob und der Pflege ihrer kranken Mutter eine zusätzliche Belastung ist.

Elisabeth ruft ihre Freundin an und klagt: »Damals, als alles noch geregelt war, ich Zeit hatte, den Haushalt zu schmeißen, und doch auch versorgt war, war vieles leichter. Nun bin ich nur noch überfordert und habe das Gefühl, ich lebe nur für andere. Können deine Engel da nichts machen?«

Ihre Freundin, die ein großes Wissen über Engel besitzt, antwortet Elisabeth: »Um Engel wirken zu lassen, ist es wichtig, ihre Gegenwart einzuladen. Weißt du was, ich bringe dir morgen eine Mischung mit ätherischen Ölen vorbei, die du anwenden kannst. Vielleicht kann sie dir helfen.«

Am nächsten Tag bringt Elisabeths Freundin ihr einen Roll-on gefüllt mit einem wertvollen Trägeröl und drei verschiedenen ätherischen Ölen. Sie erklärt ihr, dass sie diesen immer anwenden soll, sobald sie das Gefühl der Überforderung spürt. Besser noch, sie stelle sich dabei vor, wie sie eingehüllt wird in ein blaues Ei, das ihr zusätzlich Schutz verleiht.

Elisabeth ist skeptisch. Doch sie wendet den Roll-on, der Erzengel Michaels Energie tragen soll, täglich an und stellt sich vor, von einem blauen Ei schützend umgeben zu sein. Eines Abends ruft ihre Freundin an, um sich zu erkundigen, wie es Elisabeth geht.

»Ich habe eben mal die Füße hochgelegt und lese ein wenig. Das habe ich seit Ewigkeiten nicht mehr gemacht«, berichtet Elisabeth.

»Oh, Erzengel Michael scheint zu wirken«, meint ihre Freundin.

»Ich nutze zwar täglich diesen duftenden Roll-on, doch jetzt, wo du es sagst … Ich bin tatsächlich entspannter und habe, warum auch immer, etwas mehr Zeit für mich selbst. Das ist doch verrückt!«

Ihre Freundin schmunzelt und sagt: »Diese wundervollen Öle wie Weihrauch, Copaiba und blauer Rainfarn duften nicht nur gut, sie geben dir auch Schutz und vor allem Raum für dich selbst. Ich glaube, das ist es, was du so dringend gebraucht hast, Elisabeth.«

Noch immer erstaunt und auch verblüfft ist Elisabeth nun überzeugt, wie kraftvoll uns die ätherischen Öle auch dann unterstützen können, wenn wir nicht so recht an Engel oder feinstoffliche Energien glauben.

Mittlerweile hat Elisabeth ein neues Hobby entdeckt: Sie kreiert eigene Roll-ons für ganz bestimmte Themen und findet jetzt sogar die Zeit, ihrer neuen Leidenschaft vollkommen nachzugehen.

So kannst du einen Erzengel-Michael-Roll-on herstellen:

Du benötigst:

- 1 leere Roll-on-Flasche
- etwas Trägeröl wie etwa Mandel- oder Jojobaöl
- 5 Tropfen Weihrauch
- 5 Tropfen Copaiba
- 4 Tropfen blauer Rainfarn

Fülle die leere Roll-on-Flasche fast vollständig mit dem Trägeröl auf, und füge die einzelnen Öle (gern auch nach Belieben) hinzu.

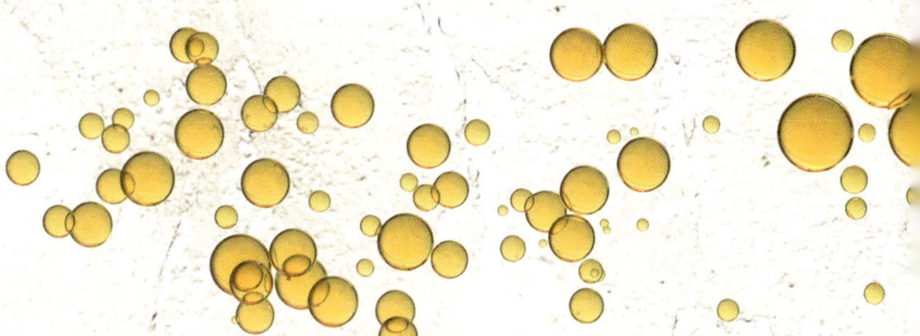

»UNSER TÄGLICH ÖL GIB UNS HEUTE« – wie wir in der Anwendung ätherischer Öle unser Potenzial entfalten

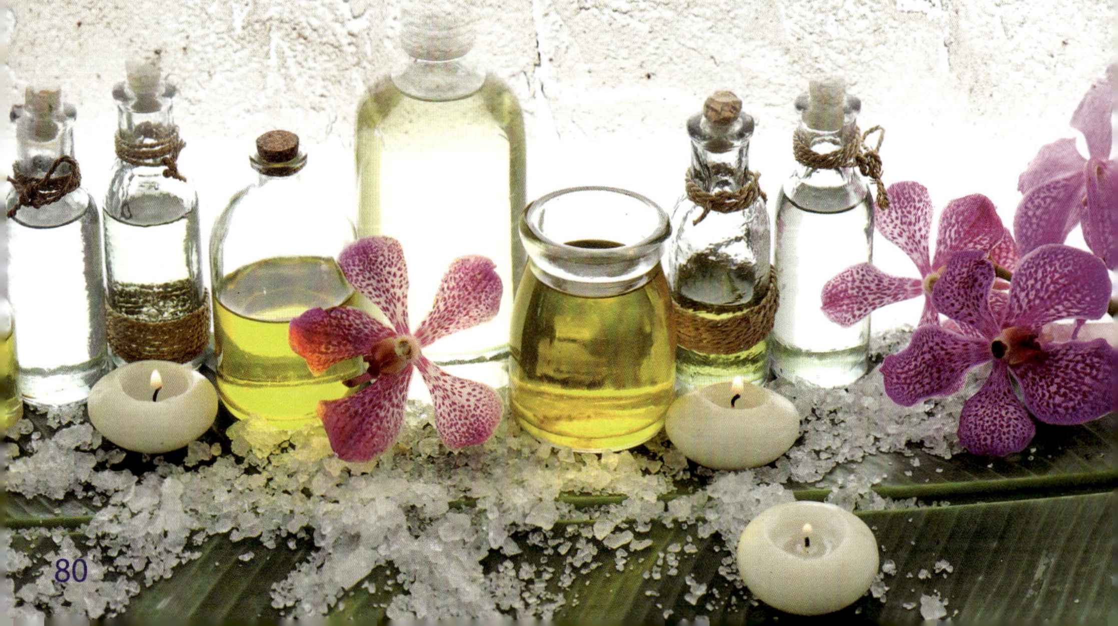

»Ein Tag ohne Dufterlebnis ist ein verlorener Tag«,
lautet ein altägyptisches Sprichwort.
Wir gehen noch einen Schritt weiter und sagen:
»Ein Tag ohne Öl ist ein verlorener Tag.«

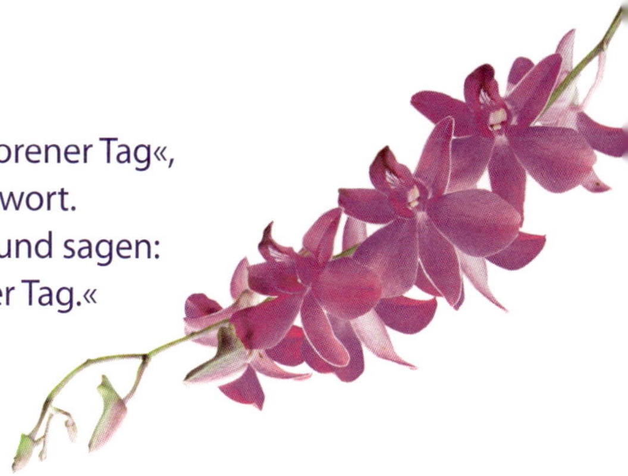

Wer willst du sein?

Wann immer wir uns in unserem Leben einen anderen Zustand wünschen, an einen anderen Punkt kommen wollen, ist es wichtig, zuerst eine Bestandsaufnahme zu machen und die volle Verantwortung für alles zu übernehmen, was in unserem Leben ist.

Dein Leben hat sich bis zum jetzigen Zeitpunkt aufgrund deiner persönlichen Entscheidungen genau so gestaltet, wie es nun ist. Die Prägungen aus deiner Kindheit, deine Glaubenssätze und sogar deine gewohnten Gefühlszustände haben dich an diesen Ort gebracht, an dem du nun dieses Buch in deinen Händen hast. Sicher, du hast nicht auf alle Vorkommnisse Einfluss, aber du hast jederzeit die Freiheit, zu entscheiden, wie du mit ihnen umgehen willst. Dafür ist ein erweitertes Bewusstsein wichtig.

An diesem Punkt kannst du ein Öl wählen, um den Mut für diese Bestandsaufnahme aufzubringen und deinen Blick zu weiten. Hier dienen dir alle Öle, die dich aufrichten, entspannen und gut erden.

Im Gewohnten zu verharren, gibt vielen Menschen ein Gefühl von Sicherheit, auch wenn es sich mitunter eng anfühlt. Sätze wie »Das haben wir schon immer so gemacht!«, »So ist das Leben« begegnen uns oft. Sie dienten früher dem Schutz der Sippe und sicherten so zu manchen Zeiten das Überleben. Aber sind diese Regeln heute noch zeitgemäß? Was, wenn du mehr vom Leben erwartest? Dein Potenzial voll ausschöpfen möchtest? Deine persönliche Vision nicht zum familiären Rahmen passt? Ich, Corinna, kenne einige Menschen, die sich in ihren Familien vertraut und dennoch fremd fühlen. Die Frage ist: Wirst du auch noch akzeptiert, wenn du dein Anderssein lebst? Gehörst du dann noch dazu?

Wenn du dir selbst treu sein möchtest, dann heißt es, mutig zu sein und nach neuen Möglichkeiten Ausschau zu halten. Von einer höheren Warte aus bist du vielleicht gekommen, um genau in dieser Familie und an diesem Ort ein Thema zu erlösen. Das Anderssein kommt nicht von ungefähr. Du bist vielleicht die Person, auf die alle gewartet haben. Diejenige, die endlich den Deckel anhebt, damit unterdrückte Sehnsüchte und Wünsche gelebt werden können. Indem wir uns selbst etwas erlauben, erlauben wir es auch anderen. Ob sie sich dir anschließen, ist ihre freie Entscheidung. Du gehst für dich. Es ist kein Handeln *gegen* etwas, kein Widerstand. Sondern ein gehen *für* dich. Das gibt dir enorme Kraft.

Hier sind tägliche Rituale mit ätherischen Ölen eine wichtige Unterstützung. Die praktische Abfüllung in Flaschen macht den Einsatz ätherischer Öle an allen Orten schnell möglich. Sie sind deine Helfer zu jeder Stunde. Egal, wo du bist, und auch in der dunkelsten Stunde der Seele sind sie lichtvoll an deiner Seite. Zuverlässig helfen sie dir, klar, bei dir selbst und auf dein Ziel ausgerichtet zu bleiben. Vertrauensvoll folgst du dem Weg deiner Seele und bringst so zum Ausdruck, wer du wirklich bist und was du willst. Liebe und Hingabe sind eng verbunden mit dem Vertrauen ins Leben – und die ätherischen Öle bringen genau diese Frequenzen mit sich.

»Glück ist ein Parfüm, das du nicht auf andere sprühen kannst,
ohne selbst ein paar Tropfen abzubekommen.«
(Ralph Waldo Emerson)

Die Natur ist immer wahrhaftig und auf Wachstum ausgerichtet. Eine Blüte fragt nicht, ob sie sich voll entfalten darf. Sie tut es einfach. Wundervoll verströmen Rosen ihren Duft, nimmt Pfefferminze sich einfach den Raum, den sie braucht. Und all das kannst du bewusst für dich nutzen.

Wenn du dir andere Ergebnisse in deinem Leben wünschst, dann musst du zu der Person werden, die genau diese Situation anzieht. Daher ergibt es Sinn, dich zu fragen:

- Wer wäre ich gern?
- Wie will ich sein?
- Welches Leben möchte ich tatsächlich leben?

- Wo will ich hin?
- Wie liebevoll sind meine Beziehungen (auch die zu mir selbst)?
- Was nehme ich täglich zu mir (das betrifft Nahrung, aber auch Informationen wie Nachrichten, Filme, Bücher, Inhalte von Gesprächen)?
- Was sagen die Menschen in meinem Umfeld über mich aus?
- Was nährt mich wirklich?
- Wo lebe ich?
- Spiegeln meine Räume das wider, was ich zum Ausdruck bringen möchte?

All diesen Themen werden wir uns in den folgenden Kapiteln noch eingehender widmen und dir die passenden Öle an die Hand geben. Du wirst für dich erspüren, welche Öle dir besonders viel Kraft auf diesem Weg geben.

Für den Anfang ist es wichtig, zu verstehen, dass du mit deiner bewussten Entscheidung und Ausrichtung auf das, was du wirklich willst, genau das in dein Leben ziehen kannst, was du dir wünschst. Dieses Prinzip ist auch als Gesetz der Resonanz bekannt. Du kannst gut mit einem Visionboard arbeiten, um dich immer wieder daran zu erinnern. Lasse es gern auch duften. Verbinde deine Vorfreude auf deine beste Zukunft mit deinem Lieblingsduft. Und verteile kleine Reminder überall im Haus oder deiner Wohnung. Neben einem Notizzettel mit einer Affirmation am Badezimmerspiegel kann dazu passend auch immer ein Öl bereitstehen, z. B. ein Öl für mehr Selbstliebe. Hier bieten sich oft blumige, lichtvolle und herzöffnende Öle an.

Um also täglich in einer guten Schwingung und Ausrichtung zu sein, braucht es Reminder und Routinen. Sie helfen dir, bewusst und fokussiert zu bleiben. Beginne deinen Tag gern mit dem Schreiben von Morgenseiten. Wofür bist du heute dankbar, und als welche Person möchtest du durch den Tag gehen? Du kannst auch schon morgens vor dem Aufstehen innerlich mit Bildern arbeiten.

Was auch immer du tust, es wird kraftvoller, wenn du die dazu passenden Öle nutzt. Dabei geht es darum, klare Absichten mit erhöhten Emotionen zu verbinden. Du wirst so eher die Dinge in dein Leben ziehen, die du dir wünschst.

Hier ein paar Beispiele, wie du die Öle in deine täglichen Routinen einbinden kannst:

- Beginne deinen Tag mit einer erfrischenden Inhalation von Zitrone, um das Sonnenlicht aus der Flasche in dich zu integrieren.
- Gib vor dem Zähneputzen ein wenig Orange auf die Zahnbürste, um Frische und Reinheit zu schmecken.
- Stelle dich vor deine Auswahl an ätherischen Ölen, suche dir eines aus, und setze ganz bewusst eine Intention für deinen Tag. Welcher Duft darf dich begleiten und dir als Anker dienen?
- Würze dein Frühstück mit ein paar zugelassenenen Ölen zum Kochen. Gib ein wenig Kardamom in deinen Kaffee, um ihn bekömmlicher zu machen und die Hitze herauszunehmen.
- Sobald dich Müdigkeit überkommt, inhaliere ein wenig Pfefferminze, um wieder wach und fit zu werden. Oder gib es auf die Stellen deines Körpers, die verspannt sind, um Leichtigkeit zu spüren.
- Wenn es Zeit für eine Pause ist, probiere den erdigen Duft von Pinie oder weiteren Waldölen, die dir helfen, zurück zu dir selbst, zu deiner eigenen Natur zu gelangen.
- Am Abend ist es möglicherweise Zeit für Lavendel in Form eines Bades, von Augenkompressen mit feuchten Tüchern und 2–3 Tropfen Lavendelöl oder einer Salbung deiner Füße, um zu entspannen und den Tag loszulassen.

Du siehst, es gibt unendlich viele Möglichkeiten, die Öle in deinen Lifestyle zu integrieren und somit Wandlung und Sein zu kreieren.

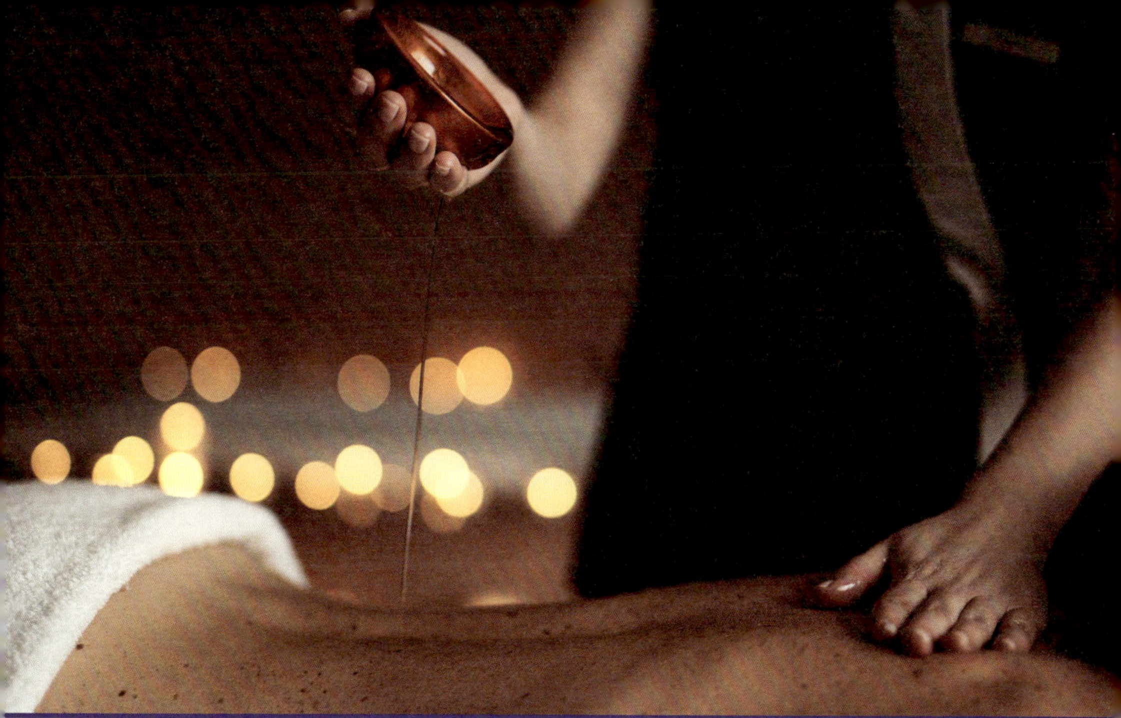

Ein gesunder Rücken und die Aufrichtigkeit gegenüber uns selbst

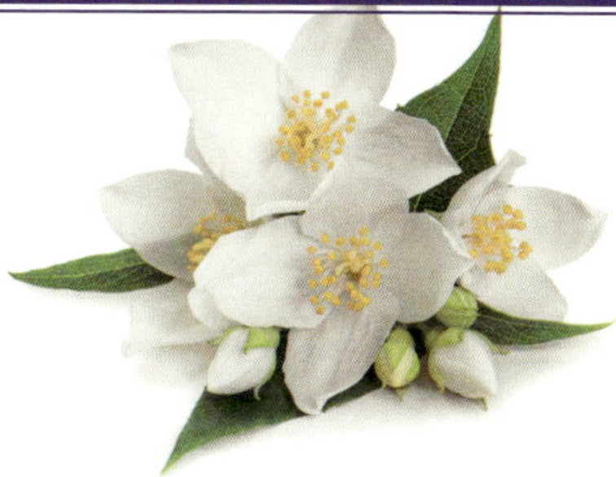

Wer sich mit der Qualität von ätherischen Ölen eingehend beschäftigt, wird wissen, dass die Art ihrer Gewinnung direkten Einfluss auf die Tiefe des körperlichen Erlebens hat. So können dich reine ätherische Öle über das Emotionale hinaus auch körperlich aufrichten.

Eine aufrechte Wirbelsäule ist die Grundvoraussetzung dafür, dass deine Energie gut durch deinen Körper fließen kann. Leider sieht die Realität oft anders aus. Die meisten Menschen sitzen zu viel und bewegen sich zu wenig. Aber auch emotionale Aspekte spiegeln sich in unserer Haltung wider. Aus Angst, zu uns und unserer Wahrheit zu stehen, verbiegen wir uns und passen uns an. Hält dieser Zustand länger an, vergessen wir sogar unsere Wünsche und Träume. Wir gehen in die Verleugnung unserer eigenen Bedürfnisse und sind entkoppelt von unserer wahren Kraft. Die Manifestation deines Traumlebens benötigt jedoch eine aufrechte Haltung, damit die Energien frei zwischen Himmel und Erde auf- und abfließen können. Es wird daher Zeit, dich liebevoll aufzurichten.

In einer Phase meines, Corinnas, Lebens, in der ich besonders stark versuchte, mich an die vermeintlichen Erwartungen meines Umfelds anzupassen, bekam ich eine Mischung ätherischer Öle für mehr Mut geschenkt. Diese Mischung war außergewöhnlich. Beim ersten Geruchsimpuls wurde mir etwas seltsam, und ich reichte die Flasche meiner Freundin, um ihre Meinung zum Duft zu erfahren. Was ich dann sah, war wirklich erstaunlich. Ihre Wirbelsäule richtete sich auf, und sie schaute mich leicht irritiert an. Sie hatte im Physischen einen neuen Raum eingenommen. Der von mir empfundene leichte Schwindel erklärte sich damit sofort. Genauso wie ihre Wirbelsäule hatte sich auch meine in Sekundenschnelle aufgerichtet. Da kann einem schon mal anders zumute werden. Und tatsächlich wurde ich ab diesem Zeitpunkt auch innerlich zu jemand anderem.

Mir war klar, dass ich diesem Phänomen der plötzlichen Aufrichtung weiter auf die Spur kommen wollte, und so arbeitete ich eine Zeit lang nur über das sanfte Riechen in der freien Natur mit der Flasche. Ich nenne es »mit einem Öl gehen und auf die feinen energetischen Schwingungen lauschen«. Und mit der Schwingung hatte es einiges auf sich. Diese Mischung schwang in der Frequenz meiner gesunden Knochen und half mir darüber hinaus, mich auf mein Höchstes Selbst auszurichten. Aufrecht und klar konnte ich mich über mein Herz wieder mit dem Heilraum verbinden, in dem ich mich von Kindheit an zu Hause fühlte. Ich spazierte im Garten meiner Seele und fühlte mich Gott wieder nah. Gott steht hier für keine Religion, sondern für ein universelles Prinzip der tiefen Verbundenheit.

Einige Zeit später ergab es sich, dass ich eine herrliche Wellnessanwendung mit dieser Mischung und den sie passend ergänzenden Ölen geschenkt bekam. Die freudvolle Ölung begann an den Füßen. Unsere Füße tragen uns durchs Leben, und je bewusster wir unsere Schritte lenken und je besser verbunden wir mit der Erde sind, desto kraftvoller ist unser Wirken. Darüber hinaus finden wir an den Füßen über die Reflexzonen und Chakras Zugang zum gesamten Körper. Wer seine Füße in die Hände einer anderen Person gibt, beweist Vertrauen. In alten Zeiten galt die Fußwaschung als ein Zeichen der Ehrerbietung.

Über die Füße ging es dann hinauf zum Rücken. Oregano, Thymian, Basilikum, Zypresse, Wintergrün, Majoran, Pfefferminze und Lavendel fielen in sanften Tropfen auf meinen Körper und hüllten mich liebevoll ein. Bevor der Tropfen in die körperliche Ebene eintaucht, berührt er die feinen Schichten der Aura. In fließenden Aufwärtsbewegungen wurden die Tropfen eingearbeitet, meine angespannte Muskulatur wurde liebevoll massiert, und ich tauchte ab in einen Raum aus Wärme und Geborgenheit. Als ich mich zum Ende der Anwendung aufrichtete, da wusste ich: Eine neue Phase in meinem Leben beginnt. Ich fühlte mich wie nach einer Initiation.

Diese Art der Salbung hatte eine Art Rückverbindung geschaffen. Es war, als wäre alle Schwere von mir gewichen und als hätte mir jemand ein lichtvolles neues Kleid gewebt. Klar und hellwach ruhte ich in mir. Dieser Effekt war bemerkenswert, denn ich fühlte mich komplett aufgerichtet und war mir meiner Präsenz im Raum stärker denn je bewusst. Selbstbewusstsein ist essenziell, wenn du dein Leben frei nach deinen Wünschen und Gaben gestalten möchtest.

Durch meine Ausbildungen in der geistig-energetischen Aufrichtung der Wirbelsäule war ich mir der Bedeutung einer freien, aufrechten und flexiblen Wirbelsäule durchaus bewusst. Jedoch konnte ich immer wieder beobachten, wie viele Menschen nach den geistig-energetischen Sitzungen zwar aufrecht zur Tür hinausgingen, jedoch im Trubel des Alltags schnell wieder in ihre gewohnte Fehlhaltung verfielen. In der Kombination mit den ätherischen Ölen war das anders. Das lässt sich auf verschiedene Aspekte zurückführen. Wichtig ist natürlich auch die Persönlichkeitsarbeit. Daher ist Coaching und Begleitung gerade in Zeiten der Veränderung so wichtig.

Die Herausforderung, eine neue Haltung beizubehalten, liegt vor allem im Umgang mit der Reaktion des Umfeldes auf deine Veränderung. Dein gewohntes Umfeld reagiert auf dein »altes ICH«. Wer sich dann nicht behaupten kann, verfällt in die alten Konditionierungen. Sich angenommen zu fühlen, auch wenn man anders ist, kann herausfordernd sein. Deine tägliche Ausrichtung auf die ideale Version deiner Selbst, deiner Zukunft und dein höchstes Potenzial ist essenziell. Mit den passenden ätherischen Ölen für Körper, Geist und Seele gelingt das leichter. Stark wie eine Zeder, gut verbunden mit Himmel und Erde wie die Zypresse oder geschmeidig wie Vetivergras und dennoch mit tiefen Wurzeln – alles ist möglich.

Durch meine eigene tiefe Erfahrung mit dieser besonderen Wellnessanwendung wurde mir klar, dass die körperliche Ebene in Bezug auf eine nachhaltige Aufrichtung der Wirbelsäule unbedingt berücksichtigt werden muss. Deine Wirbelkörper müssen frei und flexibel in einem gesunden Milieu schwingen. Gerade wenn sich Muskeln durch Fehlhaltungen verkürzt haben, kannst du nicht ausschließlich durch geistig-energetische Impulse von heute auf morgen eine gesunde neue Körperhaltung hervorbringen. Und natürlich bilden sich mitunter auch seelische Konflikte auf der körperlichen Ebene ab. Daher ist es so wichtig, den Körper miteinzubeziehen. Regelmäßige Massagen mit hochwertigen Ölen bringen neben der heilsamen Berührung viele gesundheitliche Vorteile.

»Tu deinem Leib des Öfteren etwas Gutes,
damit deine Seele Lust hat, darin zu wohnen.«
(Teresa von Avila)

Einer Fehlhaltung kann, wie eingangs beschrieben, neben der Abkehr von deinen wahren Bedürfnissen, natürlich auch ganz simpel ein Bewegungsmangel zugrunde liegen. Auch im Sport können ätherische Öle eingesetzt werden. Sie können dir beim Überwinden deines inneren Schweinehundes helfen und zusätzlich deine Leistungsfähigkeit steigern. Bewegung ist wichtig, denn sie bringt dir mehr Energie. Energie benötigst du, um sie bewusst in die Dinge zu lenken, die du dir in deinem Leben wünschst.

Wir wissen es alle – Energie folgt der Aufmerksamkeit, und durch das bewusste Lenken dieser Energie erschaffen wir unsere Zukunft und werden wir zum Schöpfer. Wenn sich deine Wirbelsäule aufrichtet, dann kommst du energetisch in neue Räume. Deine Schwingung verändert sich, und du richtest dich bewusst neu aus. Durch den bewussten Einsatz ätherischer Öle kannst du diese Prozesse steuern.

Wer sich aufmerksam mit den Schwingungsparametern der Öle beschäftigt, der wird merken, dass auch die »niedrig schwingenden« reinen ätherischen Öle enorm kraftvoll sind. Neben aller Liebe zu hoch schwingenden Essenzen wie Rose und anderen Ölen benötigst du auch auf der Ebene deines gesunden Knochengerüstes Unterstützung. Nur wenn die Basis stimmt, bist du in der Lage, die Stürme des Lebens zu meistern.

Die Wellnessmassage mit ätherischen Ölen wurde für mich in ihrer Bedeutung zu einer modernen Art der Salbung. Wir alle sollten uns regelmäßig diese Auszeiten vom Alltag gönnen. Aus diesem Grund ist es so wichtig, vom Wissen in die Anwendung zu kommen und deine positiven Erfahrungen mit anderen Menschen zu teilen. Lasst uns berührbar bleiben und heilsame Berührungen verschenken! Die Welt wird so zu einem besseren Ort. Einem Ort der gegenseitigen Unterstützung und Wertschätzung. Einem Ort, an dem die Kraft der Natur geschützt und geehrt wird.

Ätherische Öle sind Informationsträger, und mit einer klaren Absicht wirken sie besonders kraftvoll für dich. Daher ist die Beschäftigung damit so segensreich. An dieser Stelle sei erwähnt, dass der Grad des spirituellen Bewusstseins der salbenden Person einen Einfluss auf die Anwendung hat. Es hat einen Grund, dass Menschen früher jahrelang in der Kunst der Salbung und der Heilung durch Gebet ausgebildet wurden. Damals wurde dieses Wissen nur mit ausgewählten Menschen geteilt. Heute steht es jedem Menschen offen.

Tipp: Auch Kristalle lassen sich perfekt in die Anwendung mit ätherischen Ölen integrieren. Eine die natürliche Aufrichtung der gesunden Wirbelsäule unterstützende Massage kann ihren krönenden Abschluss im Auflegen einiger Bergkristallspitzen finden.

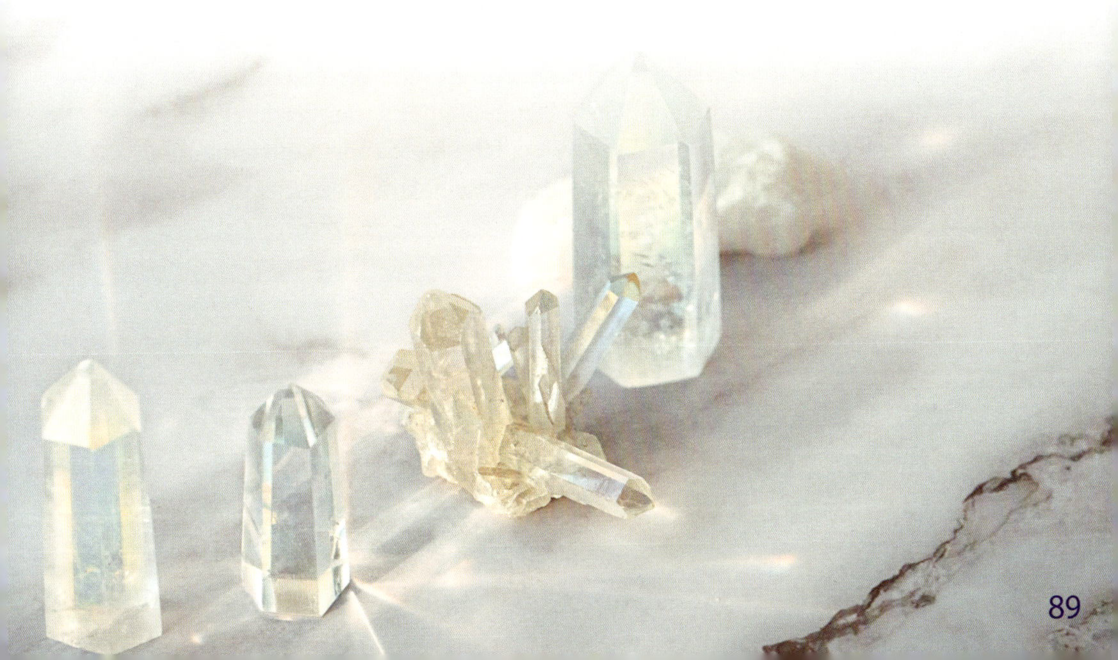

Rezept-Tipp: Wellness-to-go-Roll-on

Um einen Wellness-to-go-Roll-on herzustellen, gib jeweils 3–5 Tropfen Oregano, Thymian, Basilikum, Zypresse, Wintergrün, Majoran, Pfefferminze und Lavendel in eine Flasche mit Roll-on-Aufsatz, und fülle sie mit Mandelöl auf. Für eine bessere Haltbarkeit kannst du auch fraktioniertes Kokosöl nutzen. Dieses natürliche Trägeröl kann von der Haut leicht aufgenommen werden und ist somit ein ideales Öl für die äußerliche Anwendung.

Du kannst mit deinem Roll-on die Fußreflexzonen für die Wirbelsäule – sie befinden sich an den Fußinnenseiten – entlangrollen und so energetisch die gesamte Wirbelsäule erfreuen. Auf dem Rücken empfiehlt es sich, im unteren Bereich der Wirbelsäule zu rollen, dort kommst du selbst gut heran.

Gib dir abschließend eine sanfte Mischung für Vertrauen und Zuversicht auf deine Thymusdrüse, um auch die Brustwirbelsäule sanft aufzurichten.

Mögliche Herz-Ölmischung für den Mut, aufrecht zu dir zu stehen:

- Pfefferminze für Raum und Weite
- Zitrone für Licht, Zentrierung und Zuversicht
- Blaufichte für gute Anbindung
- Ylang-Ylang oder ein anderes Blütenöl für Selbstliebe

Selbstverständlich lässt sich das gut mit einer Affirmation verbinden: »Aufrecht und klar gehe ich liebevoll meinen Weg.« Denke immer daran: Je klarer deine Intention ist, desto besser sind die Ergebnisse. Ich klopfe zudem öfter während des Tages sanft meine Thymusdrüse. Das stärkt die ICH-Kraft und das Immunsystem.

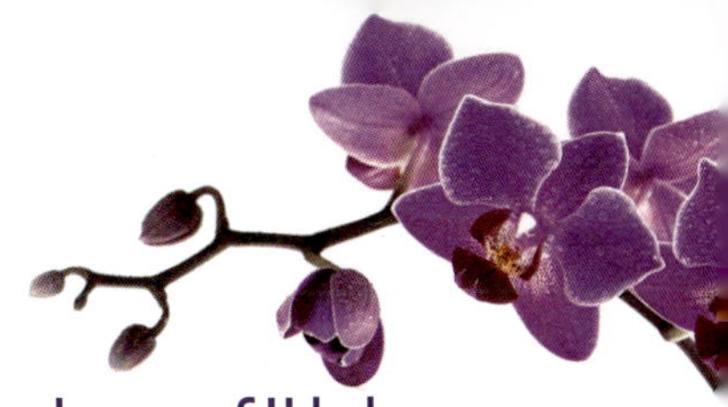

Von der Wichtigkeit, bewusst zu sprechen und zu fühlen

Eine der wichtigsten Aufgaben im Leben besteht darin, die eigenen Gedanken und Gefühle zu meistern. Auch hier ist es wieder wichtig, die volle Verantwortung dafür zu übernehmen. Im Schnitt denken wir 60.000 Gedanken pro Tag. Die meisten davon sind Rezitationen, d. h., wir geben unbewusst einfach immer nur das Altbekannte wieder wie ein Tonband. Bedenklich ist, dass es sich dabei im Ursprung nicht einmal um deine eigenen Gedanken handeln muss. Es gibt Menschen, die geben einfach unreflektiert das wieder, was im Umfeld gedacht und ausgesprochen wird, und leben genau das Leben, das zu diesen Auffassungen und Glaubenssätzen passt. Am Ende ihres Daseins haben sie im schlimmsten Fall nicht ihr eigenes Leben gelebt.

Was Menschen auf dem Sterbebett mitunter am meisten bedauern, ist, etwas nicht getan zu haben, weil der Mut, aus Konventionen auszubrechen, fehlte. Zu wenig Zeit blieb, über den eigenen Lebensweg und -sinn nachzudenken. Lernen wir daraus, und machen jetzt eine Inventur! Denkst und fühlst du gerade authentisch? Falls nicht, hilft dir die Stopp-Übung. Sage »Stopp«, und richte dich neu aus. Nimm dazu ein Öl, und du wirst sehen, wie deine Schwingung sich verändert. Teste dazu gern aus, was für dich passt. Probiere Pfefferminze für klare Abgrenzung und neue Frische oder Eukalpytus für mehr Raum und Weite. Natürlich kannst du auch mit deinem Lieblingsöl einen Duftanker setzen oder die lichtvollen Impulse von Zitrusölen nutzen.

Alles um uns herum ist Schwingung, auch ätherische Öle. Unsere Gedanken sind genau wie ätherische Öle lebendige Kräfte, die großen Einfluss auf unsere Gefühle haben. Diese Gefühle erschaffen unsere Realität.

Beim tiefen Studium der Heiligen Schriften wird deutlich, dass das Gefühl das eigentliche Gebet ist. Zur besseren Anbindung an die geistigen Sphären wird oft auch Duft genutzt – denke an die Weihrauchgefäße in Gottesdiensten. Drei Komponenten kommen beim Gebet zusammen: Duft, Wort und Gefühl. Die Worte des Gebets sollen dir helfen, auf das Gefühl ausgerichtet zu bleiben. Gelingt dir das nicht, so erstarren deine Worte zu leeren Hülsen. Aus diesem Grund sind Affirmationen ohne das passende Gefühl oft wirkungslos. Du musst dir schon glauben, was du dir erzählst. Daher ist eines der wirkungsvollsten und einfachsten Gebete das Wort »DANKE«. Ich bin sicher, du wirst immer etwas finden, wofür du gerade dankbar sein kannst. Sprich: »Heute bin ich besonders dankbar für …« Und schon hat sich deine Schwingung verändert. Ein dankbarer Mensch ist ein friedlicher Mensch. Und durch die Aufzählung all der guten Dinge in deinem Leben wirst du die Fülle um dich herum leichter erkennen und dich auf einen weiteren Segen von guten Dingen einschwingen können. Das ist das Gesetz der Anziehung. Du sendest aus und empfängst. Daher achte darauf, was du aussendest. Ätherische Öle unterstützen dich hier mit ihrer hohen Schwingung.

Du wirst vermehrt positive Dinge in dein Leben ziehen, wenn du deinen Fokus auf erhebende Gefühle halten kannst. Da ätherische Öle zu den harmonisch hoch schwingenden Frequenzen zählen, wird es dir mit ihnen leichter fallen, in kohärente Zustände zu kommen. Kohärenz ist enorm wichtig, um gesund zu bleiben. Wenn dein Herz und dein Gehirn in Kohärenz, also in Einklang, sind, dann wirst du bessere Ergebnisse in allen Bereichen deines Lebens erzielen. Ein Gedanke sendet eine energetische Ladung aus, und dein Gefühl zieht das entsprechende Ergebnis magnetisch an. Von daher zahle mit deiner Aufmerksamkeit nur in eine Zukunft ein, die du wirklich anziehen willst. Das Hologramm deiner Zukunft erschafft sich, schon bevor du es materialisiert wahrnehmen kannst. Daher achte auf die Signale, die du aussendest und damit verbundene Synchronizitäten. Es ist magisch.

Für eine bessere Wahrnehmung, in welchem Zustand du dich gerade befindest, schaue gern in die Übersicht. Optimalerweise befindest du dich im oberen Bereich. Jedes Öl, das dir hilft, dich in einen höher schwingenden Zustand zu versetzen, ist das richtige.

Deine Lebenssituation steht also in Relation zu deinem Bewusstsein. Natürlich spielt hier auch dein Unterbewusstsein hinein. Auch etwas, was du ablehnst und nicht haben möchtest, kann sich als Schattenaspekt im Außen zeigen. Dann geht es um liebevolle Anerkennung und Integration. Unser Leben ist Dualität. Einatmen und Ausatmen. Hell und dunkel. Yin und Yang. Was das bewusste Manifestieren betrifft, so möchten wir dir in diesem Buch dabei helfen, mithilfe der ätherischen Öle in einen tieferen Kontakt mit deiner Seele zu kommen. Es geht darum, tiefer ins Herz zu fühlen und dem Ruf deiner Seele zu folgen. Auf dass sich das im Außen formt, was du in diese Welt bringen möchtest.

Schöpferbewusstsein

Gedanken und Gefühle der Verbundenheit und der Fülle, Schöpferbewusstsein, kohärent

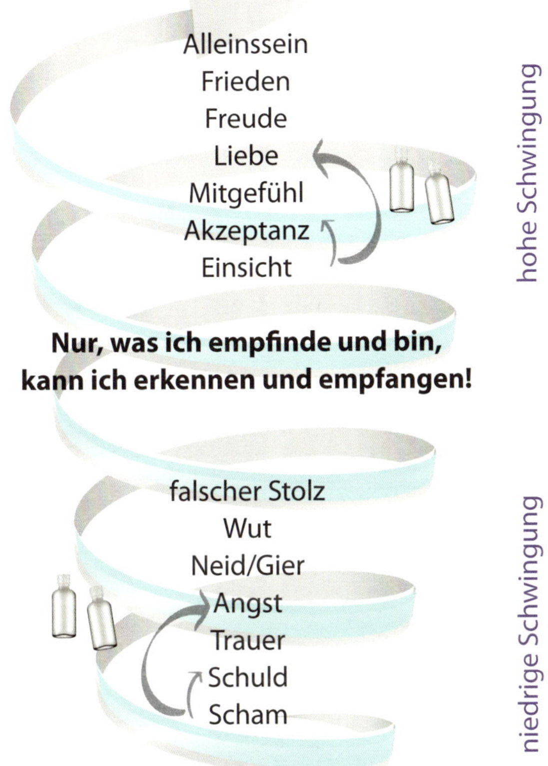
Alleinssein
Frieden
Freude
Liebe
Mitgefühl
Akzeptanz
Einsicht
hohe Schwingung
Nur, was ich empfinde und bin,
kann ich erkennen und empfangen!
falscher Stolz
Wut
Neid/Gier
Angst
Trauer
Schuld
Scham
niedrige Schwingung

Opferbewusstsein

Gedanken des Mangels und der Trennung, Verleugnung der Fülle, destruktiv, entspringen dem falschen Ego

ÜBUNG

Spüre, in welchem Gefühl du gerade bist, und versuche, in das nächsthöhere Gefühl zu kommen. Ein ätherisches Öl deiner Wahl kann dir dabei helfen.

ÄTHERISCHE ÖLE und unsere Schatten

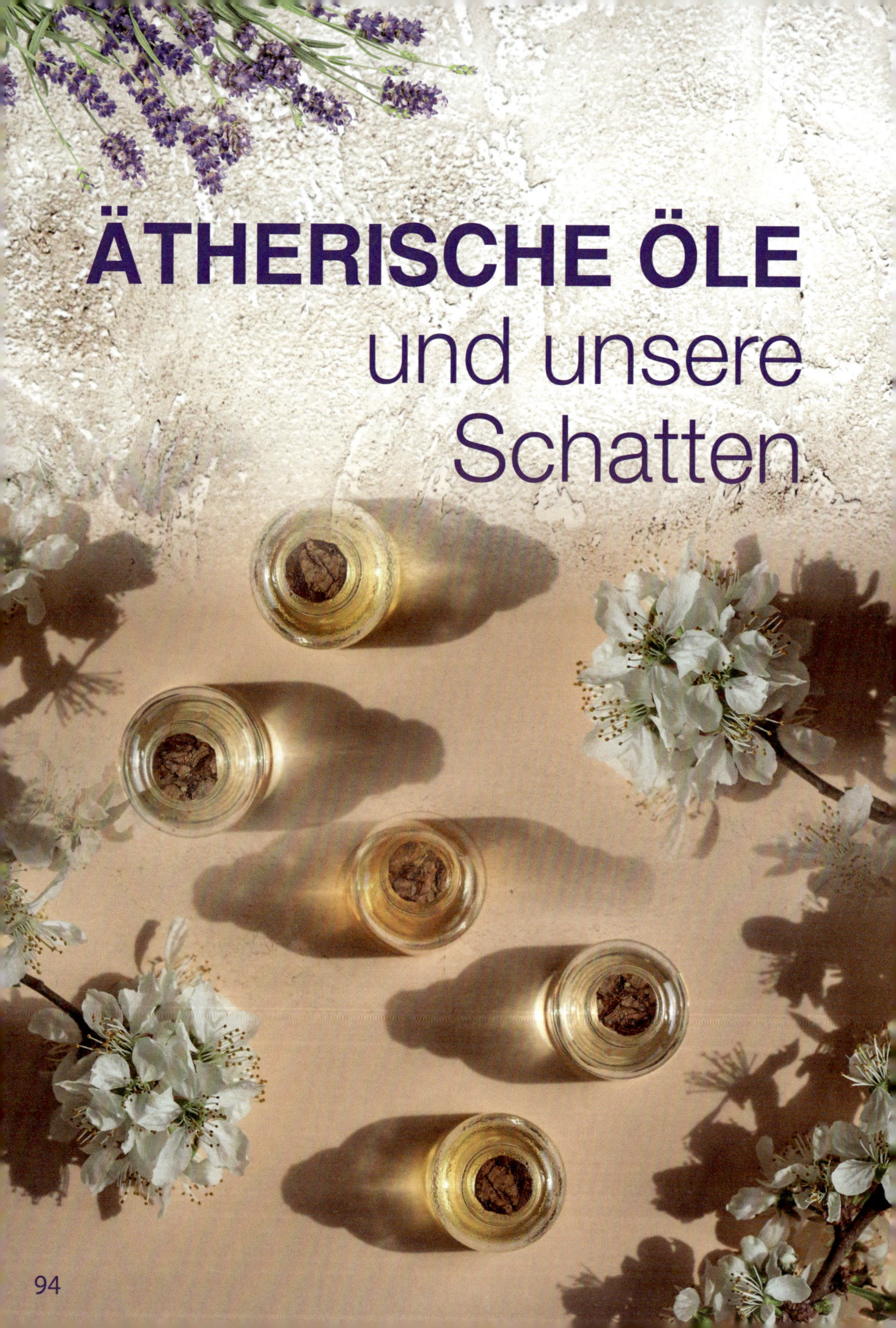

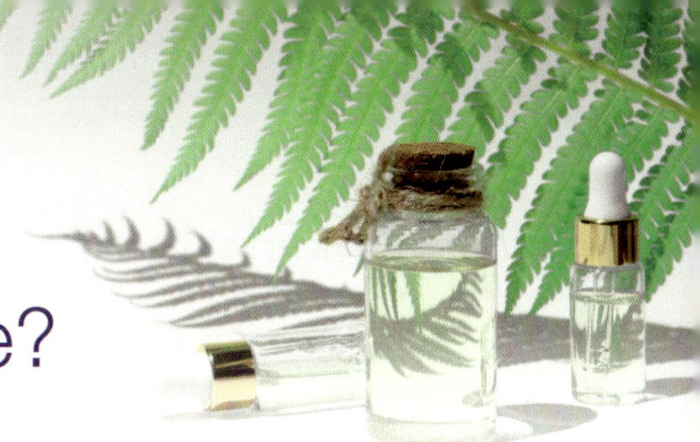

Was sind Schatten in der Aromatherapie?

Wenn wir im Folgenden von Schatten sprechen, dann meinen wir damit unerlöste Themen oder Aspekte unserer Persönlichkeit, die sich durch die Arbeit mit ätherischen Ölen besser integrieren oder erlösen lassen. Ein Schatten ist ein Persönlichkeitsaspekt, von dem du dich distanzierst. Diese Verleugnung ist allerdings nur begrenzt möglich. Der Schatten wird sich dir im Außen immer wieder in Form von unliebsamen Begegnungen oder Ereignissen präsentieren. Wird er nicht erkannt und integriert, kann es mitunter zu körperlichen Symptomen kommen. Das erfolgreiche Erkennen und Auflösen wird dich heiler werden lassen. Du fühlst dich wieder vollständig und kannst so mehr Freiheit, Fülle und Selbstbestimmung leben.

Im Grunde genommen sind ätherische Öle liebevolle Helfer, die dich über dein persönliches Duftempfinden auf diese von dir verleugneten Schatten hinweisen. Dabei sind sie so selbstlos, dass sie für dich tatsächlich stinken, um dich quasi mit der Nase auf dein Thema zu stoßen. Zunächst wollen wir jedoch einige andere Gründe beleuchten, die dazu führen können, dass uns ein Öl nicht gefällt. Du wirst sehen, dass nicht immer ein Schattenthema dahinterstecken muss, wenn ein Öl gerade nicht passt.

Es kann z.B. sein, dass das Öl, mit dem du arbeiten willst, **keine gute Qualität hat.** Und so stinkt es dir einfach. Daher ist es wichtig, auf gute Qualität zu achten.

Vielleicht findest du **tagesaktuell** nicht den Zugang und die Ruhe, ein Öl zu erspüren. Das kann am nächsten Tag schon anders aussehen.

Hormonelle Belastungen, Medikamente und Umweltbelastungen sowie **Strahlungseinflüsse** verändern unser Duftempfinden ebenso. Hormone finden sich mittlerweile auch in Produkten, in denen du sie gar nicht vermutest. Daher ist es besonders wichtig, darauf zu achten, was du konsumierst. Möglicherweise ergibt es Sinn, dich über Programme zum Entgiften und Reinigen deines Körpers zu informieren.

Wenn du gerade **krank** bist oder eine Grippe oder Erkältung hattest, dann kann es sein, dass du gerade nicht gut riechen kannst, sich Düfte falsch darstellen oder du phasenweise wenig wahrnimmst. Sollte die Wahrnehmung längere Zeit vermindert sein, so kannst du sie wieder trainieren. Habe Geduld.

Darüber hinaus kann es zur Abwehr eines Duftes kommen, wenn **die Situation einfach nicht stimmig** ist. Bist du gerade an deinem Arbeitsplatz und jemand reicht dir ein ätherisches Öl, das dich tief berührt und unmittelbar mit aufkommender Trauer konfrontiert, dann wirst du vermutlich Haltung bewahren und nicht weinen wollen. In einem geschützten Raum, vielleicht sogar mit einer therapeutischen Begleitung, wäre es jedoch das passende Öl, um Dinge aufzuarbeiten. Wenn du noch arbeiten musst und volle Konzentration benötigst, ist dies nicht unbedingt die richtige Zeit für Prozessöle.

PRAXISBEISPIEL:
Wenn das Öl passt, aber die Situation nicht

Ich, Corinna, hatte einmal eine Kursteilnehmerin, die bei einer Mischung für mehr Frieden und Ruhe sehr unruhig wurde. Durch meine eigene Erfahrung mit diesem Öl konnte ich schnell erkennen, dass ihr das »Herunterfahren« und die damit verbundene tiefe Entspannung in der Öffentlichkeit Angst machten. Schnell fanden wir ein Öl, das sie wieder in die Balance brachte. Sie war sehr kontrolliert und berichtete, dass sie so sehr an Erschöpfung litt, dass sie oft einfach Angst hatte, ohnmächtig zu werden. So fand sie vor lauter Ängsten seit Wochen kaum in den erholsamen Schlaf, und das machte sich am Tag durch extreme Müdigkeit und Angst vor dieser Erschöpfung bemerkbar. Sie nahm das Öl mit nach Hause. In ihrem geschützten Schlafzimmer konnte sie am Abend mit dem gleichen Öl enorm gut entspannen. Im Diffuser angewandt, hat es die bemerkenswerte Eigenschaft, die Gedanken einfach ziehen lassen zu helfen und in einen meditativen Zustand ohne Worte zu führen. Am Tag nutzte sie Öle, die ihre Energie positiv beeinflussten, lernte, sich besser abzugrenzen, und gönnte sich mehr Zeit für sich selbst.

»Die Natur der Nase ist es, Düfte zu lieben;
aber wenn das Herz nicht heiter ist,
so mögen alle Düfte einen umgeben,
und man riecht sie nicht.«
Lü Buwei

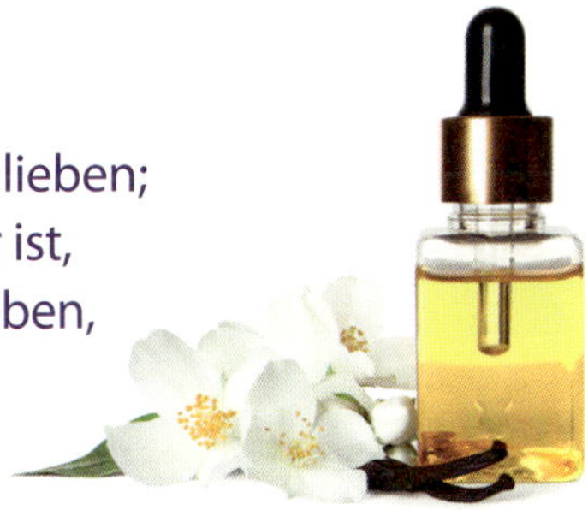

Lasse uns nun zu den zuvor erwähnten Schattenaspekten kommen. Wie bereits erwähnt, erscheinen uns ätherische Öle nicht immer als gut duftende Öle, die unser Gemüt erfreuen und herrliche Gefühle auslösen. So kann es sein, dass wir mit dem Duft der Vanille oder des Zimts unerlöste Gefühle aus der Kindheit verbinden, der Duft »triggert« dann beim Riechen unser limbisches System und öffnet die Schubladen unserer unliebsamen Emotionen, die auf unterdrückte Erinnerungen hinweisen können. Das kann übrigens auch die falsche Bewertung einer Situation sein. Als Kinder beziehen wir vieles, was im Außen geschieht, auf uns und fühlen uns schuldig, obwohl die Ereignisse nicht in unserer Verantwortung lagen. Ein Beispiel dafür kann die Scheidung unserer Eltern sein: Wir glauben unbewusst, unsere Eltern hätten uns nicht mehr lieb und seien deshalb gegangen. Sind uns die Zusammenhänge zwischen Duft, Impuls und Lebensthema nicht bewusst, so kann es sein, dass wir das Öl aus einem unerklärlichen Grund nicht riechen mögen, es uns im wahrsten Sinne des Wortes stinkt. Wir sind versucht, es abzulehnen. Das ist eine Projektion auf das Öl.

Gerade Öle, die wir nicht gut riechen können, sind jene, die uns gezielt bei der Lösung unserer Probleme unterstützen können und die uns in unserer Gesamtheit wieder heiler werden lassen. Dieser unliebsame Geruch trägt also häufig einen Schatz in sich, der sich uns jedoch nur offenbart, wenn wir trotz inneren Widerstandes mit dem Öl arbeiten. Es wird somit zu einem segensreichen **Prozessöl,** das uns hilft, unsere abgespaltenen Erfahrungen und Anteile auf sanfte Art und Weise wieder in unser Leben zu integrieren. Und eines Tages lieben wir genau diese Öle und nutzen sie voller Freude. So wird aus Schatten Licht.

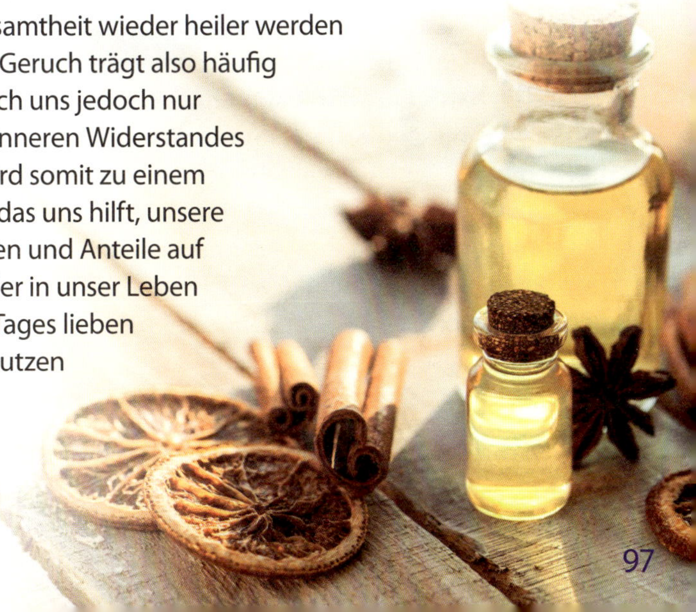

PRAXISBEISPIEL:
Timo und die Reichtumsöle

Für Timo waren fast alle Öle, die seit der Antike mit Reichtum in Verbindung gebracht wurden, eine regelrechte Qual. Bewusst wurde ihm dies, als er eine Mischung verwendete, die Reichtumsöle (Ingwer, Nelke, Myrrhe, Orange, Patchouli, Schwarzfichte, Weihrauch und Zimt) enthielt.

Als er das erste Mal an Ingwer roch, wurde ihm richtig schlecht. Doch auch Zimt, der ihm zu scharf erschien, Patchouli, das ihm »zu alt« roch, und Nelke, die ihm zu intensiv nach Zahnarzt stank, konnte er nichts abgewinnen. Ihm war durchaus bewusst, dass das mit seinem mangelnden Reichtumsbewusstsein zu tun haben musste. Durch die gezielte Anwendung der Öle wollte er dieses fördern. Sie sollten entsprechend dem »Gesetz der Anziehung« für ihn wirken.

Ganz besonders hat ihm Ingwer gestunken, das wunderbar helfen kann, in die eigene Mitte zu gelangen und Wärme zu entwickeln, die sich in Selbstfürsorge wandeln kann. Qualitäten, die Timo fremd erschienen. Daher begann er, sich der Seele des Ingwers anzunähern. Er trug für ein paar Tage die Flasche Ingweröl in der Hosentasche, ohne sie zwischendurch zu öffnen und daran zu riechen.

Nach einigen Tagen öffnete er mutig den Deckel der Flasche und roch aus dem Deckel heraus, um wahrzunehmen, ob er den Duft nun besser riechen konnte. Fehlanzeige! Doch was er bemerkte, war, dass der Duft sich etwas verändert hatte. Er roch nicht mehr so unangenehm wie noch vor wenigen Tagen. Also beschloss Timo, nun täglich am Deckel statt aus der Flasche zu riechen.

Was sich nach einigen Tagen zeigte, erstaunte ihn: Er öffnete den Deckel und fand von einem auf den anderen Tag Gefallen am Ingweröl. Als hätte er dieses schon immer gut riechen können. Dies ermöglichte ihm nun auch die Arbeit mit seiner Reichtumsmischung, die er fortan täglich nutzen konnte. Er berichtete später, wie diese Mischung ihm half, mehr Dankbarkeit zu entwickeln, die ihm wiederum erlaubte, seinen Fokus auf all das Gute um ihn herum zu richten.

Timos Beispiel verdeutlicht, wie wir uns einem Öl annähern können, indem wir es z. B. bei uns tragen, auf den Nachttisch stellen, jeweils 1 Tropfen zusammen mit anderen Ölen in den Diffuser geben oder auch täglich etwas vom Öl auf die Fußsohlen geben, weit weg von unserer Nase. Unser Körper und auch unser Geist gewöhnen sich nach und nach an den Duft und öffnen somit die Pforten, durch die das Öl in noch tiefere Gefilde unseres Wesens eintreten kann.

Hier einige Möglichkeiten, sich einem herausfordernden Öl anzunähern sowie Schattenaspekte zu erkennen und zu erlösen:

- Trage das Fläschchen Öl für einige Tage in deiner Hosentasche.
- Halte das Fläschchen an die Stelle deines Körpers, die mit dem Öl resoniert.
- Rieche über mehrere Tage immer wieder am Deckel des Öls, um dein System sanft an es zu gewöhnen.
- Stelle das Fläschchen auf deinen Nachttisch oder am Tag gut sichtbar hin, sodass du immer wieder in Verbindung mit deinem Öl gehen kannst.
- Meditiere mit dem Öl, achte auf innere Bilder, und frage es, welche Botschaften es an dich hat und wie du es möglicherweise leichter integrieren kannst.
- Ätherische Öle offenbaren sich im Diffuser mitunter anders als pur aufgetragen. Sollte es immer noch zu intensiv sein, so kannst du ein dir angenehmes Öl als »Brücke« nutzen. Z. B. kannst du mehrere Tropfen Zitrone mit nur 1 Tropfen deines Prozessöls in den Diffuser geben und diesen für einige Minuten oder in Intervallen laufen lassen. Zitrusdüfte zählen zu den Kopfnoten, daher nimmt dein System zuerst diesen Duft wahr, und der Tropfen deines Prozessöls kann für dich angenehmer wirken. Das gleiche Prinzip wirkt auch bei Mischungen, die du direkt anwendest. Impulstropfen bieten wahrlich eine erfreuliche Möglichkeit, bestimmte Themen und Aspekte in Leichtigkeit zu integrieren.
- Überlege, welches Öl dir im Vorfeld energetisch die Bahn frei macht, sodass du gar keinen Widerstand mehr aufbauen musst, und rieche zuerst an diesem Öl.

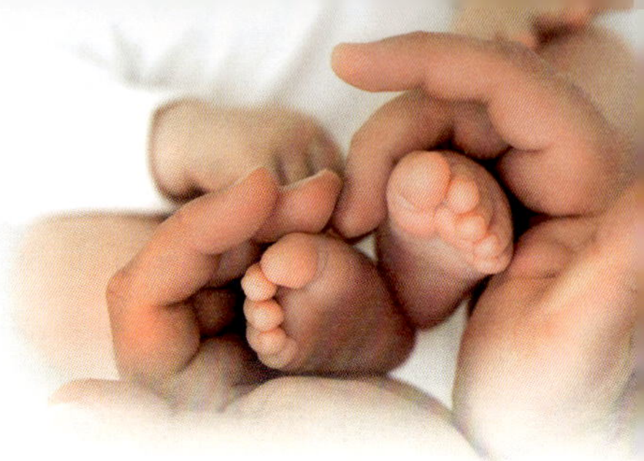

Warum ätherische Öle in emotionaler Hinsicht so wirkungsvoll sind

Bei unserer Geburt sind wir vollkommene Wesen, die aus dem Zustand der Einheit (zurück) ins Leben finden. Doch schon die Schwangerschaft hat Einfluss auf uns, wir durchleben die Emotionen unserer irdischen Mutter, die uns prägen. Vor allem in den ersten drei Lebensjahren sind unsere Eltern unsere Götter, denen wir alles nachmachen, denen wir bedingungslos Vertrauen schenken und durch die wir alles ungefiltert aufnehmen, was sie uns vorleben. Später kommen möglicherweise weitere Erziehungspersonen*, Lehrer oder Umstände hinzu, von denen wir über das dritte Lebensjahr hinaus lernen, wie das Leben funktioniert.

Wir werden unbewusst programmiert, nehmen an, was uns gegeben wird. Dies ist nicht verwerflich, sondern der natürliche Lauf des Heranwachsens. Dennoch spiegeln sich die Erfahrungen unserer Kindheit oft in unserem Verhalten als Erwachsene wider. Möglicherweise sind wir dann nicht in der Lage, glückliche Beziehungen zu führen, verwechseln Erfolg mit harter Arbeit und gleiten unentwegt in einen Burn-out, oder es fehlt uns am nötigen Selbstvertrauen. Wir haben emotionale Muster entwickelt, die sich teilweise auch als Traumata zeigen können. Glaubenssätze formten sich, weil uns vermittelt wurde, wir könnten dies und jenes nicht, seien nicht liebenswert oder hätten es nicht verdient, glücklich und frei zu sein. Zugleich tragen wir die genetischen Anlagen unserer Vorfahren in uns, die fortwährend Bestand haben und die wir an unsere Kinder weitergeben. Wir können also davon ausgehen, dass in uns alles Wissen und alle Erfahrungen, die je gemacht wurden – auch emotionale – abgespeichert sind. Dennoch sind wir spirituelle Wesen, die eine menschliche Erfahrung machen. Diese Erfahrung ermöglicht es uns erst, jene Zwiebelschichten unseres Seins zu enthüllen, uns von unserer Vergangenheit zu befreien und uns wieder zu erinnern, wer wir wahrhaftig sind. Wir sind von Natur aus Liebe. Trifft nun Natur auf Natur, z. B. in Form ätherischer Öle, die ähnliche DNA-Strukturen wie wir Menschen aufweisen, so finden wir zurück zum Ursprung bzw. unserer wahren Natur.

---

* Schon allein das Wort »Erziehung« sagt einiges über den Grad an Fremdbestimmung aus.

ERFAHRUNGSBERICHT:

»Mit dem ersten Atemzug habe ich mich in das ätherische Öl der Blaufichte verliebt. Ich war ein Kind voller Neugier, Selbstbewusstsein und wusste immer genau, was ich wollte. Im Laufe meines jungen Erwachsenseins gingen viele dieser Eigenschaften verloren, persönliche Erfahrungen führten zu Rückzug und Selbstzweifel. Wer bin ich? Was ist meine Aufgabe? Auf all diese Fragen hatte ich keine Antworten mehr.

Als die ätherischen Öle in mein Leben kamen, habe ich viel experimentiert, um herauszufinden, wie die Öle mich emotional bestmöglich unterstützen können. In die einzigartige Schwingung der Blaufichte, die Erdung, die Liebe, die von diesem Öl ausgeht, habe ich mich sofort verliebt. Ich musste mit dem Öl in den Wald, zu einer Fichte. Ich setzte mich unter einen großen Baum, öffnete das Fläschchen und atmete. Ein tiefes Gefühl von Frieden und das Vertrauen in mich selbst klopften irgendwo tief in mir an, und ich spürte, sie waren noch da – all diese kindlichen Eigenschaften, die ich so mochte. In Zeiten, in denen ich mich verloren, nicht in meiner Mitte oder auch mal klein fühle, bringen mich ein paar tiefe Atemzüge dieses wundervollen Baums wieder zu mir. Das Leben schickt immer wieder Herausforderungen, die mich zweifeln lassen oder versuchen, mich vom Weg abzubringen. In diesen Momenten und in tiefer Arbeit mit dem Öl der Blaufichte kann ich mich mit mir verbinden, meine Stärken erkennen und mich wieder verwurzeln – so wie ein Baum. Die Blaufichte lässt mich frei werden durch ihre hohe Frequenz, sodass ich mich immer wieder ermächtigen kann, meinen Weg in vollem Vertrauen in mich selbst zu gehen.« *Tina*

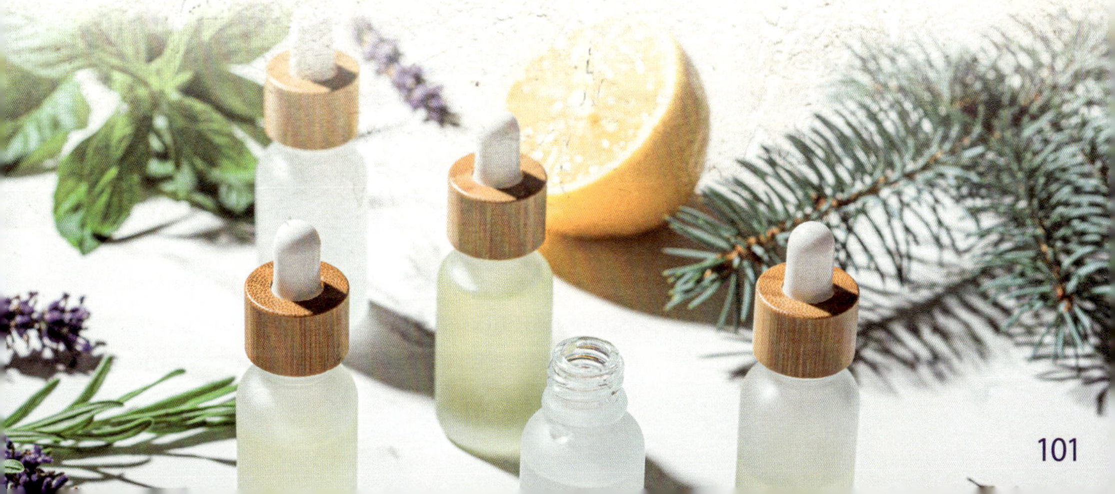

Unser Körper besteht aus 100 Billionen Zellen, die jeweils mit einem DNA-Strang ausgestattet sind. In diesem sind, wie die Forschung heute annimmt, sechs Gigabyte an Erinnerungen gespeichert. Diese Erinnerungen, aber auch Emotionen und Traumata beeinflussen uns permanent und hindern uns daran, unsere wahre Natur, unsere Möglichkeiten, Gaben und Potenziale, zu entfalten.

Atmen wir nun den Duft eines ätherischen Öls ein, geht dieser direkt über die Blut-Hirn-Schranke in die zentrale Schaltstelle unseres limbischen Systems, das Lager und Dateisystem für all unsere emotionalen Erfahrungen, die traumatischen oder schmerzvollen Muster unserer Kindheit, Erinnerungen und unsere hindernden Glaubenssätze. Das limbische System ist mit unterschiedlichen Körperfunktionen, z. B. unserem Hormonsystem, unserer Atmung, unserem Herzschlag und auch unserem Gedächtnis, verbunden. Doch auch emotionale Reaktionen wie Freude, Angst, Stress, Wut und das Sexualverhalten werden vom limbischen System kontrolliert. Wenn wir nun an einem ätherischen Öl riechen, werden unser Körper und unsere Emotionen mit den positiven Effekten des Öls regelrecht geflutet.

Die Anwendung der Öle ist so etwas wie eine Kontaktaufnahme mit unseren Emotionen, die keiner Worte bedarf. Ätherische Öle können unseren inneren Keller aufräumen, emotionale Blockaden klären und so Veränderungen anstoßen, die wir mit unserem Bewusstsein meist nicht erfassen können. Allein ihre Gegenwart, das Vernebeln oder Inhalieren aus den Flaschen kann helfen, unsere verschlungenen Entwicklungsschritte zu entwirren, und Ordnung sowie Klarheit in unser Körper-Geist-Seele-System bringen.

Es gibt verschiedene Wege, ein ätherisches Öl zu nutzen, um hindernde Programme zu transformieren. **Ätherische Öle sind quasi der Schlüssel. Diesen Schlüssel umzudrehen, ist unsere Aufgabe.** Wir tun dies einfach dadurch, dass wir sie nutzen. Dabei ist es gleich, ob wir uns mit ihnen umgeben, indem wir sie diffundieren, aus der Hand inhalieren oder rituell auf verschiedene Körperstellen auftragen. Und ja, oft reicht es sogar, das Fläschchen einfach nur in seinem Energiefeld zu haben, um eine Wirkung zu erzielen.

Wir können diesen Prozess mithilfe unserer geistig-mentalen Fähigkeiten sogar fördern, indem wir uns auf positive Emotionen ausrichten, wie das Setzen von Intentionen, die uns helfen, das jeweilige Öl noch leichter zu integrieren.

Dies geht wie folgt: Wähle ein ätherisches Öl (wir empfehlen dir, ganz intuitiv vorzugehen, jedoch kannst du auch nach dem entsprechenden Öl suchen, das zu deinem emotionalen Thema passt), trage 1–2 Tropfen auf die linke Handfläche auf, und verreibe es zur Aktivierung mit der rechten Hand. Führe deine Handflächen vor deine Nase, schließe deine Augen, und nimm mehrere tiefe Atemzüge. Das Öl gelangt nun in deinen Körper und dein Unterbewusstsein. Wiederhole nun innerlich (gern mehrmals) die Intention, oder denke an das positive Resultat, während du weiterhin die Duftmoleküle einatmest und genießt. Lasse danach die Hände sinken, und spüre für einen Moment nach.

Wiederhole diese Methode am besten über mehrere Wochen, mindestens aber 30 Tage. Du wirst spüren, wann das Öl seine Arbeit vollbracht hat. Hin und wieder kann es während dieses Prozesses vorkommen, dass das ein oder andere »Drama« auftaucht. Dann sei so frei, ein weiteres Öl zu wählen, das dich besänftigt wie etwa Lavendel, Copaiba oder auch Mandarine.

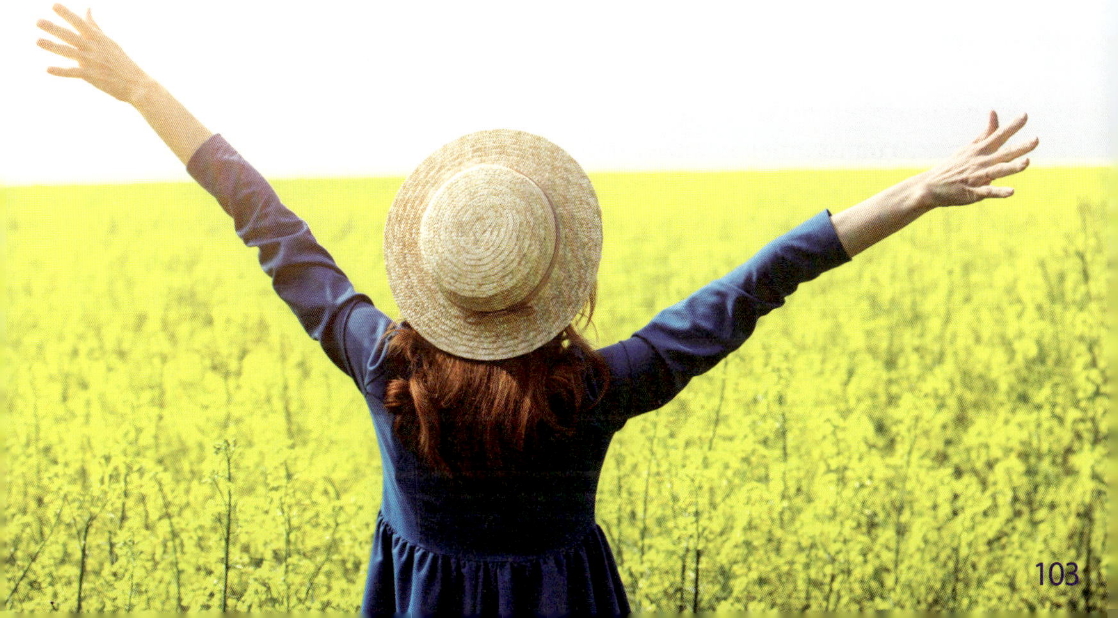

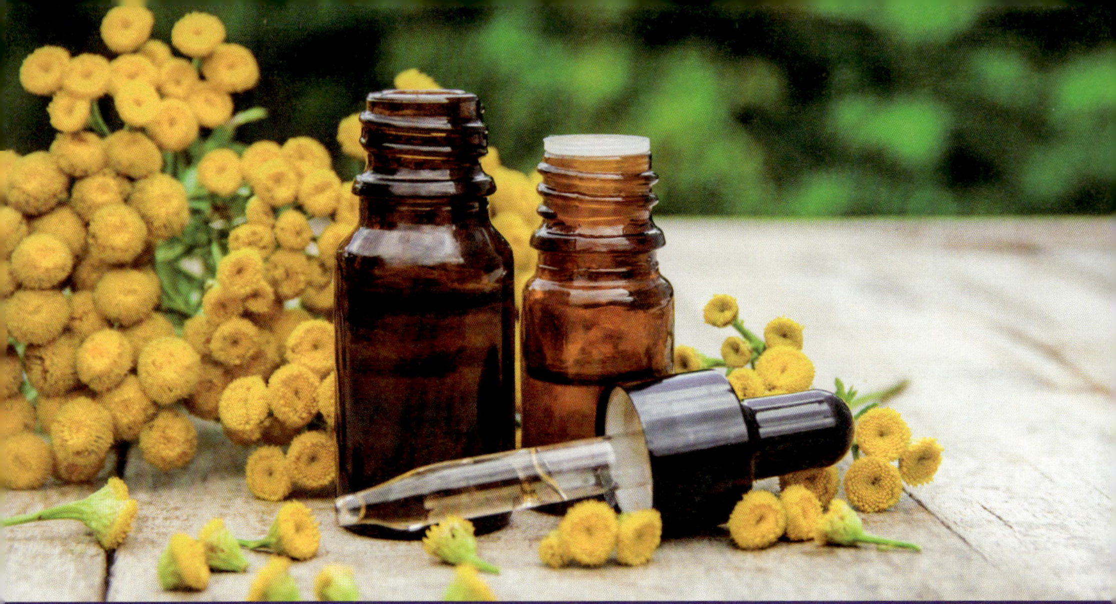

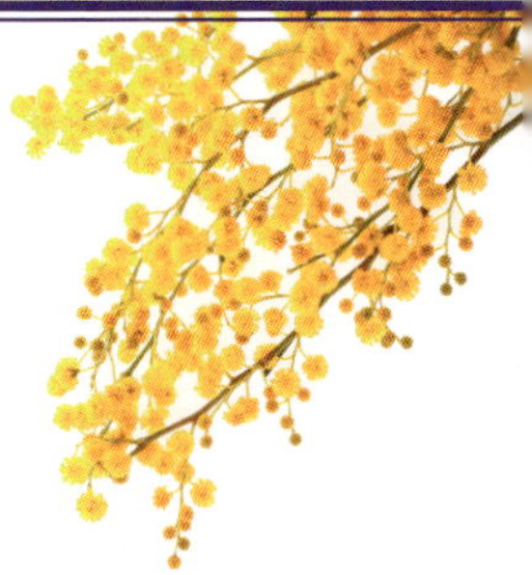

Wie schon wenige Tropfen Öl uns zu unserer Bestimmung führen können

Als ich, Dennis, vor einigen Jahren beruflich immer wieder an meine Grenzen gelangte, was es mir unmöglich machte, meine Träume zu leben, nahm ich allen Mut zusammen, mir dieses mir damals unangenehme Thema genauer anzuschauen. Damals probierte ich so ziemlich alles aus, um einen »normalen beruflichen Weg zu gehen«, so, wie »man« das eben machte.

Ich wusste bereits in jungen Jahren, dass ich einmal Bücher schreiben, mich mit spirituellen Themen befassen und meine Erfahrungen weitergeben würde. Zur damaligen Zeit konnte ich noch nicht genau formulieren, wie mein Weg aussehen würde, doch ich konnte ihn zumindest fühlen. Wenn ich in der Familie danach gefragt wurde und meine Vorstellungen äußerte, stieß ich häufig auf Unverständnis und wurde mit meinem größeren Bruder verglichen.

»Schau mal, dein großer Bruder kann viel besser mit Geld umgehen als du«, war einer der typischen Sätze meiner Eltern, die es, wie ich heute weiß, nur gut meinten. Als Kind und in einer Zeit, in der es mir unmöglich war, zu begreifen, wie Geld funktioniert, haben diese Glaubenssätze ihre Spuren hinterlassen.

Sie bewirkten, dass ich mich immer wieder (unbewusst) mit meinem Bruder verglich und das Gefühl hatte, unglaubliche Kraftanstrengung vollziehen zu müssen, um Geld »fließen zu lassen« – was mir gelang, doch immer zu dem hohen Preis der vollkommenen Erschöpfung. Auch wurde mir deutlich gemacht, dass das, was ich mir vorstellte, zu keinem Erfolg führen würde. »Suche dir lieber etwas Anständiges! Du musst ja auch Geld verdienen«, waren weitere solcher Sätze.

Ich begann mehrere Ausbildungen, schnupperte in verschiedene Bereiche hinein, doch nichts davon erfüllte mich wirklich. Ich nahm also meinen Mut zusammen und absolvierte Unmengen von Ausbildungen im spirituellen und psychologischen Bereich, machte mich früh selbstständig und versuchte, meiner wahren Berufung nachzugehen. Was aufgrund meiner hinderlichen Glaubensmuster nicht ganz einfach war. Es sollte noch einige Zeit vergehen, bis ich mich diesen unbewussten Blockaden stellen konnte.

In der Zeit, in der ich beschloss, mich diesen negativen Glaubenssätzen voll und ganz zu widmen, arbeitete ich bereits mit den ätherischen Ölen und hörte von einer Mischung namens »Reichtum«* sowie von einem Öl, das das höchste Potenzial entfalten soll**, indem es besonders stark auf jene Bereiche einwirkt, die uns helfen, zu erkennen, was wir als Mensch zu bewirken imstande sind. Ich nahm mir die Mischungen vor und trug sie über etwa drei Wochen mehrmals täglich auf mein Herz und mein Handgelenk auf und fokussierte mich auf die höchstmögliche Form der Fülle und die Entfaltung meines Potenzials – mit allen Gefühlen und inneren Bildern, die dazugehörten. Nach wenigen Tagen war es mir möglich, zu fühlen, wie ich selbst Geld so kreieren konnte, wie ich es mir vorstellte. Ich konnte sogar körperlich spüren, wie sich ein Mensch fühlt, der durch seine Berufung in Fülle leben kann – diesen Bewegungen ging ich nach.

Nach etwa drei Wochen wurde mir fast unmerklich bewusst, wie sehr die Reichtums- und Potenzialöle gewirkt hatten. Ich erlaubte mir, mein Potenzial auszuleben, einfach, indem ich den Glauben daran stärkte, wie natürlich es

---

* Diese Mischung enthält die auf S. 26 erwähnten Reichtumsöle.

** Die Mischung »Höchstes Potenzial« enthält: Grapefruit, Geranie, Minze, Jasmin, Kamille, Lavendel, Limette, Mandarine, Rainfarn, Ocotea, Rose, Sandelholz, Schwarzfichte, Tanne, Vetiver, Weihrauch, Ylang-Ylang, Zedernholz, Zimt, Zitrone und Zypresse.

ist, mich selbst zu verwirklichen, unabhängig davon, was andere Menschen um mich herum tun. Mein Mindset hatte sich komplett gewandelt, sodass ich mir zum einen erlauben konnte, mich öffentlich zu zeigen, meine Preise zu erhöhen, Geld zu empfangen für das, was ich liebte, und auch war es mir möglich, etwas von diesen Einnahmen zu sparen – was mir wenige Wochen zuvor noch unmöglich schien. Und das nur, weil ich das Gesetz der Anziehung in Form einiger Tropfen Öl nutzte. Doch wie konnte das sein?

Ätherische Öle werden seit jeher genutzt und zu unterschiedlichen Zwecken verwendet. Das Bewusstsein darüber hat sich in das morphische Feld begeben, das wir abrufen können, um uns mit allem zu verbinden, was war, ist und sein wird. Wenn nun Reichtumsöle den Königinnen und Königen gebracht wurden, um den Reichtum zu verstärken oder diesen auch nur zu demonstrieren, ist all dieses Wissen im morphischen Feld gespeichert und wird permanent durch die Anwendung von Millionen von Menschen verstärkt, die diese Öle auch heute noch zu diesem Zweck einsetzen. Dies gilt auch für Öle, die z. B. helfen, unser Potenzial zu stärken, Öle, die uns zu Klarheit, Reinheit oder auch in Anderswelten führen sollen.

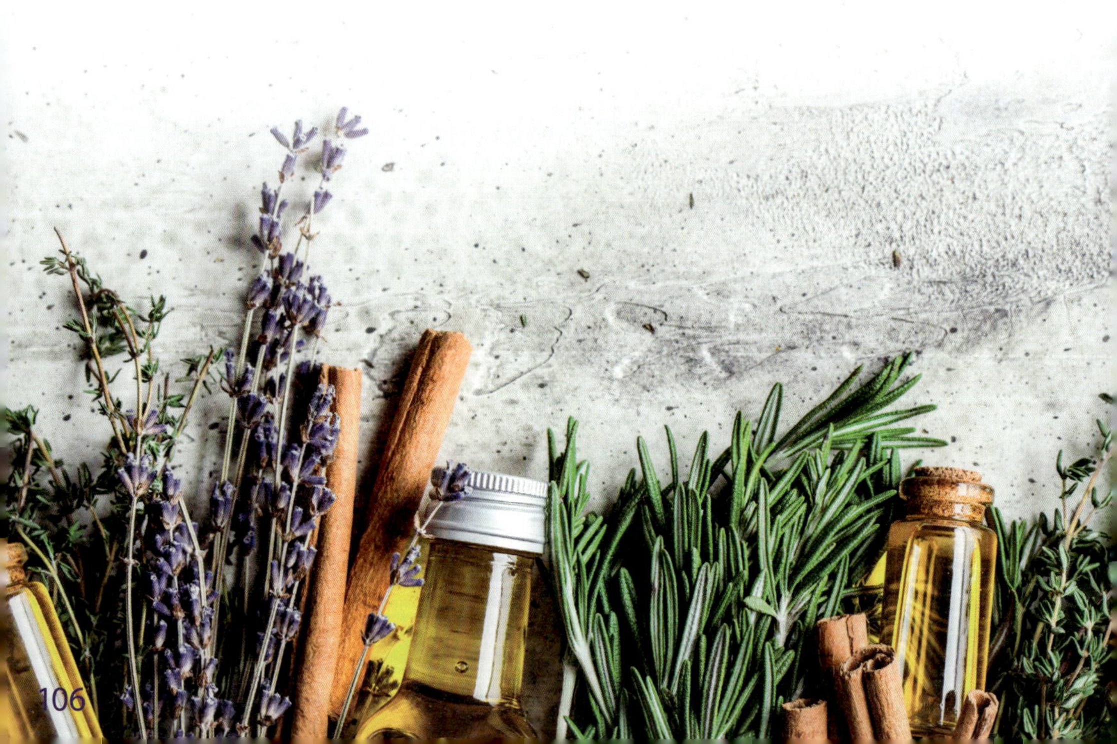

Ätherische Öle von A bis Z

Hier ein Überblick über die emotionale Wirkung ätherischer Öle, welche Schattenaspekte dahinterstehen können und wie du sie auflöst.

Öl	Duftthema	Schattenaspekte	Anwendung
Angelikawurzel	Angelikawurzel verbindet mit der Kraft der Erzengel (Engelwurz), klärt die Aura, fördert das innere Licht und stärkt den Selbstwert.	Wir können uns möglicherweise nicht auf das höchste innere Licht ausrichten, haben einen erschwerten Zugang zum Feinstofflichen.	Gib 1–2 Tropfen des Öls auf deine linke Hand, und verreibe es, um es entlang deiner Aura einzustreichen.
Baldrian	Baldrian vermittelt Ruhe und Sanftheit, gilt von alters her als Pflanze, die zur Anderswelt führt, wirkt zentrierend.	Wir empfinden die Notwendigkeit zur Ruhe als Bedrohung, da sie erfordert, zu unserem eigenen Selbst, zur Wahrheit zu kommen.	Gib jeweils 1 Tropfen vor dem Schlafengehen oder der Meditation auf deine Fußsohlen.
Basilikum	Basilikum schenkt Ruhe in stressigen Zeiten, sanfte Kraft und hilft, klare Entscheidungen treffen zu können.	Wir halten gern an Altem fest und tragen Lasten, die oft sicherer erscheinen als Freiheit.	Basilikum kann verdünnt wunderbar zur Selbstmassage an den Schultern angewandt werden.
Bergamotte	Bergamotte gilt als das beruhigendste Zitrusöl, da es sich biochemisch von den anderen Arten unterscheidet, es bewirkt Harmonie und Regeneration und ist hilfreich bei Stimmungsschwankungen.	Wir sind von der tief empfundenen Freude abgeschnitten, die es uns ermöglicht, uns wohlzufühlen.	Bergamotte kann am Abend zusammen mit Lavendel im Schlafzimmer diffundiert werden.
Cassia	Cassia beflügelt den Geist, die eigenen Träume zu leben, das Selbstvertrauen zu stärken, und öffnet für die Liebe und Zweisamkeit.	Wir spüren Abwehr gegen zu enge sexuelle Vereinigung bzw. das Sich-Einlassen.	Cassia kann vor allem im Schlafzimmer als wertvoller Gehilfe in Liebesdingen unterstützen, indem es vernebelt wird. Achtung: Es handelt sich um ein heißes Öl!

Öl	Duftthema	Schattenaspekte	Anwendung
Cistrose	Cistrose hilft, zu verzeihen, durchlichtet all unsere Erinnerungen und bewirkt die Öffnung des Herzens. Sie ermöglicht, die eigene wahre Vision zu erkennen und zu leben.	Wir besitzen häufig nicht den Mut, uns mit unserer eigenen Wahrheit zu verbinden und uns dadurch mit uns selbst auseinanderzusetzen/uns bewusst zu werden, unserem Herzen zu folgen.	Cistrose ist ein Öl für das Herz und ermöglicht, der eigenen Herzenswahrheit zu folgen. Trage es für einige Zeit täglich in Höhe deines Herzens auf, und nimm dir Zeit, den Duft zu integrieren.
Citronella	Citronella bewirkt eine tiefgehende und durchdringende Klärung all unserer Schatten.	Wir lehnen die höchste Reinheit ab und verweilen gern in Verwirrung und Leid.	Das intensive Citronellaöl reinigt wunderbar die Atmosphäre, ganz besonders in Verbindung mit Teebaum und Zitronengras.
Copaiba	Copaiba tröstet die Seele, eröffnet einen Zugang zu inneren (Gefühls-)Welten und glättet die inneren Wellen.	Wir zelebrieren das innere Drama und die Stürme, weil wir sie als Teil unserer Persönlichkeit sehen und es uns dadurch möglich wird, »jemand zu sein«.	Copaiba ist bekannt dafür, das Gesicht (häufig zusammen mit Weihrauch) zu glätten. Es wirkt auch als sogenanntes Verstärkeröl für andere Öle und kann somit gern beigemischt werden.
Davana	Davana gleicht Bioenergien aus, die im Ayurveda als Vata, Pitta und Kapha bekannt sind und als Elemente wie Erde, Feuer, Wasser, Luft und Äther bezeichnet werden. Zudem hilft Davana bei der Öffnung innerer Welten und kann während Rückführungen wertvoll sein, um die inneren Bilder besser wahrnehmen zu können.	Wir vertrauen oft unseren inneren Wahrnehmungen nicht und müssen uns permanent rückversichern. Wir neigen zu Unsicherheit, die die innere Dysbalance deutlich anzeigt.	Trage Davana mit 2–3 Tropfen auf dem Herzen auf, um dich auszugleichen und zu stabilisieren.

Öl	Duftthema	Schattenaspekte	Anwendung
Dill	Dill vermittelt Sicherheit, was sich auch Gladiatoren zunutze machten, indem sie sich vor den Kämpfen mit Dill eingerieben haben. Zudem schenkt Dill Sicherheit, kann so den Schlaf fördern und soll vor Albträumen schützen.	Wir können anderen Menschen kein Vertrauen entgegenbringen oder entziehen ihnen dieses, weil wir uns selbst unsicher fühlen und es uns schwerfällt, uns und unseren Impulsen zu vertrauen.	Zusammen mit Sesamöl kann Dill eine beruhigende Mischung für eine Fußmassage am Abend sein. Auch zum Start in den Tag kann dieses Öl, auf die Fußsohlen aufgetragen, Sicherheit vermitteln.
Elemi	Elemi ist ein ostindisches Harz und Weihrauch sehr ähnlich. Sein Name bedeutet auf Arabisch »wie oben, so unten« und kann dieses geistige Gesetz näherbringen. Ebenso fördert Elemi spirituelle Praktiken und wirkt auf die Emotionen, besonders im Bereich der Versöhnungsarbeit.	Wir unterliegen einer Verblendung, sträuben uns dagegen, die Welt und insbesondere unsere Beziehungen als Spiegel zu betrachten. Den Grundsatz »Ich wirke, indem ich handle, und jede Handlung wirkt« zu verinnerlichen, fällt uns schwer.	Elemi kann während der Meditation entweder entlang der Chakras aufgetragen werden oder gar als Brückenöl im Diffuser in andere Reiche und Dimensionen führen, in denen wir neue Erkenntnisse erlangen.
Eukalyptus	Die Eukalyptusarten vermitteln ein Gefühl von Wohlbefinden und unterstützen die Atmung, was dazu führt, dass Widerstände leichter angenommen bzw. losgelassen werden können.	Wir leben gern im Stillstand und nehmen ungern an, was uns das Leben oder auch Menschen schenken.	Eukalyptus kann wunderbar am Abend verdunstet werden, um eine wohlige und entspannte Atmosphäre zu schaffen.

Öl	Duftthema	Schattenaspekte	Anwendung
Fenchel	Fenchel wird traditionell zur Verdauungsförderung angewandt und bewirkt Gleiches auf geistiger Ebene in Bezug auf all unsere Prozesse, außerdem hilft er, die Erwartung an eine großartige Zukunft zu stärken.	Wir neigen zu Impulsivität und möglicherweise Aggression (meist in Form der Selbstbestrafung).	Gib gern 1 Tropfen Fenchel unter die Zunge, oder verreibe das Öl um den Bauchnabel, um Prozesse leichter zu verdauen.
Geranie	Inspirierend, begeisternd und freundschaftlich ist die Geranie, die seit jeher als Schutz vor Geistern angesehen wurde.	Wir können uns meist nicht auf wahrhaftige Freundschaften einlassen und wechseln diese häufig bzw. verschließen uns nach geraumer Zeit selbst.	Trage Geranie als Parfüm, um deine Ausstrahlung zu erhöhen.
Grapefruit	Grapefruit verschafft nicht nur ein positiveres Körperselbstbild, sondern hilft auch, Frieden mit sich und seinem Körper zu schließen. Darüber hinaus kann es die Fettverbrennung anregen. Das Öl hat sich zudem bei depressiven Verstimmungen sehr bewährt.	Wir besitzen womöglich ein falsches Selbstbild und gehen daher gern oder aus Gewohnheit in die Selbstablehnung, was zu Trauer und Bitterkeit führen kann.	Verdünnt kann Grapefruit auf lokale Stellen am Körper aufgetragen werden, um zum einen die Durchblutung anzuregen, zum anderen das Selbstbild zu stärken.
Immortelle	Immortelle gilt als Traumaöl. Es zeigt den Weg aus karmischen Verstrickungen und hilft, mehr auf die eigene innere Führung zu hören.	Am alten Schmerz und an Ängsten festzuhalten, schneidet unsere Bereitschaft zu innerer Heilung ab. Das Leben kann nicht natürlich fließen, weil wir es blockieren.	Immortelle kann in ein Massageöl gemischt werden, um den Lymphfluss zu aktivieren und zu entgiften.

Öl	Duftthema	Schattenaspekte	Anwendung
Ingwer	»Hier bin ich, um zu helfen«, sagt der Ingwer und hilft, das Innerste zu erwärmen und die Leidenschaft anzuregen.	Meist fehlt uns die Passion, das Feuer für etwas, was uns antreibt und auch voranbringen kann, weil Bewegung im Außen unweigerlich bedeutet, Bewegung im Inneren zu vollziehen.	Ingwer ist ein wunderbares Massageöl, das durchwärmt und entspannt, zugleich jedoch auch sanft das innere Feuer entfachen kann.
Jasmin	Jasmin ist das Öl der Weiblichkeit, Schönheit und Reinheit. Fast jungfräulich und zart – so lässt sie die Liebe in all ihren Formen erwachen. Erfüllte Sexualität und Verführung sind ihr eigen.	Wir unterdrücken die weibliche Seite oder haben Angst vor Übergriffen. Dies gilt auch für unsere Sexualität und Sinnlichkeit.	Besonders hilfreich ist es, den Duft von Jasmin in die Haare zu geben, das Herz mit 1–2 Tropfen täglich zu beschenken und das Öl als kostbare Beimischung im Diffuser zu verwenden.
Kamille, deutsch	Die deutsche oder blaue Kamille hilft bei Verstimmungen und Wehwehchen, besonders bei Kindern. Ihre stark entspannende Wirkung ist wie Balsam für die eigene Seele.	Nervosität entsteht, wenn wir im Unreinen sind mit uns und dem, was wir in unserem Leben kreiert haben. Wo ist das Gefühl der Sicherheit mit uns selbst abhandengekommen?	Die deutsche Kamille ist besonders wohltuend am Abend im Diffuser oder zum Beruhigen um den Bauchnabel herum aufgetragen.
Kamille, römisch	Die römische Kamille führt (wieder) in die Sinnhaftigkeit, entspannt, beruhigt innere Stürme und kann Schocks lösen.	Wir sehen uns gefangen im Opfertum und gehen hart mit uns selbst ins Gericht. Oft richtet sich ein Missbrauch gegen uns selbst oder wurde in irgendeiner Form durch das Außen ausgelöst.	Trage die römische Kamille auf den Bereich auf, der sich leer anfühlt oder bei dem es dir schwerfällt, zu fühlen. Gehe in Verbindung, und spüre, was die Pflanzenseele mit dir macht.

Öl	Duftthema	Schattenaspekte	Anwendung
Kardamom	Kardamom wirkt aufrichtend und aufbauend, gerade nach seelischen Tieflagen, es kann zur eigenen Wahrheit bringen, da es die geistigen Nebel lichtet.	Wir verweilen gern in unklaren und wirren Zuständen, da wir innere Prozesse oft nicht verdauen können und somit eine latente Überforderung vorherrscht.	Kreiere einen Roll-on oder eine Diffuser-Mischung, um zu mentaler Klarheit und Wahrheit zurückzufinden: 4 Tropfen Kardamom, 3 Tropfen Pfefferminze, 3 Tropfen Zedernholz
Karottensamen	Das Öl der Karottensamen bringt Licht und Einfachheit ins eigene Feld und hilft damit, den Geist zu beflügeln. Es macht zudem bewusst, welche (negativen) Schatten wir der Sexualität zugesprochen haben.	Fällt es uns schwer, das eigene Leben leicht und unbeschwert zu nehmen? Die Leichtigkeit kann gedämpft werden, wenn die sexuelle Energie nicht in die gewünschte Richtung fließt.	Das Öl eignet sich nicht nur zur Hautpflege, sondern auch zur Steigerung der Einfachheit, wenn alles schwer zu sein scheint. Besonders eignet sich das Öl in Verbindung mit Zitrusölen im Diffuser.
Koriander	Koriander regt die Fantasie durch Klarheit im Herzen an, entstresst nach einem langen Tag und erzeugt die Basis tief empfundener Lebens- und Daseinsfreude.	Wir können die pure Daseinsfreude nur schlecht fühlen und sehen lieber schwarz als bunt.	Koriander kann die Lust auf Liebe steigern, weshalb es wunderbar in der Küche oder als Beigabe zum Massageöl eingesetzt werden kann (vorsichtig dosieren, da sehr intensiv).
Kreuzkümmel	Kreuzkümmel hilft dabei, die eigene Sinnlichkeit wiederzuentdecken und Beziehungen (vor allem romantische) zu beleben.	Wir können unser Selbst schlecht wahrnehmen, und es fehlt uns der Zugang zu unseren eigenen Gefühlen.	Da Kreuzkümmel durchblutungsfördernd ist, eignet es sich gut als Massageöl (verdünnt) und kann als solches Anspannungen lösen. Zusammen mit Blütenölen bringt es Sinnlichkeit und Selbstliebe.

Öl	Duftthema	Schattenaspekte	Anwendung
Lavendel	Lavendel kann uns zur eigenen Mitte führen, uns beruhigen, erden und auch in die Balance mit unseren inneren Themen führen, indem es die Kommunikation mit uns selbst und auch der Umwelt fördert.	Durch Zurück- und Zurechtweisung haben wir unsere eigene Stimme verloren und unseren Ausdruck unterdrückt. Das kann Fehlentscheidungen und Missverständnisse nach sich ziehen, die zu einem tiefen Schmerz darüber führen können, stets missverstanden zu werden.	Lavendel stärkt tagtäglich das eigene Energiefeld und kann diffundiert, lokal aufgetragen und auch aus der Hand inhaliert werden, um sich immer wieder zu stärken – besonders den Ausdruck und die innere Ruhe.
Limette	Limette ist die Frische, die über negative Verhaltensweisen erhebt und Fluss in die Gefühlswelten bringen kann.	Wir suchen immer wieder die eigene Identität, statt zu sein, wer und was wir sind. Letzteres gelingt nur durch Fühlen und geklärtes Denken bzw. Kreieren.	Limette verträgt sich sehr gut mit Blütenölen wie Geranie oder Ylang-Ylang, die wiederum auf das Herzzentrum einwirken und helfen, einen neuen Fluss in die Gefühle und Gedanken zu bringen.
Lorbeer	Lorbeer steht für Ruhm und Ehre und das Überwinden von Herausforderungen. Die Klarheit über die eigene Stärke lässt uns Selbstsicherheit und Zuversicht ausstrahlen.	Es fällt uns schwer, das Gefühl der Minderwertigkeit abzulegen und den eigenen Platz würdevoll einzunehmen.	Gönne dir 1 Tropfen Lorbeer, und verbinde dich mit der Kraft deiner Ahnen und den siegreichen Qualitäten deiner inneren Stärke.

Öl	Duftthema	Schattenaspekte	Anwendung
Majoran	Als »Kräutlein Wohlgemut« wurde Majoran bereits von Hildegard von Bingen bezeichnet, da er uns uns rundum wohlfühlen lässt. Zudem hilft das Öl, die Balance wiederherzustellen und sich auf Beziehungen einzulassen.	Aufgrund tiefer emotionaler Wunden und sogar Traumata wählen wir den Weg des Alleinseins, der ungesund und belastend sein kann. Bindungen und der Kontakt zu Menschen fällt uns schwer.	Wunderbar ist es, den Diffuser mit Majoran laufen zu lassen und zu spüren, wie er sanfte Wellen der Ruhe verbreitet. Auch zum Würzen von Speisen eignet sich das Öl wunderbar.
Mandarine	Mandarine inspiriert die Arbeit mit dem Inneren Kind und kann tief empfundene Freude entfachen sowie kindliche Glückseligkeit.	Wir haben häufig keinen Zugang zu uns selbst und blicken ungern auf die Muster, die aus unserer Kindheit herrühren, obwohl dies einen Befreiungsschlag bedeuten könnte.	Mandarine kann am Abend wunderbar diffundiert werden, um den Geist zu beruhigen. Bei Themen mit dem Selbstwert trage das Öl in Höhe des Bauchnabels auf.
Manuka	Ein Sprichwort der Maori (Ureinwohner Neuseelands) besagt: »Urteile nicht über einen kleinwüchsigen Mann, er könnte so stark wie ein Manuka sein.« Das Öl stärkt körperlich und energetisch. Es stärkt zudem die Aura.	Wir haben die Tendenz zur Überforderung, weil wir das Leben als Herausforderung betrachten und nicht als Möglichkeit.	Manuka kann besonders hilfreich bei der Hautpflege sein, gerade bei unreiner Haut. Aber auch, um die Aura zu stärken. Dazu wird der Duft in die Aura gefächelt.
Melisse	Melisse kann das Gefühl der spirituellen Einheit fördern, es kann helfen, sich besser an frühere Leben zu erinnern. Außerdem öffnet Melisse das Herz.	Wir verlassen uns lieber auf das Äußere statt auf das, was unser Herz zu sagen hat, und geraten dadurch oft in Überforderung.	Trage Melissenöl auf die Höhe deines Herzens auf, und nutze es zur Vertiefung deiner Meditation.

Öl	Duftthema	Schattenaspekte	Anwendung
Muskat	Das Öl der Muskatnuss ist ein Öl der Visionen, das schon Hildegard von Bingen beschrieb. Es bringt sanft Energie ins System, baut auf und schenkt Selbstvertrauen.	Wir sehen uns mit Sucht (Anerkennung, Drogen, Liebe, Essen etc.) konfrontiert, die auf dem Gefühl der Unfreiheit beruht. Freiheit wird vergebens gesucht.	Muskatöl kann zum Kochen und Backen verwendet werden, sollte jedoch nicht zu hoch dosiert werden, da es abhängig machen kann. Zu weihnachtlichen Mischungen im Diffuser passt Muskat perfekt.
Muskatellersalbei	Muskatellersalbei öffnet den Zugang zur Traumwelt, klärt innere und äußere Welten (wurde im Mittelalter »Klarauge« genannt) und klärt die Sicht auf das Leben, es wirkt aphrodisierend und lindert Schuldgefühle.	Wir fühlen uns in uns selbst eingesperrt und sind nicht in der Lage, aus dem selbst geschaffenen Gefängnis auszusteigen.	Muskatellersalbei kann am Morgen und am Abend auf die Fußsohlen aufgetragen werden, um Klarheit durch den Körper fließen zu lassen.
Myrrhe	Myrrhe ist die mütterliche und schützende Energie, die göttlich ist. Myrrhe ist die Weisheit und das Christus- sowie Marienbewusstsein und schenkt Trost.	Wir neigen dazu, innere Verletzungen auszublenden, die eine geistige Entwicklung ermöglichen würden, und unterdrücken die innere und höhere Weisheit.	Reibe die Stellen deines Körpers ein, denen du Aufmerksamkeit und Liebe schenken möchtest, und begib dich in Meditation. Myrrhe führt dich zur Gnade.
Myrte	Das Öl der Einheit, bewirkt Klarheit und Frieden mit dem, was das Leben einem zeigt, und kann so in Übergangssituationen effektiv wirken.	Wir tragen gern alle Schuld auf unseren Schultern, obwohl sie uns so sehr belastet. Wir entwickeln deshalb Neid, Wut oder bitteren Zorn. Wir empfinden das Leben als starr, und die eigene Wahrheit kann sich nicht zeigen.	Trage Myrte auf deine Handflächen auf, klopfe damit sanft auf deine Thymusdrüse, und sprich mehrmals: »Es ist sicher, für mich und meine Wahrheit zu sprechen.«

Öl	Duftthema	Schattenaspekte	Anwendung
Nelke	Die Nelke erzeugt Energie und Umwandlung, die wiederum zur eigenen Kraft führen kann. Zugleich hilft das Öl, gesunde Grenzen zu setzen und diese auch zu wahren.	Es fällt uns schwer, den eigenen Raum einzunehmen. Wir würden am liebsten verschwinden. Doch Nelke macht deutlich, wie wichtig es ist, hier zu sein, auch wenn sich alles in uns wehrt.	Gerade im Bereich unseres Emotionalkörpers kann Nelke klärend wirken. Trage es daher täglich morgens auf deine Fußsohlen auf.
Neroli	Die Blüten der Bitterorange werden mit Reinheit und Gegenwärtigkeit sowie Spiritualität verbunden. Neroli regt die Visualisierungskraft und Kreativität an.	Wir leben häufig in der Vergangenheit oder der Zukunft, statt im Hier und Jetzt zu sein.	Trage Neroli als Parfüm, um dich immer wieder an den gegenwärtigen Moment zu erinnern.
Orange	Fröhlichkeit, Freude und Harmonie – das versprüht die Orange und kann dadurch Traurigkeit in Trost wandeln.	Es ist uns unmöglich, unseren inneren Reichtum nach außen zu kehren. Wir sehen oft das Licht in uns selbst nicht, wohl aber in anderen.	Orange kann zusammen mit Harzölen wie Weihrauch diffundiert werden, um den Aspekt der Freude mit der Tiefe zu verbinden.
Oregano	Oregano kann wandeln, löschen, von allem lösen, was antrainiert oder gelernt wurde. Zudem spendet das Öl neue Energie.	Wir halten Schutzstrategien aufgrund unserer Glaubensmuster aufrecht, um anderen Menschen nicht zu offenbaren, dass wir nicht gut genug seien. Das braucht eine enorme Kraftanstrengung und Mühe.	Besonders als Massageöl (verdünnt) kann Oregano Verspannungen im körperlichen aber auch geistigen Bereich lösen.

Öl	Duftthema	Schattenaspekte	Anwendung
Palmarosa	Das Öl der heilsamen Impulse kann Leichtigkeit sowie Sanftheit vermitteln. Besonders hilft es, von Schuld zu befreien. Es entspannt das zentrale Nervensystem sehr effektiv.	Wir fühlen uns aufgrund tiefer Schuldgefühle unwohl in unserer Haut, können keinen Bezug zu uns selbst und unserer Körperlichkeit aufbauen.	Palmarosa stärkt die Yin-Energie und wirkt besonders wohltuend auf Höhe des Herzens und zur Hautpflege.
Palo Santo	Palo Santo gilt als heiliges und spirituelles Öl, das uns Schutz und Selbstvertrauen schenken kann.	Wir blicken ungern in unsere eigenen Tiefen und bleiben lieber an der Oberfläche, als uns unserem Seelenerleben zuzuwenden.	Palo Santo wirkt effektiv, wenn wir es in unseren Räumen verdunsten lassen, besonders während spiritueller Praktiken.
Patchouli	Patchouli bringt das Gleichgewicht zurück, hilft, den eigenen Körper anzunehmen, und regt dadurch die Lust auf Sexualität an. Es bringt Stabilität in unsere Emotionen und kann ungesundes Verhalten transformieren.	Wenn wir Patchouli nicht riechen können, weist das häufig auf ungesundes Verhalten hin, besonders in Bezug auf unseren Körper. Wir bestrafen unsere Hülle, weil wir diese nicht annehmen wollen.	Wende Patchouli am besten kurweise, über 30 Tage hinweg, über deine Fußsohlen an.
Petit Grain	Petit Grain ist mit Neroli verwandt und hat ein ähnliches Aroma, wobei es eher den Geist anspricht und zur Klarheit führen kann.	Wir ziehen Blockaden (Dysbalancen, geistige und körperliche Symptomatiken) bewusst an, um das eigene Leid zu verdeutlichen und um auf uns aufmerksam zu machen.	Petit Grain kann den Kopf und das Herz klären, wende es deshalb auf deren Höhen an.

Öl	Duftthema	Schattenaspekte	Anwendung
Pfeffer, schwarz	Schwarzer Pfeffer bringt die Schatten hervor, um sie anzuschauen und in die Erlösung zu bringen. Er gibt Energie, da er durchblutungsfördernd ist und anregend wirkt. Außerdem gilt das Öl als Aphrodisiakum und Blockadenlöser in jeglicher Hinsicht.	Wir haben allergrößten Respekt vor den inneren Welten, die wir oft als Bedrohung wahrnehmen. Zugleich liegt darin der größte Schatz!	Schwarzer Pfeffer kann auf die Fußsohlen aufgetragen werden, im Diffuser sehr stimulierend wirken und bringt uns wieder zu Kräften.
Pfefferminze	Pfefferminze kann helfen, das anzunehmen, was ist, und das Herz öffnen und weiten.	Oft fehlt es uns an Verbindlichkeit und gesunden Grenzen, weil unser Ego die Zügel übernehmen möchte.	Erneuere deine Sinne, indem du etwas Öl auf deine Handflächen gibst und tief ein- und ausatmest.
Ravintsara	Ravintsara erzeugt Freiraum und klärt die eigenen Energien, sodass das eigene Potenzial besser erkannt werden kann.	Wir weigern uns und sind unfähig, ganz bei uns zu sein, was oft zu Depressionen führen kann.	Nutze Ravintsara am Morgen, um dich zu erfrischen, und am Abend, um Lösung und Klärung zu bewirken.
Rose	Die Königin der Blütendüfte wirkt berauschend, aphrodisierend und hilft, in die Selbstakzeptanz zu gehen sowie eine gesunde Selbstliebe zu entwickeln.	Wie wichtig nehmen wir uns? Es fällt uns schwer, unsere Heiligkeit und Wahrheit zu erkennen, oder wir betrachten die universelle Liebe als nicht verdient.	Nimm immer wieder das Fläschchen zur Hand, und atme tief ein und aus – diese kleine Alltagsoase bewirkt eine enorme Öffnung deines Herzens und des Raumes zum universellen Licht der Liebe.
Rosmarin	Rosmarin richtet stark auf und hilft, die Willenskraft zu stärken und somit Projekte zum Abschluss zu bringen. Außerdem hilft es, den Kontakt zu Devas zu intensivieren.	Wir können unserem eigenen Wirken nicht vertrauen und wählen dadurch den Weg des geringsten Widerstandes, der oft zu Ablenkungen führt.	Rosmarin eignet sich wunderbar in der Küche oder im Diffuser zusammen mit Zitrone oder Orange.

Öl	Duftthema	Schattenaspekte	Anwendung
Salbei	Salbei schenkt Leichtigkeit und Reinheit, indem er die Umgebung, den Körper und auch den Geist reinigt und klärt – besonders auch den eigenen Ausdruck.	Wir sehen häufig schwarz, unsere Gedanken sind trüb, besonders im Hinblick auf unsere Zukunft. Doch dies bestätigt nur umso mehr den Irrglauben, in dem wir leben.	Salbei eignet sich hervorragend als Aura- und Raumspray, das wir aus Quellwasser und 10–15 Tropfen des Öls sowie etwas biologischen Alkohol herstellen können.
Sandelholz	Sandelholz ist das Öl der Hingabe, der Meditation und der Erleuchtung. Es öffnet für die innere Weisheit und außersinnliche Fähigkeiten.	Wir fühlen uns vom Leben und der Erde abgetrennt, was zu einer tiefen inneren Wunde führt. Der Wille nach Einheit ist da, aber diese kann nicht erzeugt werden. Oft ist unser Wunsch nach Kontrolle stärker als unser Vertrauen.	Gib 1 Tropfen auf dein Drittes Auge, bevor du beginnst, zu meditieren und Yoga zu üben.
Schwarzfichte	Die Schwarzfichte vereint Himmel und Erde, macht die eigenen inneren Werte bewusst und führt zu Akzeptanz. Zudem öffnet das Öl für wahren Wohlstand.	Wir haben das Gefühl, die Chancen des Lebens bereits verpasst zu haben. Traurigkeit und Rückzug bestimmen unsere Tage, statt dass wir das satte Leben genießen und Chancen ergreifen.	Gib Schwarzfichte auf den höchsten Punkt deines Kopfes und deine Fußsohlen, um dich wunderbar auszurichten. Gib zusätzlich 1 Tropfen auf dein Herz, und spüre die Fülle und den inneren Wohlstand, der immer da ist.
Spearmint	Spearmint lindert Stress und fördert Konzentration sowie logisches Denken. Außerdem hilft Spearmint, den Geist anzuregen.	Ablenkungen werden zu ungesunden Gewohnheiten. Was will durch uns gelebt werden? Und was hilft, das Muster der Ablenkung zu durchbrechen?	Der Erfrischer für zwischendurch kann besonders in Phasen des Zerdenkens hilfreich sein. Inhaliere Spearmint mehrmals täglich aus der Flasche.

Öl	Duftthema	Schattenaspekte	Anwendung
Teebaum	Teebaum kann uns Erlösung bringen und zurück zu unserem wahren Ursprung führen. Das Öl verbindet mit der Ahnenwelt und kann den Raum zur Traumwelt eröffnen. Zudem ist es stark aufrichtend.	Fehlendes Urvertrauen erzeugt in uns das Gefühl der Trennung (auch von Gott). Entsprechend schwer fällt es uns, innige Beziehungen einzugehen, einschließlich mit uns selbst.	Teebaum ist vielseitig einsetzbar, am besten jedoch über die Fußsohlen am Morgen.
Thymian	Das stimulierende Öl des Thymians gibt Mut, lässt Zweifel überwinden und schenkt stärkende und wohlwollende Energie.	Wir verspüren eine starke innere Wut oder gar Hass auf das Leben, andere Menschen und ganz besonders uns selbst gegenüber.	Als Tee getrunken, kann Thymian auf sanfte Art und Weise die Emotionen in Einklang bringen und besonders negative Emotionen umwandeln.
Vanille	Aphrodisierend, schützend und tröstend zeigt sich die Vanille und schenkt (mütterliche) Geborgenheit sowie Vertrauen.	Uns fehlt die Einheit mit unserer eigenen Mutter, das Einhalten und Wahren von Grenzen fällt uns schwer. Meist kann die Lebensenergie nicht fließen, weil die Seele nicht vollständig inkarniert ist.	Vanille passt wunderbar zur Kamille (deutsch/römisch) und kann mit ihr die Seele erheben.
Vetiver	Vetiver ist standhaft und beweglich zugleich, was bewirkt, dass wir mit dem Leben schwingen können statt gegen es. Das Öl entspannt und schenkt Urvertrauen.	Wir tendieren zu Faulheit und Desinteresse, weil uns der Bezug zum Boden und zum Leben fehlt. Somit wird Verantwortung abgegeben, doch meist eingefordert.	Vetiveröl balanciert und erdet stark, weshalb es uns besonders in herausfordernden Zeiten hilft. Inhaliere es aus den Händen, trage es am Steißbein auf, oder gib ein paar Tropfen in dein Badewasser.

Öl	Duftthema	Schattenaspekte	Anwendung
Wacholder	Wacholder ist das Öl der Austreibung im guten Sinne, das hilft, loszulassen und sich mit dem eigenen Bewusstsein, dem Spirit und den Ahnen zu verbinden.	Wir empfinden Gedanken und Emotionen als Furcht einflößende innere Dämonen, die endlose Dramen und Gedankenspiralen aufrechterhalten. Angst ist für uns ein ständiger Begleiter, wenn diese jedoch überhandnimmt, hemmt sie unser Leben.	Nutze Wacholder während des Gebets oder für rituelle Praktiken. Im Diffuser wirkt es klärend und reinigend.
Weihrauch	Weihrauch verbindet mit dem Göttlichen und der Geistigen Führung, die helfen kann, der eigenen Lebensaufgabe näher zu kommen. Das kostbare Öl kann auch mit der Geistigen Welt und dem eigenen Potenzial verbinden.	Erinnerungen aus der Kindheit, die mit der Schattenseite der Kirche zu tun haben, lösen Unsicherheit in uns aus. Eine Angst und auch eine Täuschung der eigenen Spiritualität bestehen, die Zweifel in uns verursachen. Auch die Bindung zum eigenen Vater kann gestört sein.	Verwende das Öl täglich, um das göttliche Licht in deinen Zellen zu erwecken. Auch und besonders in der Meditation kann Weihrauch von Nutzen sein.
Wintergrün	Das Öl des Wintergrüns stärkt uns den Rücken und alles, was Mut kostet. Es lässt das Leben mit Power und Geradlinigkeit zirkulieren und hilft, auf die eigene Führung zu vertrauen.	Uns fehlt der Mut, uns eine Pause und Weichheit zu erlauben. Wir sind stark im Wollen und im Ego verhaftet und können und wollen uns keine Schwäche erlauben.	Wintergrün wird überwiegend bei Verspannungen angewandt. Es kann lokal und verdünnt aufgetragen bzw. einmassiert werden. Sein durchdringendes Aroma entfacht Energie und Stabilität.

Öl	Duftthema	Schattenaspekte	Anwendung
Ylang-Ylang	Ylang-Ylang ist das Öl des Ausgleichs unserer Energien (Yin und Yang) sowie der kindlichen Freude. Es öffnet das Herz und vermittelt das Gefühl von Sicherheit und Geborgenheit.	Es fällt uns schwer, männliche oder weibliche Energien zu leben, weshalb unser Leben immer mehr aus der Balance gerät. Verbitterung und Schmerz sind unsere steten Begleiter, weil wir der Einheit entsagen.	Ylang-Ylang kann sehr ausgleichend auf unsere Yin-Yang-Energien wirken, besonders mit Zedernholz gibt das Öl den Impuls, uns zu ermutigen, die Einheit in allem zu erkennen.
Ysop	Ysop gilt als das Öl des Verzeihens und der Erlösung von Schuld sowie destruktiven Gedanken. Es wird gern bei Herausforderungen im Alltag genutzt und ebenso zur Chakrareinigung.	Wir tragen die Last der Welt und zu viel Verantwortung, was in uns das Gefühl von Sinnhaftigkeit statt wahrer Freiheit erweckt. Doch jene Lasten empfinden wir mitunter als unerträglich und zerstörerisch.	Trage vor der Meditation jeweils etwas vom Öl entlang deiner Chakras auf, und spüre, wie dich Ysop reinigt und deine Energien klärt.
Zedernholz	Das Öl des Zedernholzes erdet und verbindet gleichzeitig mit dem Höheren Selbst. Es vermittelt Stärke sowie männliche Kraft, die unseren Selbstwert fördert.	Es fehlt uns an Beziehungen und einem gesunden Bezug zur Außenwelt. Aus solcher Einsamkeit können eine tiefe Verbitterung und auch Aggression werden.	Zedernholz eignet sich wunderbar zum Diffundieren am Abend, da es die Melatoninausschüttung stimuliert. Zusätzlich kannst du es vor dem Schlafengehen auf die Schläfen auftragen.
Zimt	Zimt durchwärmt, öffnet den Weg zur Freude und Intimität. Er bringt Reichtum und das Bewusstsein für Fülle ins eigene Leben.	Wir haben das Gefühl, wahren Reichtum nicht zu verdienen, dies erzeugt Mangel, der sich in allen Lebensbereichen zeigen kann. Auch die Intimität und daraus resultierende kraftvolle Sexualität ist von dem Gefühl, nicht zu genügen, überschattet.	Dieses eher heiße Öl ist nicht nur an dunklen Tagen wunderbar, es kann jeden Morgen auf die Fußsohlen gegeben werden, um die Lebensenergie und Kraft durch den Körper fließen zu lassen.

Öl	Duftthema	Schattenaspekte	Anwendung
Zitrone	Die Zitrone hilft, das Aurafeld zu reinigen, die Zellen mit Licht zu fluten und sich dem Licht zuzuwenden.	Den Fokus zu halten, fällt uns schwer, weil uns das Bewusstsein für das fehlt, was geschaffen werden möchte. Das Ziel bzw. der Weg liegt außerhalb unseres Sichtfeldes – dieses ist durch negative Gedanken getrübt.	Zitrone ist ein Allrounder und hebt die Stimmung, einfach, indem du am Fläschchen riechst, 1 Tropfen zum Trinkwasser hinzufügst oder das Öl diffundierst.
Zitronenverbene	Zitronenverbene bringt Klarheit und Ordnung in die Gedanken- und Gefühlswelt und kann die Begeisterung wecken, die wiederum Freude erzeugt und den eigenen Selbstwert steigert.	Unser eigener Ausdruck und unsere Kreativität können nicht gelebt werden, weil die Angst vor Ablehnung stark überwiegt.	Trage das Öl entweder bei dir, und rieche immer wieder daran, um deinen Selbstwert zu steigern, oder gib etwas davon in den Diffuser, um die Gedanken und Gefühle zu klären.

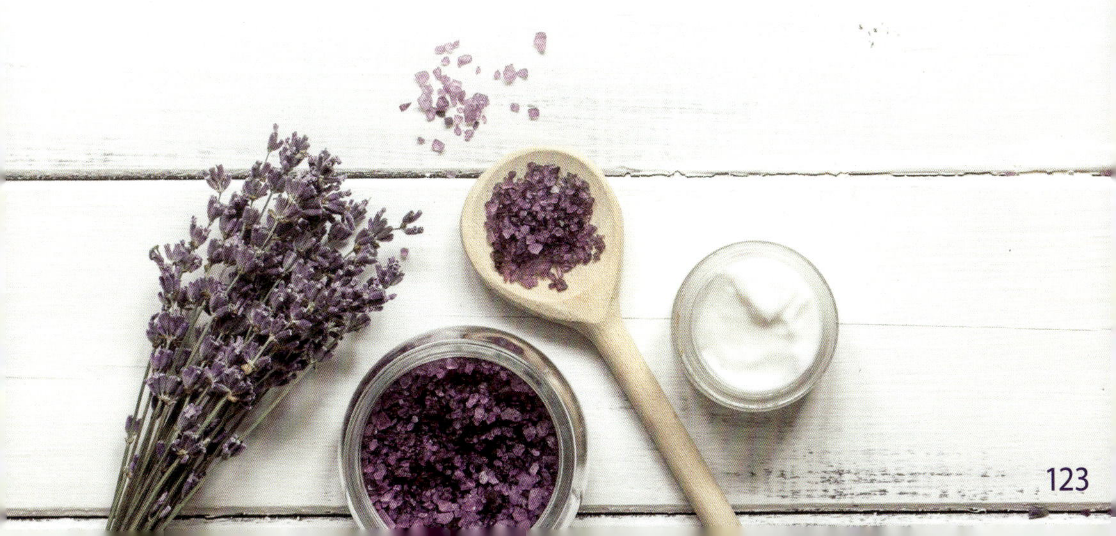

ÄTHERISCHE ÖLE holistisch betrachtet – ein Überblick

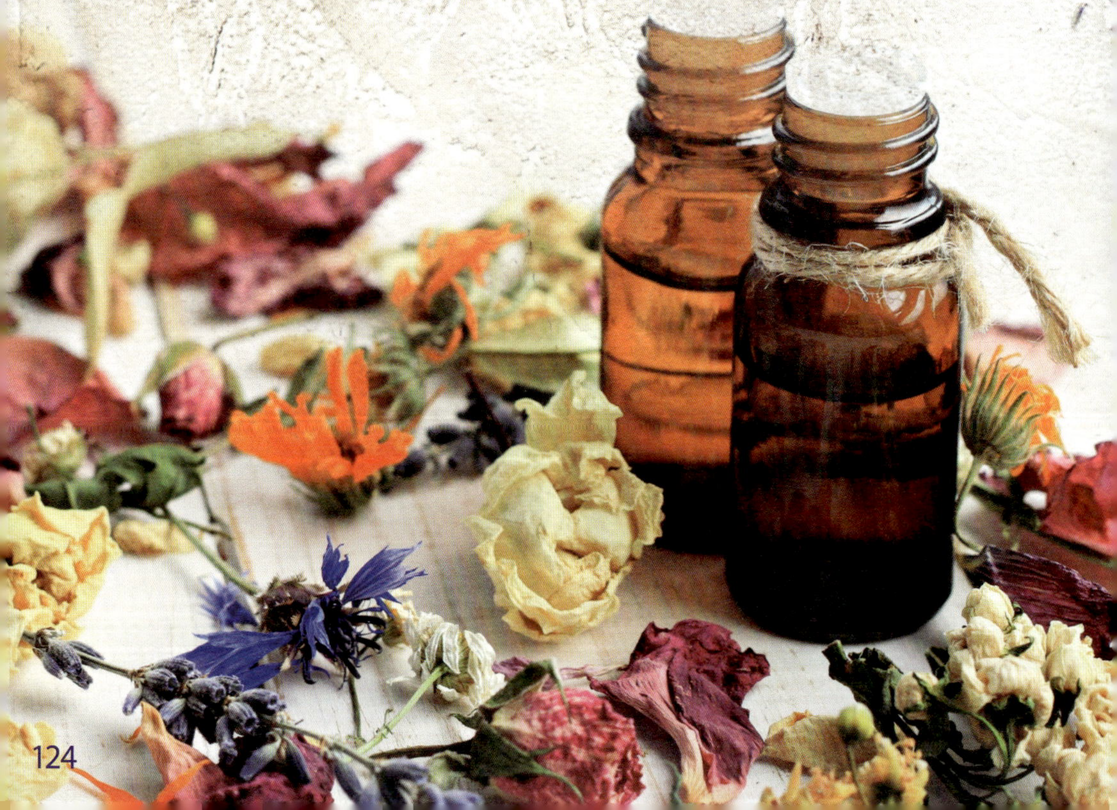

Wir möchten dir anhand der folgenden Öle beispielhaft zeigen, wie vielschichtig ein einzelnes ätherisches Öl sein kann, welche Wirkkräfte, energetischen Aspekte und holistischen Bedeutungen es haben kann und welche Erfahrungen wir als Mensch mit diesen Lebenskraft spendenden Ölen machen können. Wir haben dazu Öle ausgewählt, mit denen wir besondere Erfahrungen gemacht haben.

Uns ist bewusst, dass all das, was wir hier darlegen, nur ein winziger Aspekt dessen sein kann, was wir Menschen noch in der Forschung zu den Ölen zutage fördern werden, aber auch geistig wahrzunehmen vermögen. Deshalb appellieren wir an deine intuitiven Fähigkeiten. Verbinde dich mit einem Öl, einer Pflanzenseele in der Tiefe und auf höchster Ebene, und nimm ihre Aura, ihre Lichtkraft sowie ihr einzigartiges Geschenk in Empfang.

Stimme dich vollkommen auf das jeweilige Öl ein, und halte deine ganz persönlichen Erlebnisse und Erfahrungen damit in einem persönlichen Notizbuch fest. In der Rubrik »Schattenaspekte« weisen wir auf mögliche Aspekte hin, die der Grund dafür sein können, wenn du ein Öl nicht magst. Es kann jedoch auch sein, dass du ein Öl durchaus magst und es vielfach anwenden möchtest, aber dabei die Balance vergisst.*

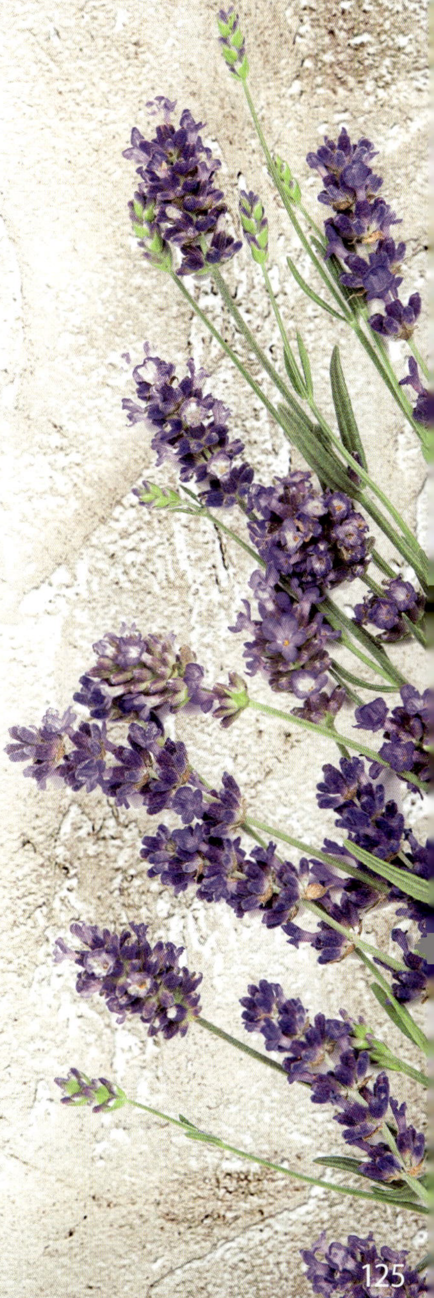

* Ein Beispiel dazu findest du unter »Pfefferminze« (ab S. 157). Eine ausbalancierte Persönlichkeit wird die Lebensrhythmen und Prinzipien achten und wertschätzen.

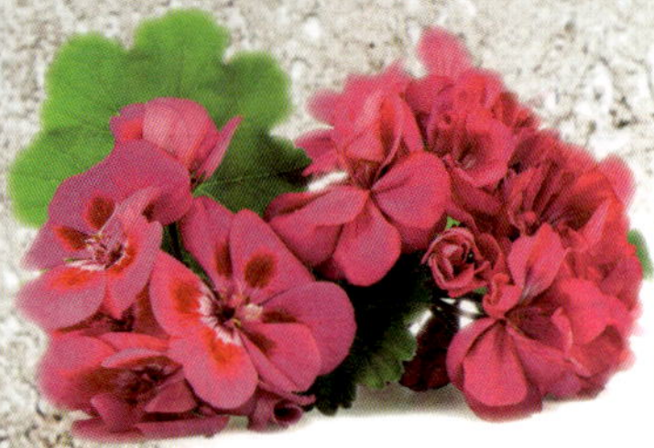

Geranie

(Pelargonium graveolens)

Intention:

»Ich kreiere mir ein freudvolles und liebevolles Leben, in dem ich mich selbst lieben und annehmen kann, wie ich bin.«

Themen:

Inspiration, Freude, Begeisterung Erschöpfungszustände, unterstützt die Leber, Kontaktöl, Beziehungsfähigkeit, Freundschaften, Selbstliebe, mütterliche Themen, Trauer, Verlassensein, Schutz

Anwendung:

- **Inhalation:** Bei der Geranie ist weniger mehr. Atme sie zu Beginn aus dem Deckel, dann atme über der Flasche ein und neben der Flasche aus. Ist das angenehm, dann schenke dir 1 Tropfen Öl, und genieße ihn mit allen Sinnen.
- **Beauty:** Geranie ist herrlich für Haut und Haar und unterstützt den Zyklus der Frau.

Emotionale Wirkung und Schattenaspekte:

Der Duft der Geranie berührt intensiv und lädt ein, loszulassen. Da, wo Contenance zu einem zu starren Konzept geführt hat, wo Haltung um jeden Preis bewahrt werden will, rührt er ans Gefühl. Diesen Geruch beschreiben einige als penetrant und andere als lieblich. Das Empfinden des Geruchs sagt viel darüber aus, wo du gerade im Leben stehst. Die Stärke des Dufts wird dich vielleicht erschrecken, sein durchdringender Appell lässt erst im zweiten Schritt die Zartheit der Geranie erkennen.

Wer weiter um Haltung ringt und sich Schwäche nicht erlauben will und kann, wird hier ernsthaft herausgefordert. Und so wird die Geranie für einige zum Prozessöl. Es kann sein, dass du zusätzliche Öle integrieren darfst, um der Angst vor zu starken Gefühlen zu begegnen. Im therapeutischen Kontext muss Sicherheit und Erdung gegeben sein, um alle Seelenanteile wieder integrieren zu können. Und wie bei allen anderen Ölen auch kann sich in der Ablehnung des Duftes auch ein Zuviel zeigen. Wenn Liebe dich erdrückt hat und du wenig Raum für dich selbst hattest, dann kann Geranie dich erneut überfordern.

Ist dieser Prozess durchlaufen, so wird ihr Duft dich liebevoll umarmen. Du findest Genuss in der Hingabe. Geranie steht für die Süße und Reife des Lebens. Ihre Stärke macht es dir leicht, loszulassen. Sie hält dich, trägt dich und tanzt mit dir.

Potenzialentfaltung:

Gerade Menschen, die es gewohnt sind, zu funktionieren und für andere ein Anker, ein Fels in der Brandung zu sein, erlauben es sich oft nicht, weich und verletzlich zu sein. Sie sind im Funktionsmodus. Wird dies zum Überlebensmodell, so befindet sich unser Gehirn dann möglicherweise dauerhaft in High-Beta-Zuständen, in denen wir von Ängsten, Sorgen, Grübelattacken geplagt sind. Es ist für unsere Gesundheit jedoch wichtig, auch in entspannte Zustände abzutauchen. Geranie kann hier ganz sanft helfen, Bewusstes und Unbewusstes zu erlösen.

Der Schmerz der Leber ist die Müdigkeit, heißt es. Die Leber tut nicht weh. Daher wird sie oft übersehen. Wenn du oft müde bist und dazu neigst, eher zu anregenden Essenzen zu greifen, um in deinen Mustern zu bleiben und die Stärke aufrechtzuerhalten, dann denke auch an deine Leber. Wenn emotionaler Stress lange anhält, dann macht sich irgendwann auch dein Immunsystem bemerkbar. Daher sind Mischungen, die befähigen, besser mit Stress umzugehen, so wichtig. Wenn diese Mischungen dann noch das Herz berühren und die Rückkehr zu Leichtigkeit und Lebensfreude beinhalten, wirst du darin oft auch Geranie finden. Und die Geranie kann helfen, aus der unbewussten Verleugnung von Wut oder Trauer hinauszugehen, den Widerstand aufzugeben, und zur Hingabe führen.

Nimm dir gern eine Flasche mit dem ätherischen Öl der Geranie, schnuppere erst am Deckel, und atme neben dem Deckel aus. Mache eine Pause, und spüre nach. Wenn das angenehm ist, dann atme über der Flasche ein und neben der Flasche aus. Diese Begegnung ist schon intensiver. Spüre nach. Wo berührt dich der Duft? Und dann gehe gern in den direkten Kontakt, schenke dir 1 Tropfen Öl. Aktiviere ihn sanft zwischen deinen Händen, und erfreue dich am intensiven Duft.

Du kannst auch sehr gern ein pflegendes Mandelöl dazunehmen und sanft deine Leber bis hoch zum Herzen massieren. Beginne vorne rechts am unteren Rippenbogen, und lasse deine Hände aufwärts streichend deinen Körper umrunden. Schließe die Vorderseite und die Rückseite deines Herzens mit ein. Stelle dir nun gern vor, wie deine Leber sich entspannt, und atme weich durch dein Herz aus und ein.

Solltest du das Öl nicht mögen, so kannst du es auch direkt auf die Reflexzone der Leber an deinem rechten Fuß auftragen. Oder so, wie Katja es im nachfolgenden Erfahrungsbericht beschreibt, auf beiden Fußsohlen. An unseren Füßen, Ohren und Handflächen bildet sich das gesamte Körpersystem ab. Es gibt übrigens an den Ohren einen Punkt für den Vater und einen für die Mutter. Jeden Tag können wir viel Spannendes entdecken, wenn wir offen und neugierig bleiben.

Vertraue immer deiner Intuition, lasse dir in der Begegnung mit Ölen Zeit, und notiere deine Erfahrungen.

Erfahrungsbericht:

Katja erzählt, wie sie den Weg zu den ätherischen Ölen gefunden und wie ihre tiefe und heilsame Transformation mit Geranie begonnen hat.

»Vor drei Jahren ist meine Mama im Alter von 58 Jahren viel zu früh gestorben. Sie hat uns Kinder sehr offen und fast schon spirituell erzogen. Ich war damals völlig im Trubel mit Arbeit, nebenberuflichem Studium, zwei Kindern, Mann und Haushalt. Meine Mama liebte es, mit reinen ätherischen Ölen zu arbeiten, und hat mich immer mal mit einem passenden Roll-on versorgt. Meine absoluten Favoriten waren damals Mischungen, die die Energie fördern, und Mischungen, die helfen können, mit Stress besser umzugehen. Beides absolut passend zu meinem Lebensstil: mit beiden Beinen fest auf dem Boden und für alle der Motor, der die Dinge am Laufen hält.

Meine Mutter war im Endeffekt nur vier Monate richtig krank und brauchte währenddessen Unterstützung durch meinen Vater, meine Schwester und mich. Hier verfiel ich noch mehr in den Alltagstrott, denn die Gewohnheiten und Verpflichtungen gaben mir Stabilität. Ich war für alle präsent und habe mit meiner Mutter bis zum letzten Tag einen regen Austausch über das Leben und den Tod geführt. Der Abschied war fast schon schön. Immer begleitet von ihren Erlebnissen rund um die alternative Medizin und ätherischen Öle verabschiedete sie uns mit der Aufgabe, alle weiterhin ein erfülltes Leben zu führen. Ich bin sicher, sie beobachtet uns von oben.

Mein Vater vererbte meiner Schwester und mir »den öligen Schatz«. Wir teilten intuitiv die Essenzen auf und begannen, uns damit zu beschäftigen. Dank einer lieben Bekannten, die ich von früher kannte und die auch mit ätherischen Ölen arbeitete, bekam ich einige Informationen. Das ganze folgende Jahr verbrachte ich im Hamsterrad. Als Folge bekam ich das erste Mal im Leben Herpes, und er wollte einfach nicht mehr weggehen. Wenn er gerade besiegt zu sein schien, kam er kurze Zeit später wieder. Als mein Vater dann nach einem Jahr eine neue Freundin hatte (was sich meine Mutter sehr gewünscht hatte), war ich einfach überfordert.

Durch mehrere ›Zufälle‹ wurde ich auf ein Öle-Seminar geführt, und dort empfahl mir eine Teilnehmerin für meinen Herpes, die Pflanzenseele der Geranie zu ergründen und mich mit der Thematik, die sie mit sich bringt, intensiver zu beschäftigen. Sofort rümpfte ich die Nase, denn Geranie war für mich ein absolutes ›Stinköl‹. Doch wie ich weiß, gibt es keine Zufälle, und deshalb suche ich in so einer Situation direkt den Grund, warum mir dieses oder jenes gerade passiert. So kam

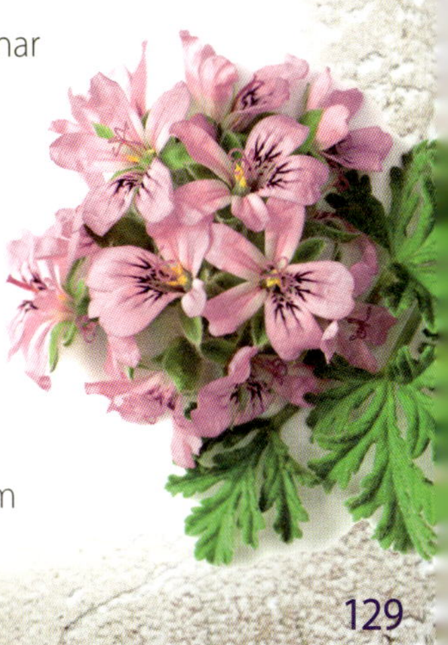

mir die Erkenntnis, dass Geranie das Öl für Trauer und Wut ist. Es hilft unter anderem bei der Entgiftung der Leber (des Zentrums für Trauer und Wut).

Allem Widerstand meines Geruchssinns zum Trotz bestellte ich das Öl. Ich trug es ca. 30 Tage lang täglich auf meine Fußsohlen auf. Anfangs tagsüber (da steckten die Füße in den Schuhen) und später dann nachts. Ich führte außerdem Tagebuch. Hier erkannte ich im Nachgang eine tatsächliche Veränderung. Nicht nur, dass ich das Öl nach und nach riechen konnte, ohne Übelkeit zu verspüren, ich kam mir und meiner eigenen Seele auch immer mehr auf die Spur. Ich verarbeitete die Trauer und alte Erlebnisse auf meine ganz eigene Art. Auf der Zielgeraden buchte ich eine spirituelle Familienaufstellung, und diese war dann der Schlüssel, der in das vorher geformte Schloss passte. Alles um mich herum kam auf einmal in geordnete Bahnen. Ich durchbrach das Hamsterrad, fuhr für sechs Wochen zur Kur, verabschiedete mich ohne Reue von meinem technischen Studium (da sich meine Rahmenbedingungen völlig verschoben hatten) und freute mich auf einmal über den neuen Start meines Vaters. Ich konnte loslassen. Auf meine Art.

Die Verbindung zu meiner Mutter besteht weiterhin. Die kann nicht getrennt werden. Ich bin ihr unendlich dankbar für die Einführung in die unendlichen Weiten der gesunden Lebensweise rund um ätherische Öle. Mittlerweile kann ich Geranie gut riechen. Ich liebe nun auch Mischungen, in denen sie enthalten ist, während ich zuvor blumige Mischungen zum Thema Lebensfreude, in denen sie vorkam, gar nicht leiden konnte. Außerdem habe ich bewusst den Weg gewählt, anderen Menschen die Arbeit mit ätherischen Ölen näherzubringen.«

Notiere deine persönlichen Erfahrungen.

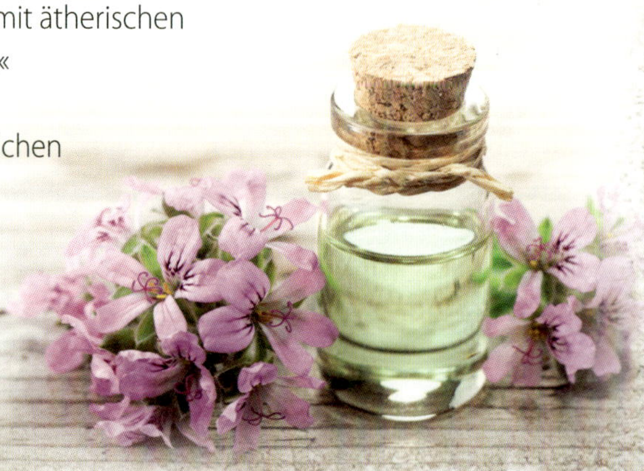

Heiliges Sandelholz

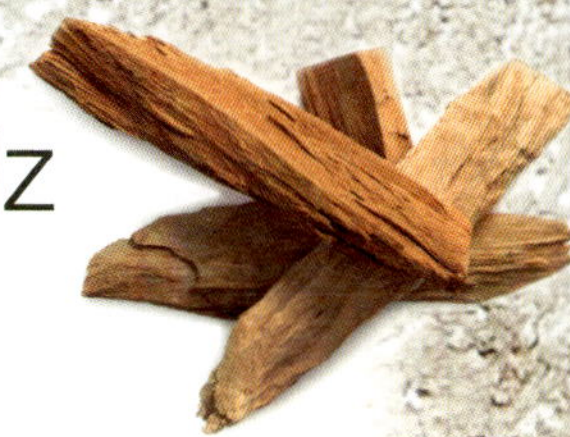

(Santalum album)

Intention:

»Mein Geist ist der Geist des großen Ganzen. Frei, ewig, weise und hingebungsvoll.«

Themen:

Spiritualität, Gleichgewicht von Körper, Geist und Seele, Chakraausgleich, Erleuchtung, außersinnliche Fähigkeiten, Ahnenlinien wahrnehmen, Höheres Selbst, Weisheit, Stabilisation, Ruhe und Erdung, Meditation, Kundalini-Energie

Sinnlich und balsamisch umschmeichelt dich eines der kostbarsten und zugleich spirituellsten Öle. Es ist das Sandelholzöl, das bereits in den alten vedischen Schriften aus dem 5. Jahrhundert v. Chr. beschrieben wurde. Es hilft, die spirituelle Praxis zu vertiefen und das Dritte Auge zu öffnen. Sandelholz ist reich an Sesquiterpenen und kann somit das Nervensystem effektiv entspannen und deine Zirbeldrüse stimulieren. Ihm wird nachgesagt, negative Programme aus deinen Zellen lösen zu können. Wir finden, reines Sandelholzöl ist definitiv Gold wert. Je nachdem, wo die Bäume wachsen, bringen sie andere Energie mit sich.

Anwendung:

- **Inhalation:** Sandelholz ist bestens für die Meditation und innere Einkehr geeignet. Es verhilft zudem zu einem tiefen Schlaf.
- **Beauty:** Sandelholz ist herrlich hautpflegend und lässt so manche Sorgenfalte sanft verschwinden. Ebenso fabelhaft wirkt es auf Haut und Haar.
- **Massage:** Gib Sandelholz auf deine Chakras, und genieße den Prozess der Harmonisierung. Eine sinnliche Massage mit Sandelholz kann die Libido wecken. Es wirkt aphrodisierend. Sandelholz kann dir auch helfen, bewusst deine heilige Sexualität zu leben.

- **Tipp:** Trage eine Sandelholz-Mala (Gebetskette), und gib immer wieder einen frischen Tropfen Sandelholz darauf. Du kannst so Perle für Perle salben, wenn du deine Mantras sprichst oder dich einfach so erden und beruhigen möchtest. Im Alltag trägst du auf diese Weise deinen Duftanker als Reminder direkt bei dir.

Emotionale Wirkung:

Der Duft des Sandelholzes gilt als Duft der Erleuchtung. Das hat zum einen mit seinem positiven Effekt auf die Kundalini-Energie zu tun, aber auch mit der inneren Ausrichtung auf die universelle Liebe, die Sandelholz bewirkt. Es hat einen Bezug zum Wurzelchakra, von wo es über das Sakralchakra bis ins achte Chakra hinaufsteigt. Durch das kraftvolle Aufsteigen werden Blockaden beseitigt, und die Energie kann frei fließen. Aber auch dem Dritten Auge kommt eine besondere Bedeutung zu. Hier wird Sandelholz oft aufgetragen.

Was das Sandelholz auszeichnet, ist seine Fähigkeit, chaotische Strukturen zu ordnen. Es stellt wieder eine Grundharmonie her. Wir kommen in die Ruhe, sind dadurch zentrierter und können besser wahrnehmen. In dieser ruhigen Präsenz haben wir einen besseren Zugang zu den feinstofflichen Dimensionen. Unsere Intuition ist geschärft, und wir sind zugleich gut geerdet.

Schattenaspekte:

Menschen, die zu Aggression und Egoismus neigen, könnten diesen Duft als zu esoterisch und weltfremd empfinden. Sandelholz führt dich in höhere Bewusstseinsebenen und hilft dir, dich von falschen Anhaftungen zu befreien.

Potenzialentfaltung:

Wenn du dazu neigst, dir zu viele Gedanken zu machen, du ungeduldig im Zuhören bist, dich erschöpft und überfordert fühlst, vielleicht sogar zu Wut neigst, dann ist es Zeit für eine Begegnung mit dem Sandelholz. Es ist ein herrliches Öl für Verständnis und Mitgefühl dir

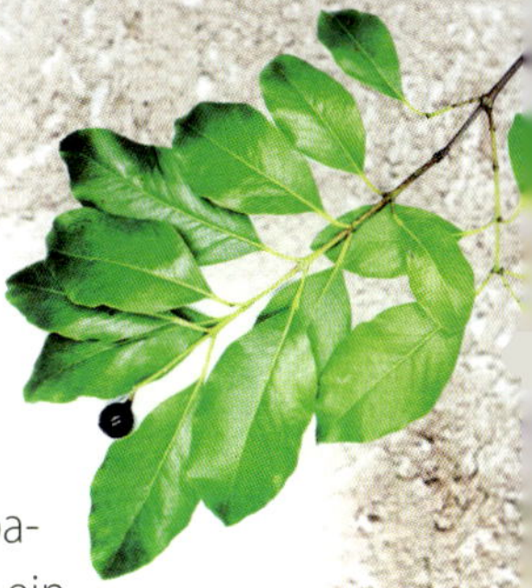

selbst und deiner Umwelt gegenüber. Stille Gewissheit, dass alles gut wird, breitet sich aus. Du wirst auf diese Art viel besser auf deine und die Bedürfnisse der Menschen in deinem Umfeld eingehen können. Je empathischer wir sind, desto besser hören wir hin und haben ein tiefes Verständnis für alles, was ist.

Erfahrungsbericht:

»Der Besuch der Sandelholz-Destillerie in Albany, Australien, war definitiv eines der Highlights unserer Reise. Direkt vor Ort zu sein, fördert noch einmal ein völlig anderes Verständnis für die Qualitäten der Pflanzen, mit deren Essenzen wir arbeiten. Zudem hatten wir die Möglichkeit, das Pflanzenwesen in Verbindung mit einem Gong-Konzert noch tiefer in uns aufzunehmen. Der Duft von Sandelholz wird für mich für immer mit der sengenden Hitze Australiens verbunden sein und transportiert mich in Sekundenschnelle zurück in die Gemeinschaft guter Freunde, die sich gemeinsam auf den Weg machen, die Welt der (Heil-) Pflanzen zu entdecken.« *Nora*

Notiere deine persönlichen Erfahrungen.

Innenweltreise:

Holistic Clearing – die Verletzungen der Vergangenheit klären

Für dieses Clearing trage 1–2 Tropfen Sandelholz auf dein Drittes Auge auf, und verreibe sie sanft. Anschließend beginne …

Schließe deine Augen, und gib deinem Körper das Signal, loszulassen, indem du dreimal tief ein- und langsam, jedoch kraftvoll ausatmest. So signalisierst du auch deinem Geist, dass du zur Ruhe kommen willst … Einatmen und ausatmen … Einatmen und ausatmen … Lasse dir Zeit, zu fühlen und wahrzunehmen, was in deinem Innersten geschieht.

Fühle, wer du wirklich bist … Du bist nicht irgendein kleines Ich in dieser Welt, du bist ein großes Ich, das bereits viele Leben gelebt hat. Du bist weise und voller Wissen. Kannst du erahnen, welche unglaubliche Schönheit deine Seele besitzt?

Und während du atmest, erlaube dir, dich immer tiefer und tiefer zu entspannen …

Denke nun an die vergangenen Monate, fühle dich noch einmal ein. Und beobachte, wie dein Körper reagiert. Prüfe, ob es Bereiche in deinem Körper gibt, die sich eng oder bedrückt anfühlen. Prüfe auch, welche Gefühle sich dir offenbaren, welche Gedanken durch deinen Kopf wandern.

Stelle deinem Inneren folgende Fragen, die du rein aus dem Gefühl für dich beantwortest:

- Ist das, was du wahrnimmst, noch deines oder etwas, was du für jemanden aus Liebe trägst?
- Ist das, was du wahrnimmst, deine absolute Wahrheit – dein Kern?
- Wenn es für dich etwas aus dieser Wahrnehmung zu lernen gilt, was wäre es?

Atme dreimal tief ein, und puste kraftvoll aus … Und so atmest du sanft weiter ein und aus. Während du jetzt gleich ankommen kannst … an einem inneren Ort. Einer Wiese, einem Zimmer oder einem Strand. Einem Ort, der dir vielleicht sehr vertraut erscheint. Atme dich ganz hinein – komme an …

Lasse dich an deinem inneren Ort zum Durchgang in die Unterwelt führen – an dem du gleich ankommen wirst … JETZT… Und angekommen in diesem deinem inneren Ort, sprich nun innerlich dreimal folgenden Satz: »Ich bin bereit, mich meinen Verletzungen und meinen Lernerfahrungen aus den vergangenen Monaten zu stellen.«

Und du lässt dich nun ganz führen und schaust, was in der inneren Welt erscheint, an welchem Ort du dich befinden wirst, welche Gefühle du wahrnimmst. Alles ist richtig und hat seinen tieferen Sinn.

Bitte atme dreimal tief ein und aus, und wenn du nun ausatmest, sei bereit, deinen tiefsten Urschmerz, deine tiefste Urverletzung aus diesem Jahr auftauchen zu lassen. Und atmen …

Was hat dich zutiefst verletzt? Worin lag deine größte Angst? Was bedauerst du am meisten in diesem Jahr? Wer hat dir wehgetan? In welcher Situation wurdest du alleingelassen? Wie hast du deine Zeit nutzen können? Wann wolltest du einfach fort von dieser Welt? Wobei hast du dir selbst nicht vertrauen können?

Lasse dich ganz ein, stelle es dir einfach vor … verbinde dich nun ganz mit diesen Verletzungen oder auch einfach nur mit Lernerfahrungen, indem du mutig bist. Atme und verbinde dich …

Vielleicht erscheint jetzt dein verletztes inneres Selbst, dein von Schmerz erfülltes Inneres Kind oder ein anderer Anteil, damit du es/ihn endlich siehst. Und atmen …

Lege für einen Moment deine Handflächen auf die Mitte deiner Brust. Lasse die folgenden Worte tief in dein System fließen:

»Ich verzeihe mir für das, was war, und das, was ich kreiert habe, und weiß heute, dass all das stets zu meinem Besten war. Dass ich dadurch die Erfahrungen machen durfte, die mich wachsen ließen …

Ich verzeihe jenen Menschen, denen ich bewusst und unbewusst die Erlaubnis gab, mich in irgendeiner Form zu verletzen oder meine Grenzen zu übersehen. Ich verzeihe auch mir, dass ich all dies selbst erschaffen und auf die Bühne meines Leben projiziert habe.

Ich übe mich in Dankbarkeit und bedingungsfreier Liebe für das, was war, was ist und was je sein wird und durch mich entsteht. Ich wähle eine Haltung der Vergebung und Freiheit – mir selbst und auch anderen gegenüber …

Ich löse jetzt jegliche Angst, Verletzungen, Zorn, Hass und Unfrieden aus meinem Zellgedächtnis … Ich löse das Gefühl von ›Ich kann nicht, ich bin wertlos, und ich bin nicht liebenswert‹ … all das löse ich aus meiner Ahnenlinie, aus allen Zeiten, Dimensionen und Inkarnationen. Jetzt. (ATMEN …)

JETZT. JETZT. Danke!«

Spüre, wie sich eine goldene Kugel unter deinen Handflächen bildet. Diese Kugel besteht aus reinster Liebe und uralter Weisheit, die im Raum deines Herzens seit Urzeiten existiert. Konzentriere dich ganz auf diese Kugel, und lasse zu, dass sie größer wird. Atme hinein, und lasse sie größer werden …

Spüre die Liebe, die aus deinem Herzen strömt und dich mit allem verbindet, was war, was ist und was sein wird. Diese Liebe ist ein wichtiger und untrennbarer Teil von dir. Das Licht der Liebe ist der Segen deiner Wurzeln, deiner Gegenwart und dessen, was du bereit bist, zu erschaffen. Dehne diese Liebe aus. Immer weiter.

Nun reibe deine Handflächen aneinander, während du ganz im innigen Gefühl dessen bleibst, was du wahrnimmst, und rieche am Sandelholz.

Und so kannst du nach und nach in den Moment zurückkehren und deinen Körper immer mehr wahrnehmen. Lasse dir Zeit. Bringe Bewegung in deinen Körper, und spüre, wie du ganz eins bist mit den Erfahrungen und dem Hier und Jetzt.

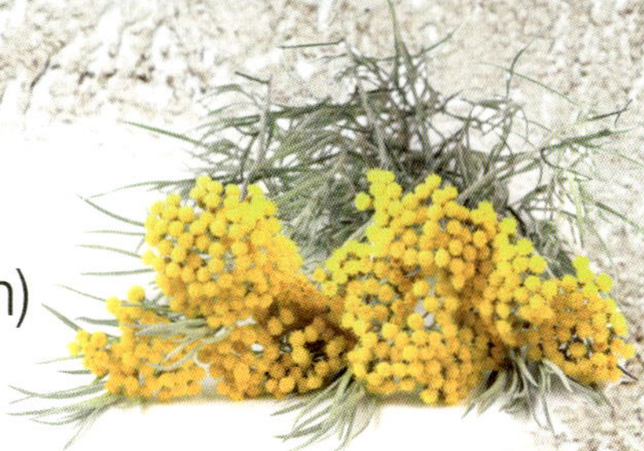

Immortelle

(Helichrysum italicum)

Intention:

»Meine innere Welt zeigt sich in der äußeren Welt.«

Themen:

Traumaöl, Sonnenenergie, erleichtert den Heilungsprozess durch verstärkte Bewusstwerdung, Jungbrunnen, die Unsterbliche, schafft Vergebung, Verleugnung der Feinfühligkeit, Herzöffnung

Anwendung:

- **Inhalation:** Nimm dir Zeit für die Immortelle. Achte auf Bilder und Emotionen.
- **Beauty:** Die Immortelle wird als Jungbrunnen, als Unsterbliche bezeichnet. Sie kann daher die ursprüngliche Frische deiner DNA zurückbringen.
- **Bad:** Genieße die heilsame Wärme dieser sonnenreichen Pflanze.
- **Massage:** Deine Gelenke werden ihre helle Freude haben. Da, wo die Immortelle seelische Wunden heilend unterstützen kann, freut sich ebenso die Haut an diesen heilsamen Streicheleinheiten.
- **Tipp:** In Kombination mit Rose ist die Immortelle herrlich heilsam und tröstend. Mit Weihrauch macht sie uns unsterblich, sagt man.

Emotionale Wirkung:

Die Immortelle wächst in kargen Gebieten, oftmals auch auf steinigen Böden. Sie braucht in erster Linie viel Sonne und somit Wärme. Diese Wärme speichert sich im Kalkgestein und wird auch nachts über den Boden an die Pflanze abgegeben. Damit sind wir bei einem großen emotionalen Thema dieses Öls: Es durchdringt auch Themen, die zu Kälte oder auch Härte in dir geführt haben. Möglicherweise sogar gegen dich selbst, denn jede Abspaltung, jedes Herausfallen aus der Liebe ist ein Angriff gegen uns selbst. Und so bringt sie ans Licht, was längst umarmt und integriert werden möchte.

Im Laufe deines Erdenlebens wird es vielleicht Phasen geben, wo du das Gefühl hast, dein Weg ist, ähnlich dem Boden, auf dem die Immortelle wächst, steinig und schwer. Wenn es besonders rau zugeht, erleiden einige Menschen auch Traumata. Sich auch in den dunklen Stunden des Lebens als himmlisch-geistiges Wesen zu erleben, kann herausfordernd sein. In diesen Zeiten der Prüfung kann die Immortelle eine große Heilerin und wärmende Begleitung sein. Ihr sanftes Wesen kann deine feinstofflichen Körper nähren und dich auf dein Heilsein einstimmen. Mit der Immortelle ist es dir möglich, dich auf eine Metaebene zu begeben und hier durch die Erweiterung des Bewusstseins für Vergebung bereit zu werden. Bedenke, du allein entscheidest, wann du vergibst. Vergebung bedeutet nie, eine Tat gutzuheißen. Es bedeutet, bereit zu sein, den anderen loszulassen. Das setzt viel gebundene Energie frei. Das betrifft auch Ereignisse. Vergebung ist der Weg zurück in die höhere Dimension unserer Freiheit.

Die Immortelle, die Unsterbliche, wird dich sanft leiten. Dieser Prozess ist wie eine Rückverbindung in die göttliche Einheit. Auch wenn die Immortelle als Pflanze abgeschnitten wird, bleibt die Farbe ihrer gelben Blüten lange erhalten, und sie geben auch nach Jahren der Trocknung noch ihren unverwechselbaren Duft ab.

Schattenaspekte:

Ohne Zweifel gehört der Duft der Immortelle zu den Düften, mit denen sich einige Menschen schwertun. Es braucht Zeit für die Immortelle. Wer sich hier in der Hingabe übt, wird Wandlung erfahren. Kopflastige Menschen, die rational durchs Leben gehen, Menschen, die innere Verhärtungen haben, die vielleicht sogar verhärmt sind, werden den Duft der Immortelle möglicherweise als zu schwer empfinden. Dann sind sie fern des Lebensprinzips der Immortelle. Ihr Herz darf sich wieder mehr erwärmen für die Freuden des Lebens.

Potenzialentfaltung:

Wer sich dem Wesen der Immortelle nah fühlt, ist möglicherweise achtsam begleitend als liebevolle/-r Therapeut/-in mit viel Weisheit und Güte tätig. Oder es sind Menschen, die ihren Weg der Heilung schon bewusst gegangen sind. Weise alte Menschen, die viel Liebe ausstrahlen, deren Augen blitzen und deren Hände warm sind.

Die Immortelle führt über das Herz zurück in die Erdung. Sie ist somit auch ein gutes Öl dafür, ganz in sich anzukommen und sich von hier aus wieder auf die geistigen Ebenen einzuschwingen. Da sich viele unserer menschlichen Zellen immer wieder regenerieren, manche sogar ein Leben lang, sind wir im Grunde unsterblich. Es heißt, wir sterben mitunter nicht am Alter, sondern eher an gebrochenem Herzen. Daher hole so gut wie möglich unerlöste Dinge ans Licht, und nimm sie liebevoll an. Manchmal braucht es dafür professionelle Begleitung.

Erfahrungsbericht:

»Vor einigen Jahren hatte ich die Möglichkeit, Immortelle auf einer Farm in Kroatien zu pflanzen und mich mit all den Gegebenheiten, die sie benötigt, um gut zu gedeihen, zu beschäftigen. Es war ein großes Glück, als ich einige Zeit später erneut eingeladen wurde, um mittlerweile ausreichend große Pflanzen zu ernten und zu destillieren. Ich hatte auch schon in Frankreich Lavendel geerntet und destilliert, aber der Prozess der Destillation der Immortelle war auf der emotionalen Ebene für alle Beteiligten tiefgehender. Seitdem ist die Immortelle für mich wahrlich lichtvolles flüssiges Gold in der Flasche. Ihr Name hält, was er verspricht. Schon allein die Menge an Pflanzenmaterial, die benötigt wird, um ihr Öl zu gewinnen, zeigt auf, wie kostbar dieses reine ätherische Öl ist. Sie ist ihren Preis definitiv wert.«
Corinna

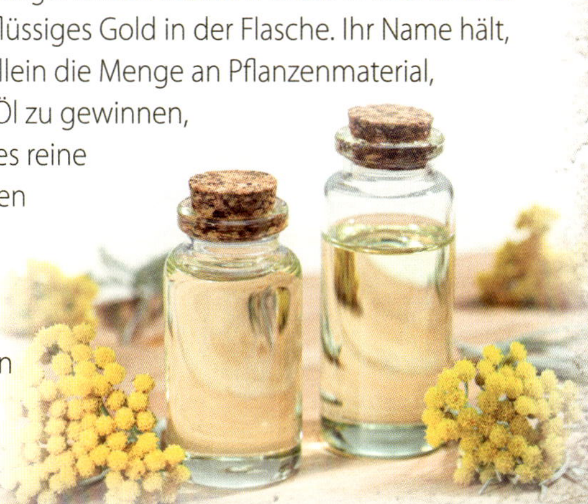

Notiere deine persönlichen Erfahrungen.

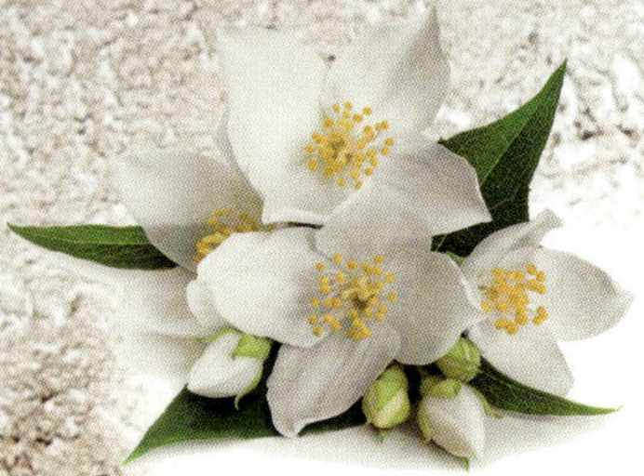

Jasmin

(Jasminum officinale)

Intention:

»Ich begrüße Liebe, emotionale Ausgeglichenheit und Sinnlichkeit in mir und auch in anderen Menschen.«

Themen:

Herzöffnung, Verkrustungen ums Herz lösen, Verführung, Sinnlichkeit, Betörung, Verspieltheit, Eigenverantwortung und Bewusstsein für das eigene Wirken

Wer das ätherische Öl von Jasmin gewinnen möchte, tut gut daran, noch vor Sonnenaufgang die kostbaren Blüten sorgfältig per Hand zu ernten. Sobald die Sonne aufgeht, beginnt sie, ihren Duft zu verströmen. Was Jasmin in der Gewinnung auszeichnet, ist, dass das Öl durch Lösungsmittel-Extraktion gewonnen wird. Es ist somit ein »Absolue«. Du erkennst schon in der komplexen Gewinnung seine Exklusivität.

Anwendung:

- **Inhalation:** Führe Jasmin vor dein Herz. Atme den herrlichen Duft sanft direkt aus der Flasche ein, und atme neben der Flasche aus. Du kannst es auch zunächst aus einiger Entfernung oder nur aus dem Deckel wahrnehmen. Dieser zarte Auftakt für euren gemeinsamen Tanz wird dir mitunter mehr offenbaren. Er gestaltet sich wie das Umwerben einer schönen Dame.
- **Beauty:** Gib 1 oder 2 Tropfen in deine Feuchtigkeitscreme für weiche, strahlende Haut. Auch im Conditioner erfreut es die Sinne, wenn damit sanft die Kopfhaut massiert wird.
- **Bad:** Gib 6–8 Tropfen in dein Badewasser, und genieße das himmlische Aroma.
- **Massage:** Gib einige Tropfen in dein liebstes Hautpflegeöl, und entspanne mit einer sinnlichen Massage. Spüre, wie sich dein Liebes- und Lustempfinden dadurch verstärkt.

- **Parfüm:** Jasmin ist toll auf dem Herzen, den Handgelenken und im Haar. Es verströmt so sanft seinen Duft. Du kannst es mit allen blumigen Düften gut mischen. Probiere es jedoch auch einmal mit Zedern- oder Sandelholz. In dieser Kombination wird es dich sicher tief erfüllen.
- **Tipp:** Jasmin unterstützt sanft den weiblichen Zyklus.

Emotionale Wirkung:

Jasmin, die Königin der Nacht, betört und ist zugleich verletzlich. Sie berührt tief unsere emotionalen Schichten. Aus diesem Grund kann es sein, dass du stark auf diesen intensiven Duft reagierst. Lies ggf. noch einmal in den Anwendungen nach, wie euer sanfter Tanz beginnen kann.

Schattenaspekte:

Empfinden wir den Duft von Jasmin als unangenehm, ist das ein Zeichen dafür, dass wir uns in unserer eigenen Sexualität nicht sicher fühlen, die weibliche Seite und Sinnlichkeit unterdrücken. Stelle dir vor, du gehst mit einem schönen Kleid durch die Straßen, und dir wird hinterhergepfiffen, du kannst diese Geste aber nicht annehmen … – möglicherweise traust du dich gar nicht erst, im Kleid hinauszugehen. Hier zeigt sich die Angst vor Übergriffen, die aber darin begründet liegt, dass dir das Vertrauen fehlt, deine eigenen Grenzen zu setzen, aber auch die Angst vor Angriffen aufgrund von Neid und die Angst, von anderen als Konkurrenz wahrgenommen zu werden. Jasmin stärkt den Selbstwert, um damit umgehen zu können, und kann gut mit Myrte kombiniert werden. Hinterfrage deine Glaubenssätze.

Potenzialentfaltung:

Jasmin ist schön für sich. Ihr warmer und exotischer Duft wirkt verführerisch, und sie ist sich ihres Ausdrucks bewusst. Daher kann ein Sich-auf-Jasmin-Einlassen dein Selbstbewusstsein stärken und deine gesunde Weiblichkeit strahlend zum Ausdruck bringen. Mitunter gibt es zuvor einiges zu heilen. Sanft durchschreitet sie deine inneren Räume. Das macht die Begegnung so kostbar. Du bist in dir selbst gestärkt, fühlst dich gut verwurzelt und kannst dein Sexualzentrum als heiligen Ort wieder vollständig bewohnen. Darüber hinaus ist Jasmin fantastisch für das Nervenkostüm. Wenn du dazu neigst, ängstlich zu sein, wird sie dir helfen, in die Entspannung zu kommen. So, wie dich Jasmin am Tag beleben und aufmuntern kann, so kann sie dich am Abend dabei unterstützen, vertrauensvoll in einen erholsamen Schlaf zu gleiten.

Erfahrungsbericht:

»Im letzten Jahr, als mein Leben aus der Bahn geraten war und ich mit persönlichen Herausforderungen konfrontiert wurde, auf die ich nicht vorbereitet war, war Jasmin mein seelisches Notfallöl. Gelesen hatte ich bisher schon viel über die Eigenschaften dieses Blütenöls, war aber anfangs skeptisch, ob es bei mir ebenfalls etwas bewirkt. Ich öffnete das Fläschchen und nahm den feinen Duft wahr. Er war so betörend, dass meine Niedergeschlagenheit auf einmal wie weggeblasen war. Ich erlebte ein Gefühl von völliger Zufriedenheit, innerer Gelassenheit, und zum ersten Mal waren meine ›Probleme‹ nicht mehr präsent. Jasmin öffnet das Herz, hilft, alte Anhaftungen zu lösen, und kann auf der Seelenebene tiefgreifende Veränderungen bewirken. Erinnerungen, Prägungen und Traumata, die wir in unser Herz genommen und uns zu eigen gemacht haben, können mit Jasmin angeschaut und sanft gelöst werden. Wie oft hadern wir mit uns selbst und mit unserem Dasein, stellen Dinge und uns selbst infrage? Jasmin schenkt uns wieder Vertrauen und die Zuversicht, die es braucht, den nächsten Schritt zu gehen und einen anderen Blick auf das Leben zu bekommen.

Wenn du mit Jasmin arbeitest, trage 1–2 Tropfen Jasminöl großflächig auf dein Herz auf, und inhaliere den Duft aus den Handflächen. Schließe dabei die Augen, und spüre, wie mit jedem Atemzug alte Anhaftungen von deinem Herzen gehen. Dieses kleine Ritual kannst du immer wieder machen, wenn Gefühle der Traurigkeit in dir hochkommen.«
Andre

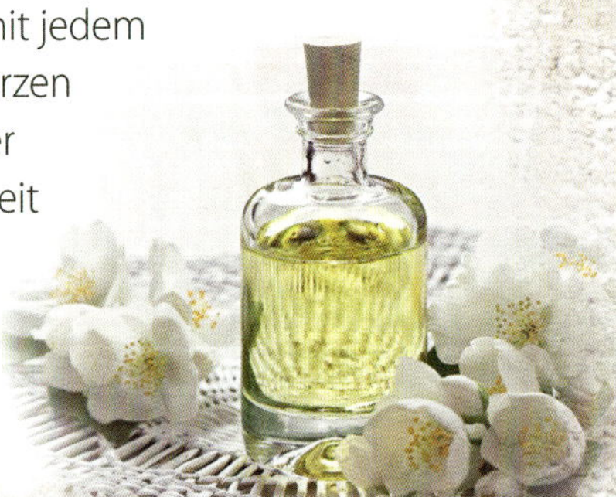

Notiere deine persönlichen Erfahrungen.

Kardamom

(Elettaria cardamomum)

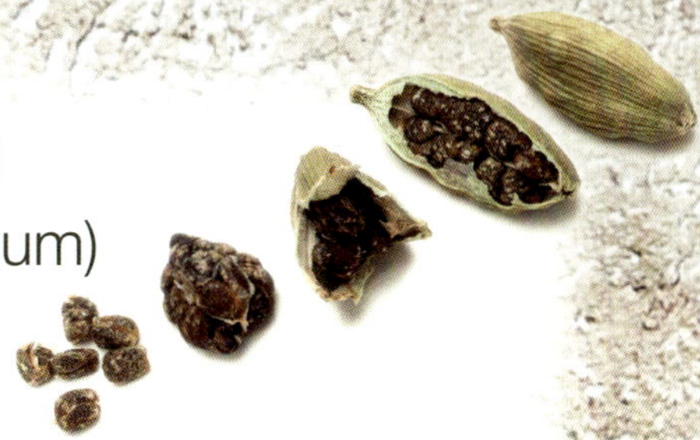

Intention:

»Meine Freude ist meine größte Inspiration, die mich führt und leitet.«

Themen:

Inspiration, Freude, Begeisterung, Erschöpfungszustände, unterstützt die gesunde Verdauung

Die üppigen, immergrünen Waldregionen im Süden Indiens sind die Heimat des Kardamoms. Als eine alte Heil-, Gewürz- und Liebespflanze wird er dort seit Langem verehrt. Sein Duft kann uns unmittelbar in das antike orientalische Leben entführen. Es ist wie eine Duftreise in Tausendundeine Nacht. Bunte Farben und Basare mit vielen Gewürzen in allen Farben. Wer Gewürze liebt und gern kocht, wird ihn demnach auch in der Küche haben. Als ätherisches Öl kann er hier zusätzlich aromatische Impulse bringen.

Anwendung:

- **Inhalation:** Atme sanft den inspirierenden Duft ein. Kardamom eignet sich wunderbar in Mischungen, die die gesunde Atmung stärken und zum Wohlgefühl auf der Brust beitragen.
- **Küche:** Kardamom eignet sich als aromatische Begleitung in Kaffee und Tee, erfrischt in Smoothies, Salatdressings und frischen Säften und verfeinert deine liebsten Gerichte.
- **Massage:** Möglicherweise spürst du die aphrodisierende Wirkung in einer Mischung mit Ylang-Ylang, Jasmin und anderen Blütenölen. Probiere es aus.
- **Bad:** Gib einige Tropfen Kardamom mit Myrrhe, Ylang-Ylang, Sandelholz und Sahne ins warme Wasser.

Emotionale Wirkung:

Wie eine gute Nachricht ereilt uns der Duft von Kardamom. Zitronig frisch, würzig leicht und belebend erfreut uns sein Duftwesen. Kardamom hat ähnlich wie Zitrone eine hohe Akzeptanz und eignet sich daher gut für den Einstieg ins aromatische Vergnügen der Aromakunde. Wenn du erschöpft bist und Angst hast, den Erwartungen des Lebens nicht gerecht werden zu können, kann Kardamom dich feurig und klar von innen heraus kräftigen. Bei zu hohen Erwartungen an dich selbst und der Angst, zu scheitern, wird Kardamom dir helfen, zielgerichtet und fokussiert Schritt für Schritt voranzugehen. Er regt die gesunde Dopamin- und Serotoninproduktion an und hilft dir somit, dein seelisches Gleichgewicht wiederzufinden.

Die Liebe zur Flexibilität und das feurige Element verbinden ihn mit der Pfefferminze. Wenn du Freude, Feuer, Licht und Klarheit suchst, kannst du ihn auch in Kombination mit Zitrone und Pfefferminze versuchen. Zudem unterstützt er deine Verdauung. Etwas verdauen zu müssen, macht oft müde. Das kann sich auch emotional zeigen, wenn du von äußeren Umständen erschöpft bist und es dir an frischem Schwung fehlt. Da ist es schön, zu wissen, was das Feuer der Verdauung anregen kann. Wenn du auf der Suche nach Inspiration und Motivation bist, ist Kardamom einen Versuch wert.

Frage zur Reflexion:

- Wo und auf welche Weise kannst du die Flexibilität und das feurig leichte Element des Kardamom in dein Leben integrieren?

Schattenaspekte:

Wenn dir Kardamom buchstäblich stinkt, kann dies bedeuten, dass sich alles, was in dir durch den Duft bewegt werden möchte, weigert, flexibel zu reagieren, und dir dadurch einfach übel wird. Möglicherweise hältst du gern an Dingen und Situationen fest und merkst nicht, wie erschöpfend diese Starre ist. Nichts bewegt sich, dein Darm nicht, dein Gefühl nicht, dein Leben nicht. Diese Unbeweglichkeit macht dich so müde, dass du auch keine Kraft für Veränderung verspürst. Es fehlt dir an Feuer.

Potenzialentfaltung:

Kardamom kann dir helfen, deine inneren Fesseln zu sprengen und dein inneres Feuer und deine Leidenschaft wieder zu entfachen. Du kannst alte Schlacken und vergiftende Emotionen hinter dir lassen und Flexibilität und Lebensfreude neu entdecken. Kardamom gibt deinem Leben neue Würze. Es eignet sich hervorragend dazu, Menschen aus Widerständen zu befreien und die eigene Gefühlswelt wieder intensiver zu erleben.

Erfahrungsbericht:

Eines Tages sprach meine, Corinnas, innere Führung zu mir, dass es Zeit wäre, Öle zu der Schauspielerin, Sprecherin und Moderatorin Christina Holsten zu bringen. Ich kannte sie bis zu dem Zeitpunkt nicht persönlich. Und so fuhr ich morgens von Berlin nach Hamburg. Christina wusste gar nicht, wie ihr geschah, ließ sich jedoch ganz auf die Begegnung mit den Ölen ein. Dann schaute sie auf und sagte: »Ja, ich verstehe.« Als ich am Abend mit meinem Ölekoffer wieder zum Bahnhof ging, sprach eine innere Weisheit zu mir: »So haben wir das früher immer gemacht.« Wir sind salbende Frauen, Schwestern im Geiste und unterwegs im Dienst der Öle. Wenn du auf deine innere Stimme hörst, schreibt das Leben die schönsten Geschichten. Das erfreut auch deine Seele.

Im Erfahrungsbericht von Christina siehst du, wie es möglich ist, für das Wesen eines Öls ins Wirken zu gehen. Dazu ist es nötig, klar und harmonisch ausgerichtet zu sein:

»Ich atmete das Öl verrieben und aktiviert aus meinen Händen intensiv ein. Was dann passierte, versuche ich, wie folgt in den jeweiligen Phasen zu schildern: Ich bekam einen Zugang zur Essenz über die beiden Frontallappen meines Gehirns. Mein Brustbereich öffnete sich, da das Öl natürlicherweise in diesen Bereich intensiv einströmt. Ich erfuhr eine Öffnung, Reinigung, Klärung und besondere Tiefe als Raumqualität bei der

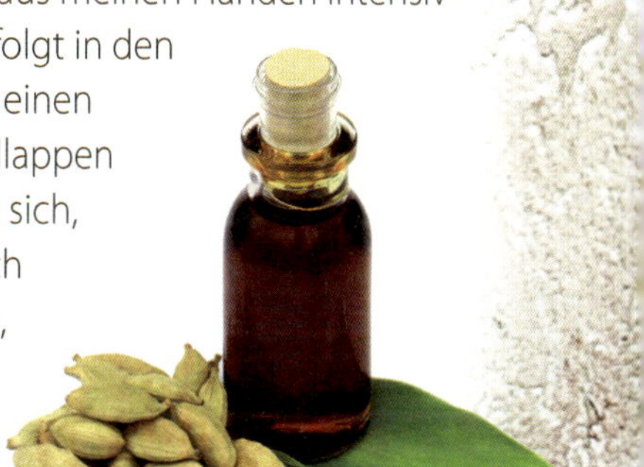

Meditation. Kardamom zeigte mir, dass es als Sender aus meinem Körper heraus wirkte, der in die Weiten der Universen, meinem nonpersonalen Bewusstsein als vollumfängliches und essenzielles Wesen folgend, meinen gewählten Fokus transportierte. Diese Chance nutzte ich freudig. In diesem Fall wählte ich Reinigung, Klärung, Erweiterung meines Wesens als Weisheit suchende Person mit ganzheitlichem Bewusstsein.

Ich vermute, dass diese Erfahrung der ausströmenden Sendefunktion mit meiner Ausstattung und meinem Dienstauftrag hier auf der Erde zusammenhängt, sodass ich nicht weiß, ob das zu generalisieren wäre. Das möge jeder für sich prüfen.

Dann folgte das Bild einer Prüfung der Bodenbeschaffenheit unter dem Wasser eines Sees an einem Steg. Das Wasser verstand ich als vordergründige, nicht durchsichtige (weil ein wenig trübe) und oben gelagerte Substanz, unter der die darunter liegende Qualität des Bodens, also das tragende Element, geprüft wird.

Da ich energetisch arbeite und auch Fernheilungen gebe, nutzte ich die Gelegenheit dieser schönen und reinen Öffnung für die Vorausschau und Vorarbeit an einer Klientin, die zeitnah bereits einen Termin bei mir gebucht hatte. Das ging sehr gut, und ich erlebte mich als sehr direktes Werkzeug des Prozesses der Klärung und Heilung. Die Qualität war hier besonders. Gewöhnlich bin ich als Beteiligte in einer von außen draufschauenden Position. Insgesamt eine sehr kraftvolle und leichte Erfahrung und ein wunderbarer Meditationsraum, den ich als wahrhaftig, wirkungsvoll, fein, hell, klar und schön empfand.«
Christina Holsten

Notiere deine persönlichen Erfahrungen.

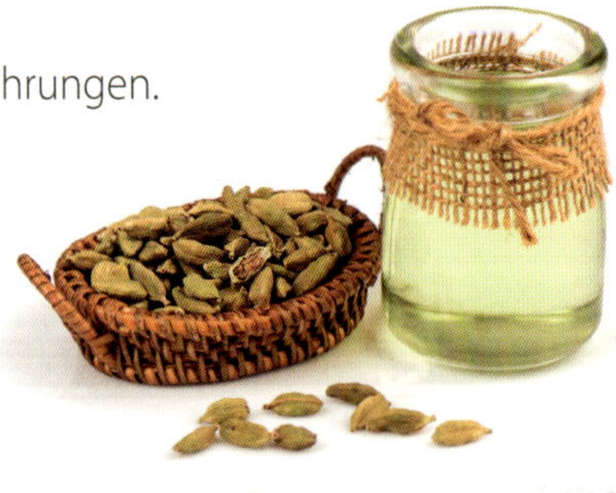

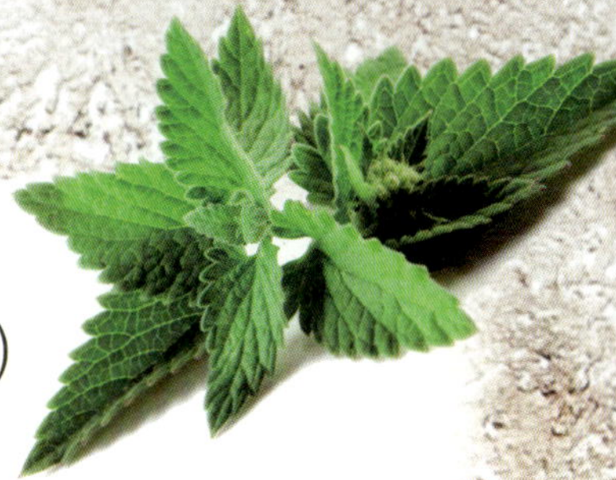

Melisse

(Melissa officinalis)

Intention:

»Gelassen und heiter erhebe ich mich und lausche dem Klang meiner Seele.«

Themen:

Kummer, innere Gelassenheit, seelische Stabilität, Schutzöl, Kontakt zu Devas und Engeln, starkes Immunsystem

Bei der Auswahl von Ölen für die Seele darf die Melisse nicht fehlen. Sie zählt zu den Kostbarkeiten unter den ätherischen Ölen. Achte hierbei unbedingt auf gute Qualität. Reine Melisse berührt die Seele bis in die höchsten Sphären.

Anwendung:

- **Inhalation:** Melisse wird sich dir im Diffuser in seiner Zartheit noch einmal anders erschließen als pur. Das Sphärische wird besser spürbar.
- **Ob im Bad oder bei einer schönen Massage:** Melisse gehört zu den Herznoten und lässt sich gut mit Lavendel und Geranie kombinieren.

Emotionale Wirkung:

Melisse hat so viele segensreiche Eigenschaften, die in dieser herausfordernden Zeit besonders passend sind. Sie bietet uns einen heiligen Raum, in dem sich unser Nervensystem entspannen kann. Einen Raum, in dem Stille stattfinden kann – und Heilung. Wenn dein Nervensystem durch Angst und Sorge in Aufruhr ist, wirst du einfach nicht zur Ruhe kommen. Wir wissen von der Melisse, dass sie in der Destillation umso mehr Öl von sich gibt, je mehr sie wertgeschätzt wird. Melisse ist ein Öl, das im Grunde genommen sehr auf Harmoniebedürfnis basiert und auf schöngeistigen Dingen. Dieser Punkt ist besonders für sensitive Menschen sehr spannend. Die Melisse mag keinen Streit, sie mag auch keinen Schmutz, stattdessen mag sie es sogar sehr, wenn Musik gespielt wird. Pflanzen sind Lebewesen und nehmen unsere Schwingungen und Gedanken auf. Und deshalb ergibt es durchaus Sinn, sie wertschätzend zu ernten und ihnen Dank zu zollen.

Melisse ist ein herrliches Öl für die zarten Wesen und auch für diejenigen, die gar nicht vermuten, zart zu sein. Sie erreicht auch raue Menschen und eröffnet sehr heilsame Räume. Und so fühlt sie sich auch in deinen Wohnräumen besonders wohl, wenn diese ordentlich luftig und sphärisch sind. Wie gesagt, sie mag keine chaotischen Strukturen.

Schattenaspekte:

Melisse offenbart Menschen mit einem Mangel an Mitgefühl und Toleranz.

Potenzialentfaltung:

Mit Melisse erkennst du, dass deine Sensibilität deine Stärke ist. Trotz widriger Umstände berührbar zu bleiben, erfordert mitunter Kraft. Gönne dir deshalb ausreichend Freiräume, und tanke mit Klang, Musik und einem Spaziergang in der Natur wieder frische Lebensenergie. Dein Herz ist offen und frei.

Notiere deine persönlichen Erfahrungen.

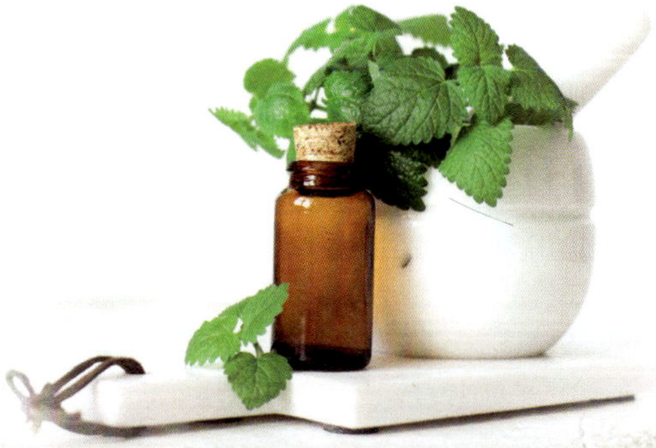

Myrrhe

(Commiphora myrrha)

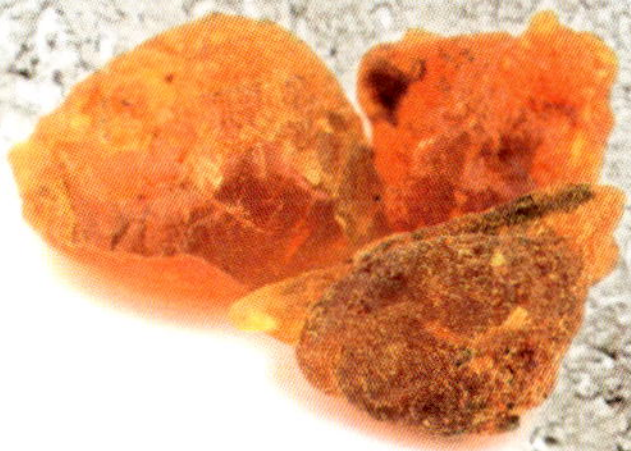

Intention:

»Ich lasse mich von meiner inneren goldenen Weisheit führen und verkörpere das höchste Bewusstsein auf der Erde.«

Themen:

Akzeptanz, Loslassen, Trauer, Opferbereitschaft, Weisheit, Fruchtbarkeit und Reinheit, Sinnlichkeit, Weiblichkeit, Christus- und Marienbewusstsein, eigene Wurzeln, innere Sammlung und tiefe Gelassenheit, Nervenstärke, tiefe Meditation

Es scheint, als wäre die Myrrhe seit Anbeginn der Zeit an unserer Seite. Die antiken Kulturen von Persien, Ägypten, Phönizien, Arabien, Babylon, Sumer, Indien und China nutzten sie. Über die Myrrhe und ihre geschichtliche Anwendung mit allen Aspekten ließe sich somit ein ganzes Buch schreiben. Vielleicht hast du schon einmal auf Bildern gesehen, dass im alten Ägypten Salbkegel auf den Köpfen getragen wurden. Diese schmolzen in der Wüstenhitze im Laufe des Tages und schützten so vor Sonne, Insekten und Krankheiten.

Myrrhe ist ein wichtiger Bestandteil des heiligen Salböls und diente hierin unter anderem als Fixativ und als Verstärkung aller anderen Öle. Ihre stark austrocknende Fähigkeit wurde ebenso für Einbalsamierungen genutzt.

Sie ist eines der in der Bibel am häufigsten erwähnten Öle. So lesen wir im »Buch Esther« von der Tradition, dass Frauen, bevor sie eine Nacht mit König Ahasveros verbringen durften, zunächst eine sechsmonatige Schönheitskur mit Balsam und Myrrhe zu absolvieren hatten. Zwölf Monate lang wurden junge Frauen aus dem ganzen persischen Reich an den königlichen Hof gebracht, bis seine Wahl auf Esther fiel.

In seinem »Buch der Sprüche« warnt Salomo sogar vor der Myrrhe als großer Verführerin:

»Ich habe mein Lager mit Myrrhe besprengt, mit Aloe und Zimt. Komm, wir wollen uns satt trinken an der Liebe bis zum Morgen, lass uns die Liebe genießen. Denn der Mann ist nicht daheim, er ist auf eine weite Reise gegangen.« (Spr 7,17–19)

Die Myrrhe ist ein Öl, das einen engen Bezug zum Christusbewusstsein hat. Sie gehörte zu den Gaben, die die Heiligen Drei Könige zur Geburt Jesu brachten. Maria musste damals niemand erklären, was sie mit dem Öl tun konnte. Sie wusste genau um die heilsame Wirkung der Myrrhe. So war es damals unter anderem üblich, den Nabel der Kinder mit Myrrhe zu salben. Auf diese Weise wurden Entzündungen vermieden, kleine Wunden geheilt, die gesunde Atmung und Verdauung gestärkt und die Haut geschützt.

Darüber hinaus wusste man um die betäubende und schmerzlindernde Wirkung der Myrrhe. Sie wurde den dem Tode Geweihten als Sedativum in Wein angeboten. Jesus lehnte dies am Kreuz jedoch ab.

Salbungen werden in den Heiligen Schriften oft erwähnt, und es ergibt Sinn, sich mit den tieferen Bedeutungen zu beschäftigen, um den Wert und die spirituelle Bedeutung dahinter zu erkennen.

»Es kam aber Nikodemus, der vormals in der Nacht zu Jesus gekommen war, brachte Myrrhe gemischt mit Aloe, etwa hundert Pfund. Da nahmen sie den Leichnam Jesu und banden ihn in Leinentücher mit Spezereien, wie die Juden zu begraben pflegen.« (Joh 19,39–40)

So steht die Myrrhe am Anfang und am Ende des Lebens Jesu.

Anwendung:

- **Inhalation:** Die in der Myrrhe enthaltenen Sesquiterpene werden deinen Geist mit Energie und Lebensfreude erfüllen.
- **Beauty:** Gib 1 Tropfen in deine Tageslotion für ein jugendliches Strahlen. Kombiniere Myrrhe gern mit Weihrauch, und genieße den Anti-Aging-Effekt.
- **Bad:** Lasse ein warmes Bad einlaufen, füge 6–8 Tropfen Myrrhe hinzu, und entspanne darin. Ergänze es mit Honig, Pflanzenmilch oder Sahne, Geranie und Weihrauch.
- **Massage:** Verreibe 1 Tropfen warmes Myrrhenöl in und um deinen Bauchnabel herum, und genieße eine Massage deines Hara-Bereichs.
- **Parfüm:** Myrrhe ist eine gute Basis für Parfüm. Sie hält alle anderen Öle zusammen und verlängert ihre Haltbarkeit. Ihr Duft zählt zu den Basisnoten.
- **Tipp:** Gib in den Deckel deiner Myrrhenöl-Flasche etwas Trägeröl, damit er nicht verklebt. Sollte dein Öl in der Flasche hart geworden sein, so erwärme die Flasche sanft im Wasserbad.

Emotionale Wirkung:

Der sinnliche Duft der Myrrhe kann dich emotional stabilisieren, aber auch berauschen und verführen sowie erden und entspannen. Sie bildet viele Themen des urweiblichen Prinzips ab. Der sakrale Duft erweitert das geistliche Bewusstsein und schafft Verbindung zu den Mysterien von Leben und Tod. So bringt Myrrhe Themen ans Licht, bei denen es um unerlöstes Leiden durch tiefe Verletzung des Vertrauens geht und wo nun der Zeitpunkt gekommen ist, zu vergeben, um sich dem Leben erneut bedingungslos und großzügig hinzugeben. Myrrhe steht hier für die liebende Güte und ein Gehaltensein in der Ewigkeit.

Während die Myrrhe das weibliche Prinzip, das Christus- und Marienbewusstsein unterstützt, hilft Weihrauch in der Hinwendung zum göttlichen Vater.

Schattenaspekte:

Hingabe, Demut und die Annahme dessen, was ist, sind notwendig, um der Stimme unseres Herzens lauschen zu können. Um in diesen Zustand zu gelangen, müssen wir uns auch inneren Verletzungen stellen und sie loslassen. Gelingt uns das, kann immer auch geistige Entwicklung stattfinden, und wir erfahren tiefere Weisheit. Diese neu gewonnene tiefe Rückverbindung ins Leben wird uns allen Herausforderungen selbstbewusster begegnen lassen. Wenn dir der Duft der Myrrhe zu sinnlich und schwer ist, kann es auch eine Einladung sein, auf deine Sexualität zu schauen. Welche Einstellung hast du zu Lust und Sinnlichkeit? Wie heilig ist dir dein Schoßraum und wie heilsam deine gelebte Sexualität?

Potenzialentfaltung:

Die Myrrhe-Trägerinnen, die Hüterinnen der Öle, waren weise Frauen, Heilerinnen mit tiefem Zugang zum Wesen der Öle. Der Duft der Myrrhe kann dich mit dieser Weisheit verbinden. Warum bist du hier? Was sind deine Gaben? Wie willst du dem Leben dienen?

Erfahrungsberichte:

»Mein Tanz mit der Myrrhe begann im Herbst. Ich schritt mit ihr durch buntes Laub, das vom Ende des Sommers zeugte. Abschied, Loslassen und das Einlassen auf die dunklen Monate, zauberschön und tief berührend. Ich war in der Vorbereitung auf eines meiner Seminare über die heiligen Öle der Bibel. Die Myrrhe stand auf dem Programm. Und so trug ich sie Tag und Nacht bei mir. Auf diesem Spaziergang mit Blick auf den Wandel der Jahreszeiten ›erwischte‹ sie mich pur und stieg mit mir in mein Innerstes hinab. Mir war bis dahin gar nicht bewusst gewesen, dass mich alte Wunden des Verlassenseins davon abhielten, mich komplett dem Leben hinzugeben. Liebende Güte ist eine meiner höchsten Qualitäten. Und so sprach die Myrrhe in einer tiefen Meditation zu mir: ›Du musst dein Opferbewusstsein aufgeben, um deine Freiheit wiederzuerlangen.‹ Was für eine Botschaft. Und so logisch. Wenn das falsche Ego versucht, uns zu schützen, entstehen Anhaftungen an Ereignisse, die uns unserer Kraft und Stärke berauben. Eine spirituell erwachte Person weiß jedoch um die Unvermeidbarkeit von Wunden und wird diese bewusst und voller Schönheit tragen. Es ist diese Fähigkeit, die uns zu weisen, schönen, strahlenden Menschen macht. In der Vielfalt bunt wie das Laub der Bäume und bereit, loszulassen, wenn der Herbst des Lebens zu Ende geht.« *Corinna*

»Würzig, erdig und geheimnisvoll, so empfängt uns der Duft der Myrrhe. Zugehörig der Göttin, der Großen Mutter, sagen die alten Überlieferungen. Drei Geschenke bekam das Jesuskind von den Weisen aus dem Morgenland: Weihrauch, Gold und Myrrhe. Das lässt aufhorchen und Besonderes erahnen. Ich beschloss, eine Innenreise zu machen und dieses Öl tiefer zu erkunden. Als Reisebegleiter und spirituellen Führer wählte ich den Erzengel Uriel, nahm 3 Tropfen Myrrhenöl in die Hände und inhalierte den intensiven Duft. Ganz anders als beim Weihrauch, der uns wunderbar in die Höhe öffnet, führte mich die Myrrhe in die Tiefe der Erde, in die Wurzeln des Seins. Ich ging tiefer in die Meditation. Ein zeitloser Raum öffnete sich, da, wo Geburt und Tod und Wiedergeburt den ewigen Kreislauf in der Großen Mutter begründen. Noch tiefer spürend, empfand ich Vertrauen in ein Getragensein im Ewigen, empfand ich Urvertrauen. Da war sie, die große Heilerin, die Göttin in der Myrrhe, und ihre Botschaft war klar: ›Lass dich fallen, du bist getragen, hab Vertrauen, auch du bist ein Teil des Ewigen.‹ So spürend, verstand ich eine ihrer Heilkräfte, die da sagt: ›Die Zeit heilt alle Wunden.‹ Dann wurde es ganz still, und die Empfindung innerer Sammlung nahm zu, ein weiterer Schleier lüftete sich, und der zuerst herbe Duft der Myrrhe wurde süßlich und sanft. Eine Qualität der Vergebung für alles jemals Erduldete, für alle tiefen Verletzungen nahm sich Raum in mir. Jetzt verstand ich mehr von Weihung und Salbung, von der Heilkraft der Öle und auch, warum die Myrrhe ein so wichtiger Bestandteil des biblischen Salböls war. Heilung und Vergebung, Urvertrauen ins Göttliche, hier war alles eins. Einfach wunderbar! Seit diesem Tag mache ich morgens folgendes Ritual. Ich dufte an meiner 50-ml-Gesichtscreme mit 10 Tropfen Weihrauch und 10 Tropfen Myrrhe und trage sie auf. So beginne ich nun jeden Tag mit einer Gesichtssalbung, schließlich sagte der Engel Uriel innerlich zu mir: ›Heilige deine Tage, denn ein jeder Tag gleicht einem ganzen Leben, heilige deine Tage.‹« *Donald*

Notiere deine persönlichen Erfahrungen.

Myrte
(Myrtus communis)

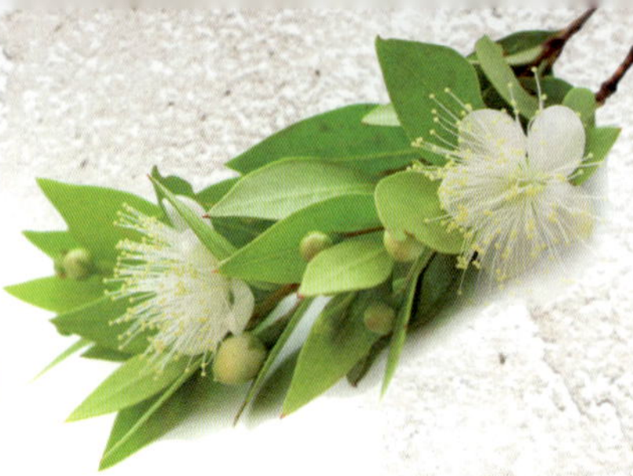

Intention:
»Es ist sicher für mich, frei meine Wahrheit auszusprechen.«

Themen:
Mysterienöl, Unsterblichkeit, Einheitsbewusstsein, Unschuld und Reinheit, Klarheit, Frieden und Gerechtigkeit, die eigene Wahrheit zum Ausdruck bringen, passendes Öl für Übergangssituationen

Die Myrte symbolisiert die Liebe, das Leben und den Tod sowie die Unvergänglichkeit der Seele. Das macht sie zu einer Mysterienpflanze. Und so findet sie in vielen alten und heiligen Schriften Erwähnung. Sie wurde unter anderem der Liebesgöttin Aphrodite und der Venus zugeschrieben. Sie gilt als Schutzpflanze der Liebenden und findet sich auch heute noch in manchem Brautstrauß.

Die Salbung der biblischen Königin Esther als Vorbereitung auf die Hochzeit enthielt Myrtenöl. Der hebräische Name für Königin Esther war »Hadassah«, was Myrte bedeutet.

Anwendung:
- **Inhalation:** Atme sanft den beruhigenden Duft ein. Denke auch in kalten Zeiten an die immunstärkende Kraft der Myrte.
- **Beauty:** Lasse dich von der jugendlichen Vitalität der Myrte berühren, und gib 1 Tropfen in deinen Gesichtsreiniger, um ggf. Make-up-Reste und Unreinheiten zu entfernen.
- **Baden:** Gib 6–8 Tropfen in dein Badewasser, und genieße das pfeffrig-kampferartig erfrischende Aroma.
- **Massage:** Entspanne bei einer Massage mit einigen Tropfen Myrtenöl in 10 ml Trägeröl. Seine ausgleichende Wirkung auf das Drüsensystem kann unter anderem auch deiner Schilddrüse schmeicheln.

- **Kombination:** Passt hervorragend zu Zistrose, wenn du alten Schmerz heilen willst. Das ist eine tief gehende Mischung von zwei wundervollen heiligen Ölen. Ein drittes Öl dazu könnte die Zypresse sein.

Emotionale Wirkung:

Myrte führt dich zurück in die innere Reinheit, klärt seelische Wunden, hilft dir, zu verzeihen und Altes loszulassen. Diese neue Klarheit bringt dir immer auch den Blick für das Schöne und Wesentliche im Leben zurück. Myrte befreit dich von falscher Scham und Schuld. Das Erkennen deiner Unschuld bringt dich in deine Kraft zurück. Wir alle sind unschuldig auf diese Welt gekommen. Daher lässt sich die Arbeit mit der Myrte auch gut in die Biografiearbeit mit den frühkindlichen Phasen integrieren. Ihr frischer kampferartiger Duft bringt dir Raum und Weite, und so kannst du dich wieder liebevoll ausdehnen. Spürbar wird dies auch in deinem Atemraum. Insofern nutze die Myrte gern, wenn du dich selbst zu sehr einengst und zu klein machst. Falsche Glaubenssätze, die dich an deiner Ausdehnung hindern, fallen so leicht von dir ab.

Schattenaspekte:

Wer mit dem Duft der Myrte ein Problem hat, lebt möglicherweise mit einem tiefen Schuldgefühl, das er/sie vor anderen versteckt und vielleicht auch vor sich selbst. Er/sie lebt mit einer Angst vor Entdeckung und vermeintlicher Verurteilung. Dabei ist es unerheblich, ob die Schuld real ist oder nicht. Es kann sein, dass dir Myrte stinkt, wenn du dich nicht würdig fühlst, ihre Reinheit zu empfangen.

Potenzialentfaltung:

In meiner, Corinnas, Arbeit mit Frauen, die sexuelle Übergriffe in ihrer Kindheit und Jugend erlebt haben, zeigte sich diese Art von Schuldgefühlen sehr häufig. Durch die Arbeit mit Myrte kannst du dich an deine wahre Unschuld und Reinheit erinnern und deinen Raum wieder komplett für dich einnehmen. Sie hilft dir, dich darüber hinaus auch im eigenen Ausdruck abzugrenzen und deine Wahrheit auszusprechen.

Deine männlichen und weiblichen Energien finden wieder in ein gesundes Gleichgewicht.

Das Erlösen unterdrückter Emotionen wie Schuld, Scham oder Wut sowie starrer Meinungen und Einstellungen wirken sich auch auf die Leber positiv aus, die all diese Emotionen gespeichert hat und sie nun loslassen kann. Deine Energien können wieder freier fließen. Du kommst in Balance und findest Frieden in dir.

Erfahrungsbericht:

»In einem Seminarzyklus zu den heiligen Ölen der Bibel war es für alle Teilnehmer/-innen Aufgabe, mit den Ölen zu gehen. Das meint, sich eine Woche lang vom jeweiligen Öl führen zu lassen. Dazu zogen die Teilnehmer intuitiv (ohne hinzuschauen) eines von zwölf zu erforschenden Ölen. Sie steckten es in ihre Hosen- oder Rocktaschen und dokumentierten genau, was ihnen in dieser Woche begegnete, was sie erlebten und welche Themen zutage traten. In der Woche, in der ich die Myrte zog, hatte ich plötzlich Lust, einige Ausflüge zu machen. Nachdem ich dokumentiert hatte, wo ich überall war, fiel auf, dass es alles Orte meiner frühen Kindheit waren. Ich erlebte die Verschmelzung von mir mit den Orten als zutiefst heilsam. So kam es, dass ich mich die Woche darauf völlig friedlich und gereinigt im Stuhlkreis mit den anderen Teilnehmer/-innen wiederfand.

Im stillen Raum mit der Myrte offenbarte sich ihr klärendes und ermutigendes Prinzip vollends. Und sie sprach zu mir: ›Lasse dich nicht vom Geschwätz anderer ablenken.‹ Seitdem weiß ich genau, dass ich in Phasen, die das Herz schwer machen, bei der Myrte stets einen liebevollen Raum voller Halt und Zuversicht finde.«
Corinna

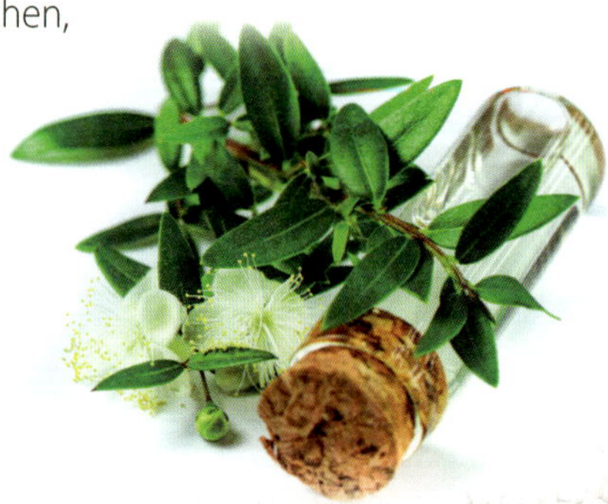

Notiere deine persönlichen Erfahrungen.

Pfefferminze

(Mentha piperita)

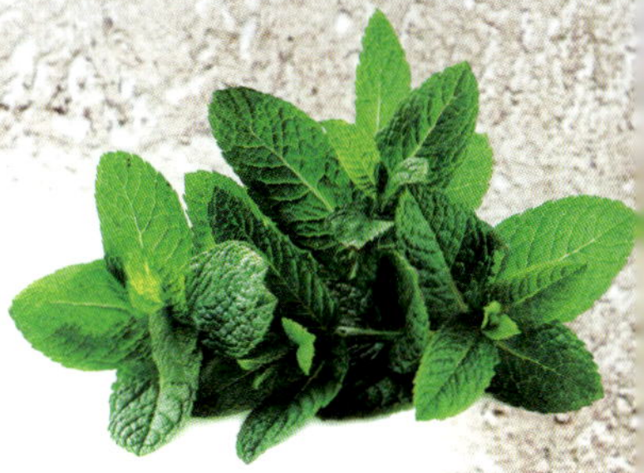

Intention:

»Ich bin stets präsent im Augenblick und bleibe flexibel, damit das Leben durch mich fließen kann.«

Themen:

Fokus, Konzentration, Energie, (Herz-)Öffnung, Flexibilität, Tatendrang, Frische, Präsenz

Anwendung:

- **Inhalation:** Erneuere deine Sinne, indem du etwas Öl auf deine Handflächen gibst und tief ein- und ausatmest.
- **Sport:** Habe Pfefferminze immer in der Sporttasche, und inhaliere etwas vor, während und nach den Übungen für Extra-Energie. Ätherische Öle, die als Nahrungsergänzungsmittel zugelassen sind, können dir zusätzlich einen Leistungsschub schenken, wenn du sie in ein Getränk deiner Wahl gibst.
- **Massage:** Beruhige deine angestrengten Muskeln, indem du einige Tropfen auf die Schläfen, die Stirn und den Hals sowie auf die Nebenhöhlen (nicht in die Augen) gibst. In einem Trägeröl ergänzt Pfefferminzöl sich auch gut mit den entspannenden Eigenschaften des Majoranöls. Pfefferminze wirkt entspannend auf das Nervengeflecht des Magens, hilft, Dinge besser zu verdauen. Es kann die Wirkung vorangegangener Öle, wenn sie nacheinander aufgetragen werden, verstärken.
- **Parfüm:** Gib etwas auf den Hals und die Handgelenke für einen erfrischenden Duft, und erlebe, wie du als Person automatisch anders wahrgenommen wirst. Einer gesunden Pfefferminz-Persönlichkeit wird man immer mit Respekt begegnen.

Emotionale Wirkung:

Wusstest du, dass Pfefferminze es braucht, von Zeit zu Zeit an einen anderen Platz gepflanzt zu werden? Sie scheint eine wahre Abenteurerin zu sein. Denn immer am selben Platz verliert sie ihre Kraft. So stürmt sie voran, die Welt für sich zu entdecken. Sie macht deinen Kopf frei und verleiht deinen Gedanken Flügel, plötzlich wird Unmögliches möglich. Flexibel kannst du auf das Leben reagieren.

Sie mag es sportlich und verspielt. Sie ist kompromisslos und geschickt im Erreichen der Ziele. Trägheit ist für sie ein Fremdwort. Ausreden werden einfach hinweggefegt. Hier ist kein Platz für Hoffnungslosigkeit. Dieses männliche Prinzip der Tatkraft hat durchaus feurige Elemente. Und so mag es nicht verwundern, dass auf den Frischekick, den sie verleiht, auch wohlige Wärme folgen kann. Die Pfefferminze vereint somit Widersprüche. Vermutlich macht sie deshalb so flexibel. Mit ihr findest du immer Lösungen.

Unterschätzt wird mitunter ihr Effekt auf das Herz. Sie kann dir dabei helfen, alles anzunehmen, was ist. In der vollen Verantwortung und Annahme wirst du wieder zum Schöpfer. Dein Herz wird leichter, und Lebensfreude macht sich breit.

Die Unerschrockenheit vor Autoritäten gründet beim Wesen der Pfefferminze auf dem Ansatz, dass alle Menschen gleich sind. Es gibt kein Drunter oder Drüber, keine Hierarchie. Pfefferminze steht gesund mit beiden Beinen auf sicherem Boden. Nur dadurch kann sie immer hoch hinaus. Sie kennt ihren Wert und ihre Fähigkeiten, ist stets hellwach, kontaktfreudig und bereit, neue Wege zu gehen.

Nimm dir deine Flasche Pfefferminze, und tauche ein in dieses erfrischende Wesen. Es steckt voller Überraschungen.

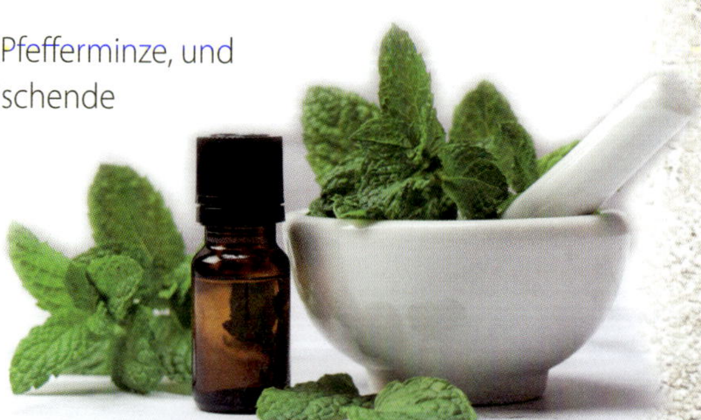

Schattenaspekte:

Es gibt Menschen, die sich durchaus mit Pfefferminze wohlfühlen, aber dennoch die Schattenaspekte betrachten dürfen. Sie neigen möglicherweise zu Grenzüberschreitungen, Überheblichkeit, Kälte, Berechnung, fehlender Verbindlichkeit und Egozentrik – »Platzhirsch«- und »Haifisch«-Prinzip. Diese Disharmonie im eigentlich positiven Wesen darf in die Balance gebracht werden. Möglicherweise mag diese Person keine ätherischen Öle, die in die Ruhe, Entspannung und innere Einkehr führen. Ein Zuviel an Pfefferminze wird diese Person ohne einen Ausgleich zur ständigen Anspannung möglicherweise ausbrennen lassen. Unterdrückte Wut und Zorn können sich ebenfalls im Schatten zeigen.

Potenzialentfaltung:

Manche Menschen schrecken vor der Pfefferminze zurück, da ihnen die Dominanz des Duftes zu viel ist. Diese Menschen empfinden es möglicherweise als Herausforderung, sich zu präsentieren und für sich einzustehen. Wie erwähnt, steht Pfefferminze auf gesundem Boden. Es kann daher Sinn ergeben, dir erst einiger Dinge bewusst zu werden, bevor du offensiv nach außen gehst.
Probiere gern auch einmal das Ravintsaraöl. Ravintsara taucht in die Tiefe ab und richtet sich auf das Geistige aus. Frisch gestärkt durch Ravintsara kannst du die Pfefferminze vielleicht besser annehmen. Beide sind Öle für Raum und Freiheit.

Tipp: Die Pfefferminze kann ein schöner Begleiter in Prüfungs- und Bewerbungsgesprächen sein. Konzentration und Sicherheit sind so leichter zu erreichen.

Fragen zur Reflexion:

- Wie gehst du mit Autorität und Dominanz um?
- Wo erfährst du zu wenig Raum oder Beachtung?
- Wann übst du dich in falscher Zurückhaltung?
- In welchen Situationen wünschst du dir mehr vom spielerisch leichten Prinzip der Lebensfreude, mit der Pfefferminze voranschreitet?

- Welche Erfahrungen hast du mit Pfefferminze gemacht?
- Was lehrt sie dich über das Leben?
- Welche ist deine persönliche Affirmation zur Pfefferminze?

Erfahrungsbericht:

»Im Dezember 2019 war mein Weihnachtsgeschenk an mich selbst ein Set mit zwölf Ölen und einem Diffuser, natürlich beides hochwertig. In diesem Set enthalten war ein Fläschchen Pfefferminzöl. ›Oh toll, Pfefferminze‹, war mein erster Gedanke, das kenne ich, damit kann ich mich langsam an dieses Set herantasten. Pfefferminze steht in großen Stauden in meinem Kräutergarten. Ich liebe sie im Tee. Kühlend und erfrischend wirkt das Öl, so viel wusste ich. Und da ich es schätze, mich an heißen Tagen mit etwas Natürlichem und Einfachem abkühlen zu können, war klar, davon brauche ich mehr. Heute gehe ich nie ohne eine Flasche oder einen Roll-on mit Pfefferminze aus dem Haus, auch im Auto bei längeren Fahrten ist Pfefferminze eine wunderbare Gefährtin für mich geworden. In Zeiten, in denen man des Öfteren Maske trägt, ist sie für mich DIE Erleichterung. Ich kann sagen, neben vielen Ölen, die ich mittlerweile liebe und täglich anwende, ist Pfefferminze auf Platz 1. Und diesen hat sie erobert, nachdem ich in einem Vortrag über ätherische Öle hörte, dass sie eine wundervolle Unterstützung bei der Herzöffnung sei. Dem wollte ich auf den Grund gehen. So begann ich, jeden Morgen 1 Tropfen auf mein Herzchakra aufzutragen, und merkte schon nach einer Woche, wie immer mehr Weite in diesem Bereich einzog. Ich hätte es nicht für möglich gehalten, dass diese mir so einfach erscheinende Pflanze so eine tiefgründige Unterstützung bringt. So begann ich, weiter zu experimentieren, und verband Pfefferminze mit einer wunderbaren Übung aus einem anderen Workshop, in dem es darum ging, Herz und Kopf in Einklang zu bringen. Pfefferminze ist ja dafür bekannt, Klarheit zu bringen, darum fand ich es nur logisch, dieses Öl mit dieser Übung zu verbinden. Und ich war begeistert und bin es heute noch.

Mit dieser Übung starte ich gern in den Tag und möchte sie dir natürlich nicht vorenthalten: Setze oder stelle dich aufrecht hin, nimm 1 Tropfen Pfefferminze in deinen Handteller, und verreibe das Öl sanft. Forme deine Hände zu einem kleinen Zelt vor deine Nase (achte darauf, dass dir das Öl nicht in den Augen brennt), und nimm fünf tiefe Atemzüge. Verbinde dich mit Pfefferminze, und lade sie ein. Bitte sie, dich zu unterstützen, dein Herz und deinen Kopf in einer wunderbaren Verbindung in den Gleichklang zu bringen. Dann verschränke deine Finger, und lege sie auf deinen Herzraum. Atme ein, und zähle dabei bis fünf. Führe währenddessen deine Hände nach oben, und lege sie auf deinem Hinterkopf ab. Bei der Ausatmung zähle ebenfalls gedanklich bis fünf, und führe die Hände ineinander verschränkt auf deinen Herzraum zurück. Ich habe ein noch intensiveres Gefühl, wenn ich mir dabei vorstelle, wie ein Lichtstrahl Herz und Kopf während der Atmung miteinander verbindet. Ich lade dich ein, diese Übung einmal mit geschlossenen Augen zu versuchen. Sehr intensiv, sehr berührend.« *Katrin*

Räuchern als ergänzende Übung zum Wahrnehmen der Pflanzenseele:

Düfte und deren Auswirkungen auf die Emotionen sind ein spannendes Forschungsgebiet. Das Wissen um die Charakteristik der einzelnen Pflanzen können wir nutzen, um beispielsweise unsere Persönlichkeit in ihrem Ausdruck zu unterstützen oder unterdrückte Wesensanteile zu stärken. Es ist ein Unterschied, ob wir das ätherische Öl der Pflanze nutzen oder ihr im Räuchern begegnen. Der Unterschied liegt in der Schwingung, mit der die Pflanze ihre Wirkkraft in unserem Energiefeld entfaltet.

Wie bereits erwähnt, gilt die Pfefferminze emotional betrachtet als »Platzhirsch«. Wer sie einmal in seinem Garten hatte, kann sicher bestätigen, dass sie sich frei im Beet ausbreitet, sich ausreichend Raum nimmt. Eine »Pfefferminz-Persönlichkeit« betritt einen Raum spürbar, sie nimmt ihn ganz ein. Oft beobachten wir bei Menschen, die eine Abneigung gegen diesen Duft haben, ebenso eine Abneigung gegen diese Wesensart. Wer sich dennoch in seinem Feld behaupten möchte und den konzentrierten Duft des ätherischen Öls nicht mag, der versuche es mit dem Räuchern der getrockneten Pflanze. Das Tatkräftige der Pfefferminze offenbart sich im Räuchern als sanfte Stärke.

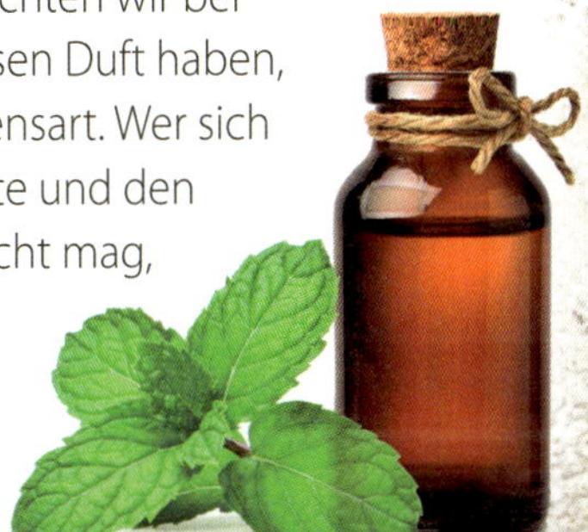

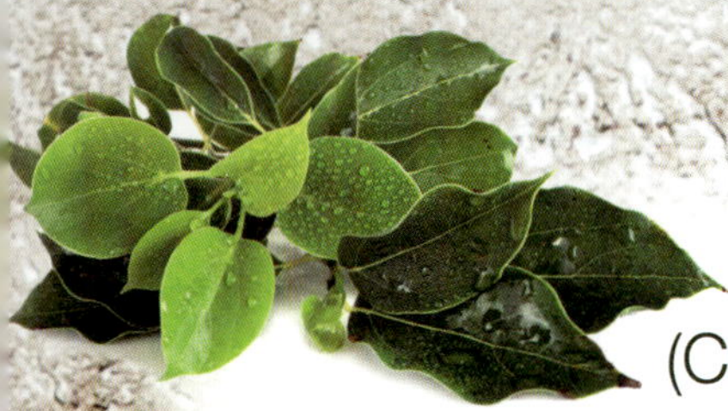

Ravintsara
(Cinnamomum camphora)

Intention:
»Ich bin mutig, mir selbst zu begegnen. Erst in der inneren Einkehr bin ich verbunden mit allem, was ist.«

Themen:
Rückzug (Der Eremit), Immunstärkung, Mut, Raum geben, Klärung des Geistes, höchstes Potenzial

Die Bewohner Madagaskars nennen Ravintsara das heilende Öl. Sie nutzen seine Blätter unter anderem für Tees, um das Immunsystem zu stärken, und wissen die heilsame Wirkung der Pflanze auf das Nerven- und Atemsystem zu schätzen.

Ravintsara gehört zu den Lorbeergewächsen und zählt für uns daher zu den Pflanzenhelfern, die uns in seelisch herausfordernden Zeiten zurück zu Mut und Kraft führen. Dafür gilt es zuvor, tief in uns selbst abzutauchen.

Anwendung:
- **Inhalation:** Atme sanft das erfrischend klare Aroma aus deinen Händen.
- **Bad:** Genieße den frischen, reinigenden Duft beim Baden. Auch in der Temperatur sanft ansteigende Fußbäder können eine Wohltat für deine Seele sein.
- **Massage:** Entspanne mit einer Massage mit einigen Tropfen in 10 ml Trägeröl. Gib das Massageöl gern auch auf den Bereich der Lendenwirbelsäule, und spüre, wie es deine Seele mit aufrichtet. Auf die Brust aufgetragen, wird sich dir ein Raum der Weite und des Wohlgefühls zeigen. Spüre, wie sich dein Atem immer mehr Raum verschaffen kann. Atem ist Leben, und die tiefe Atmung

verbessert den Sauerstoffgehalt im Körper. Dir stehen so mehr Konzentration, Mut und Energie zur Verfügung.

- **Kombinationen:** Ravintsara zählt zu den Kopfnoten einer Mischung. Es passt unglaublich gut zu anregenden Ölen wie Rosmarin, der aufrichtenden Blaufichte oder dem schützenden Wacholder. In Kombination mit Lavendel fördert es einen gesunden Schlaf. Zudem verleiht es Standfestigkeit und Erdung in Kombination mit Zeder.
- **Mischung für erholsamen Schlaf:** Ravintsara, Zeder, Lavendel

Emotionale Wirkung:

Im Duftwesen der Ravintsara findest du eine große spirituelle Begleiterin, die dir dabei helfen kann, dein seelisches Gleichgewicht wiederherzustellen. Wenn du den Mut hast, in der Meditation ganz in dich abzutauchen, wird sich dir ein Raum großer Stille und tiefen Friedens eröffnen. In unseren Seminaren bestätigen Teilnehmer/-innen nach dem Eintauchen in den stillen Raum mit Ravintsara immer wieder das Gefühl des Getragen- und Tief-genährt-Seins. Sie fühlen sich sozusagen »umstillt«.

Wer sich unwohl fühlt, flach atmet, seelisch verspannt ist und/oder schlecht schläft, wird die Vorteile von Ravintsara schnell erkennen. Ravintsara wird dich sanft aus der seelischen Schieflage führen und gestärkt zurück ins Leben begleiten. Es ist darüber hinaus ein starkes Schutzöl und kann dir helfen, dich klar abzugrenzen. Du kannst es auch gut im Diffuser nutzen, um deine Räume zu reinigen. In Zeiten von seelischen Herausforderungen oder wenn es draußen nass und grau ist, wird Ravintsara dir auch für dein Immunsystem eine kraftvolle Begleitung sein.

Schattenaspekte:

Ravintsara offenbart mitunter die Unfähigkeit und Weigerung, ganz bei sich zu sein, die Angst vor der tiefen Begegnung mit sich selbst. Du bist abgeschnitten von dir selbst. Auch Depression ist ein Zeichen für die Verleugnung der wahren Bedürfnisse. Ebenso wie Ablenkung im Außen zu suchen, Schmerz durch Einsamkeit vermeiden zu wollen oder zu sehr im Rückzug zu sein.

Potenzialentfaltung:

Die größten Schätze wirst du in dir selbst entdecken. Durch die tiefe Einkehr begegnest du möglicherweise auch Schattenthemen, wirst dir falscher Kompromisse und Ängste bewusst. Ravintsara klärt deinen Geist, und das wirkt sich auch auf deine Augen, dein inneres Sehen aus. Du kannst so Unklarheiten und innere Verstrickungen besser erkennen, die dich vielfach Energie kosten. Durch seine beruhigende Präsenz hilft dir Ravintsara, dein höchstes Potenzial zu leben.

Ravintsara kann dir auch helfen, wenn du aus Angst vor Einsamkeit an falschen Beziehungen festhältst. Die Stärke liegt in der Entfaltung der inneren Weite, wo alles vorhanden ist, was du brauchst. Du nimmst wieder vollständig in dir Platz.

Während Pfefferminze eher nach außen geht, findest du mit Ravintsara Freiraum im Innen. Belohnt wirst du durch die Verbindung zu höheren Welten. Du kannst dein Höheres Selbst wieder besser hören und noch besser deinem Lebensplan folgen. Bedenke: Du findest die einzig wahre Freiheit immer nur in dir. Und dann wird es wieder Zeit, hinaus in die Welt zu gehen.

Übung:

Setze dich still hin, und lasse Ravintsara deine inneren Räume durchschreiten, indem du dich vom Duft führen lässt. Nimm dir ausreichend Zeit, und lasse das Öl wirken.

Erfahrungsbericht:

»Ich lag entspannt auf dem Rücken im Wasser. Es war wie ein Sinnbild für den Fluss des Lebens. Ich schaute auf mächtige Wurzeln alter Bäume, die am Rand des Baches standen, blickte entspannt in das heilsame grüne Laub vor blauem Himmel und wurde sanft von der Strömung getragen. Ich fühle mich nach dieser kurzen Innenreise mit Ravintsara vollständig regeneriert. Danke dafür.«
Seminarteilnehmerin

Je tiefer du dich darauf einlässt, ganz bei dir anzukommen, desto stärker wirst du den Effekt fühlen. Keine Ablenkung, keine Wertung, einfach nur sein. Das gilt auch, falls du dich in ein Schneckenhaus zurückgezogen hast. Wichtig ist, wieder in die Verbindung mit deiner Lebensenergie zu kommen.

Notiere deine persönlichen Erfahrungen.

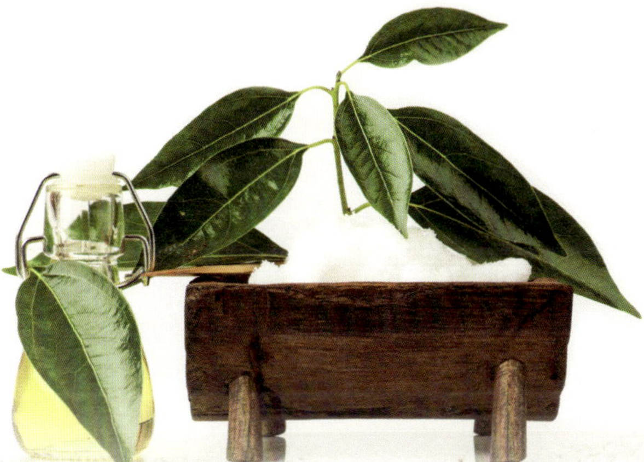

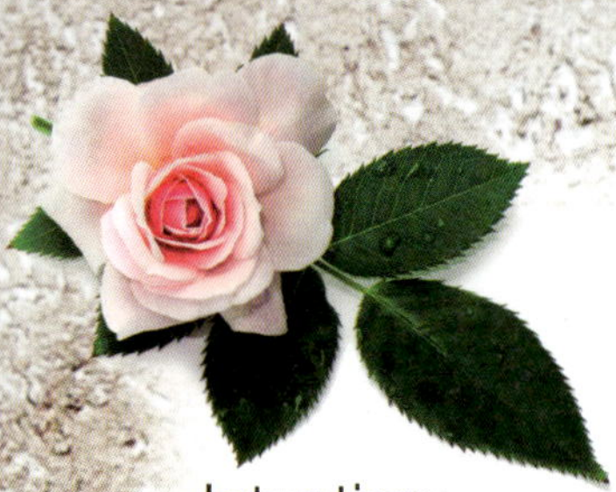

Rose

(Rosa damascena)

Intention:

»Ich bin bereit, mich der universellen Liebe in allen Facetten zu öffnen und hinzugeben.«

Themen:

Aphrodisiakum, berauschend, Ausgleich, Harmonie, Überwindung von Unsicherheit, Heilung seelischer Narben, Schönheit, Ausstrahlung, Weiblichkeit, weibliche Führung

Anwendung:

- **Inhalation:** Inhaliere Rose aus der Flasche, um dich in den Strom der Liebe zu begeben und dich mit der universellen Liebe zu verbinden.
- **Beauty:** Kreiere ein Gesichtswasser mit Hamamelis, Wasser und 1 Tropfen Rosenöl.
- **Massage:** Für eine Massage voller Selbstliebe öle deinen Körper mit Träger- und etwas Rosenöl ein.
- **Parfüm:** Als Parfüm oder im Roll-on verträgt sich die Rose gut mit Jasmin, Ylang-Ylang oder Vanille.

Emotionale Wirkung:

Der hochfrequente und betörende Duft der Rose entführt uns in die himmlischen Gefilde und ermöglicht einen leichten Zugang zu allem, was ist. Jenem Raum, der tiefe emotionale sowie spirituelle Heilung vollbringen kann und uns stets mit dem verbindet, was wir seit jeher sind: Liebe. Die Rose bereitet den Boden, auf dem wir das allumfassende Licht der Einheit und der Liebe erfahren können – um große Wandlungen zu vollziehen, die aus unserem Herzen geschehen. Sie ist die große Heilerin des Herzens und besitzt die Kraft der Engel und der Aufgestiegenen Meisterenergien, allen voran die der Marien, Lady Nadas und die Energie Sanandas.

Rose ist mit der Schwingung der Wunder verbunden und ermöglicht es uns, auch an diese zu glauben, sie zu manifestieren und ebenso in Empfang nehmen zu können. Eines der größten Gaben ist es, uns selbst zu akzeptieren und selbst bedingungsfrei zu lieben und mit dem zu nähren, was unseren Geist mit einem Überfluss an Liebe sättigt, sodass diese Liebe sich in allem zeigen kann, was wir erblicken.

Schattenaspekte:

Das Gefühl, von der Liebe abgetrennt zu sein, kann bedeuten, dem persönlichen Fluss des Lebens nicht mehr zu vertrauen. Oft stecken dahinter Scham und das tiefe Gefühl der Schuld, weil wir meinen, unseren Auftrag als Kind Gottes nicht erfüllen zu können. Dieses Gefühl erzeugt die eigentliche Trennung von unserem ewigen göttlichen Sein, vor allem aber die Illusion von Schuld. Die Erinnerung daran, dass wir göttlich sind, schwindet, und wir suchen Gott im Außen – oft in Form von der Suche oder auch Sucht nach Anerkennung, von einem Kampf um Erfolg und auch Macht.

Meist wird die Rose als zu machtvoll oder intensiv wahrgenommen, weil sie sich über alle Maßen in Liebe ergießt – was uns überwältigen kann.

Potenzialentfaltung:

Liebe all das, was du bist, warst und je sein wirst. In aller Tiefe und aller Höhe. Gerade für Menschen, die einst tiefe Liebe empfanden, jedoch zurückgewiesen wurden oder denen diese Liebe verwehrt wurde, kann die Rose eine Offenbarung sein. Sie setzt einen heilsamen Strom in Gang, der diese Menschen nachhaltig rückverbinden kann mit ihrer wahren Essenz.

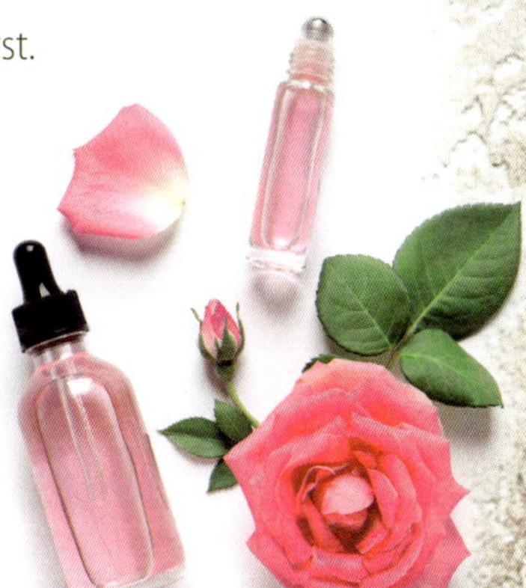

Schattenübung:

Frage dich in einem ruhigen Moment, während du am Fläschchen der Rose riechst:

- Woher kenne ich das Gefühl unerwiderter Liebe?
- Von wem oder was wünsche ich mir Liebe?
- Bin ich bereit, mir all diese Liebe, die ich mir wünsche und auch fordere, zu geben und sie auch zu fühlen?
- Wie kann ich tiefer lieben, was ist?

Erfahrungsbericht:

»Rose und Zeder im Schlafzimmer haben meinen Partner und mich sozusagen auf der erotischen Ebene verzaubert. Wir haben uns aus Kokosöl und den beiden Ölen ein wunderbar duftendes Massageöl hergestellt, das uns in eine neue Verbundenheit gehoben hat. Die Energie zwischen uns hat sich verändert, ist weiter geworden, intensiver und prickelnder. Seit dieser Ölmischung verstehe ich, was gemeint ist, wenn man sagt, dass die Energie zwischen Mann und Frau fließt, zirkuliert.

Im Grunde ist das intuitiv entstanden. Ich mag Rose sehr, sie berührt etwas in meinem Herzen, und es entstehen eine Sanftheit und Öffnung, die ich gar nicht so richtig beschreiben kann. Ich kann mich hingeben. Dem Leben und ja, auch einem Mann. Die Zeder habe ich eigentlich nur dazugenommen, weil ich intuitiv noch etwas ›Männliches‹ dabeihaben wollte. Hinterher ist mir dann aufgefallen, dass die Zeder mich gut erdet, mich im Körper ankommen lässt und den Körper auch darin unterstützt, mehr Sauerstoff im Blut zu transportieren … zumindest erkläre ich mir damit, dass unsere Rosen-Zeder-Massagen immer sehr prickelnde, tiefe, nährende und erotische Vereinigungen zur Folge hatten.

Ich habe etwas Kokosöl erwärmt, bis es flüssig war, ungefähr körperwarm, und dann haben wir – in einem kleinen Ritual – Rose (ich) und Zeder (er) zu ungefähr gleichen Teilen dazugegeben – also ca. 5 Tropfen auf eine Schale Kokosöl (etwa 100 ml). Und damit haben wir uns massiert, nacheinander. Wir haben das immer zelebriert, uns viel Zeit genommen und sind so in einen tiefen Kontakt miteinander eingetreten.

Es ging nicht um den schnellen Kick. Wir haben es genossen, wie sich zwischen uns eine Energie aufgebaut hat, ein Kontakt entstanden ist, den wir beide als Geschenk erlebten und erleben. Verbunden über unsere Herzen und dabei trotzdem jeder mehr mit sich selbst im Kontakt als sonst, entstand eine prickelnde Erotik, die wir seitdem regelmäßig ins Schlafzimmer einladen. Ich kann gar nicht sagen, wie dankbar ich für diese Eingebung bin.

Ich spiele gern auch mit anderen Ölen, jedes hat seine Qualitäten. Ich mag z. B. Muskatellersalbei und Ylang-Ylang – diese Öle ergeben eine sehr betörende Kombi, wenn man Muskatellersalbei mag. Auch Geranie, Orange und Pfeffer haben es in sich … aber »meine« Rose-Zedern-Mischung ist mir die liebste geblieben.« *Susanne*

Notiere deine persönlichen Erfahrungen.

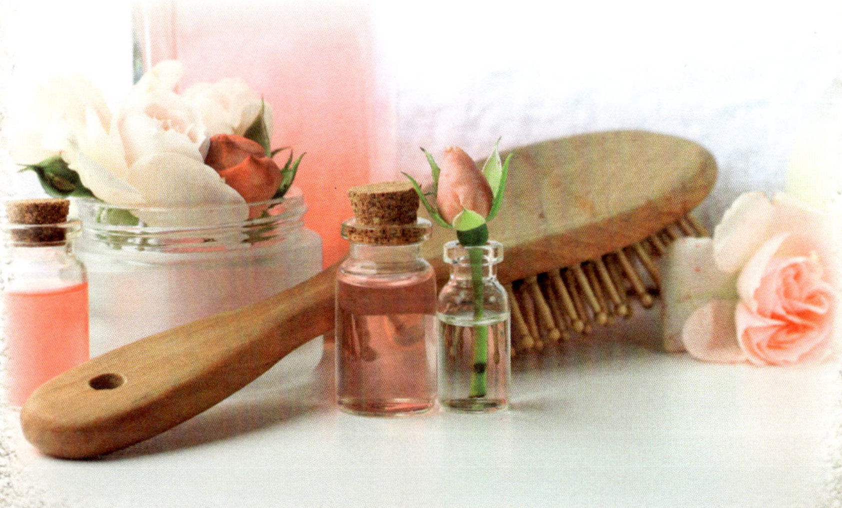

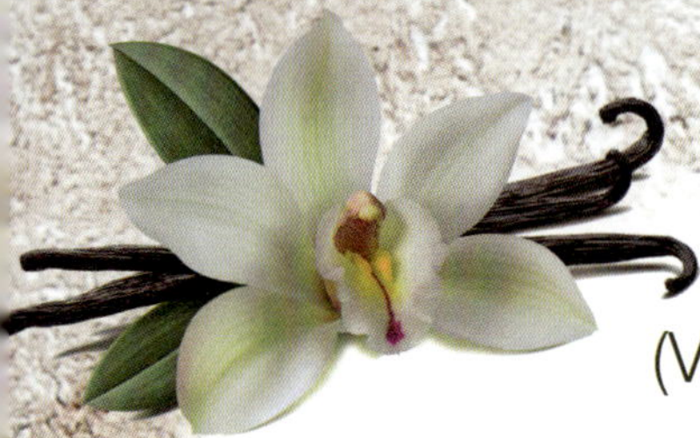

Vanille
(Vanilla planifolia)

Intention:
»Ich bin mir meiner selbst sicher, weil ich weiß, wer ich sein will.«

Themen:
Aphrodisiakum, Inspiration, Vertrauen, mütterliche Energie, Mutter, Kind, Sorgenfreiheit, Wärme, Schutz, Trost, Geborgenheit

Der balsamisch-süße Duft der Vanille ist wie ein sinnlicher Tanz, der dich in deine Mitte zu führen vermag und Erinnerungen an deine Kindheit weckt. Vanille gehört zur Familie der Orchideen und wurde bereits von den Azteken verwendet, um Speisen zu würzen. Ganz gleich, wie wir ihre heilsamen Duftnoten aufnehmen, sie öffnet das Herz, macht geschmeidig und fördert unseren Sinn für Kreativität.

Anwendung:
- **Inhalation:** Genieße die stimmungsaufhellende Wirkung der Vanille, indem du ihren beruhigenden und besänftigenden Duft direkt aus den Handschalen tief in dich einströmen lässt.
- **Beauty:** Vanille und Copaiba lassen dich entspannt abtauchen. Gönne dir ein Bad mit Sahne, einigen Rosenblättern und den ätherischen Ölen.
- **Massage:** Genieße eine entspannende und aphrodisierende Massage mit Vanille und Kardamom in Mandelöl.
- **Tipp:** Bei Heißhungerattacken, die auf ein Bedürfnis nach Genährt- und Gehaltensein zurückzuführen sind, eignet sich die Vanille als Seelentröster. Wenn es um die Sehnsucht nach emotionaler Berührung geht, nimm gern die Orange als lichtvollen Helfer mit dazu.

Emotionale Wirkung:

Da viele von uns den Duft der Vanille bereits über die Muttermilch kennenlernten, assoziieren wir ihn seit dem Säuglingsalter mit Sicherheit, Geborgenheit und dem »Duft unserer Mama« – daher kann uns die Vanille helfen, unser Urvertrauen zu stärken (auch wenn wir nie gestillt wurden). Manchmal verlieren wir das Vertrauen ins Leben und sehen vieles nur noch aus einem Blickwinkel, der von Ängsten und Sorgen begleitet ist. Dieses fehlende Vertrauen äußert sich als Abhängigkeit von den uns umgebenden Menschen oder Umständen, statt bewusst und voller Integrität zu leben, wozu wir uns berufen fühlen. Ein tiefes Vertrauen in uns fördert immer das Vertrauen ins Leben, das uns Sicherheit schenkt. Wenn wir uns nicht gesehen, wertgeschätzt und gehalten fühlen, weil uns die Sicherheit uns selbst gegenüber fehlt, so kann uns der liebliche Duft dieser Schote in eine Aura der Geborgenheit und des Schutzes einhüllen.

Schattenaspekte:

Wenn wir den »Duft unserer Mama« nicht riechen können oder nicht mögen, kann dies darauf hindeuten, dass das Einheitsgefühl mit der eigenen Mutter fehlt, wir dadurch weder Grenzen wahren noch einnehmen können. Oft fällt es uns schwer, uns auf tiefere Beziehungen einzulassen, da uns die tiefe Bindung zur eigenen Mutter fehlt. Auch das Gefühl, etwas tun oder leisten zu müssen, um geliebt zu werden, kann sich hier zeigen.

Die Vanille spricht auch Menschen an, die sich nicht willkommen bzw. fremd in dieser Welt fühlen und den Schmerz des Sich-nicht-gesehen-Fühlens mit sich herumtragen. Oft liegt das daran, dass die Seele nicht vollständig inkarniert ist und der Mensch noch immer seinen Platz im Leben sucht. Häufig sind dann das Wurzel- und Sakralchakra getrennt, jene Energiezentren, die das materielle und genussvolle Leben ermöglichen, und dies verhindert, dass die Lebensenergie fließt.

Potenzialentfaltung:

Das Potenzial der Vanille liegt in ihrem fürsorglichen Aspekt, der uns als Menschen immer mehr ankommen lässt und uns daran erinnert, dass es sicher ist, uns einmal fallen zu lassen und uns in unsere eigene Obhut zu begeben. Denn möglicherweise fühlt sich ein hektisches und stressiges Leben so viel vertrauter an, als Körper, Geist und Seele ihre unabdingbare Ruhe zu gönnen. Der Duft der Vanille kann uns auch wieder unserer sinnlichen und verführerischen Seite näherbringen, die uns erlaubt, das Leben in vollen Zügen zu genießen. Nicht umsonst gilt Vanille als Aphrodisiakum.

Erfahrungsbericht:

»Der süßliche Geruch der Vanille, der für viele Menschen sehr angenehm ist, dringt mir unangenehm in die Nase. Ich beschließe dennoch, mich der Vanille zu nähern, und lasse mir Zeit beim Erspüren ihres Wesens. Im Gegensatz zu meiner Nase scheint sich mein energetischer Körper nicht an der unangenehmen Süße zu stören: Der Geruchsimpuls geht sofort in meine Füße. Dort verbreitet er ein angenehmes Kribbeln in den Zehen und ›zuckelt‹ dann weiter in Richtung Oberkörper. Ab der Hüfte und rund um den Solarplexus wird es angenehm warm. Auch auf meiner Herzrückseite ist die Ausbreitung der Vanille spürbar. Kribbelnd wandert sie weiter aufwärts in mein Scheitelchakra. Dort nehme ich ihren Eindruck noch lange wahr.

Ich finde es spektakulär, dass die Vanille so viel Angenehmes auslöst, obwohl ich sie im ersten Moment abgelehnt habe. Die Wärme im Solarplexus ist wirklich intensiv spürbar.« *Christiane*

Übung:

Diese Übung kann ein wunderbarer Weg sein, das Duftthema einschließlich seiner Schatten in dich zu integrieren. Empfehlenswert ist es, die Übung über mehrere Tage, im Idealfall über 30 Tage, anzuwenden.

Ziehe dich möglichst für einen Moment zurück, sodass du etwa fünf Minuten nicht gestört wirst, und nimm auf einem Stuhl oder Kissen Platz.

Nimm das Fläschchen der Vanille zur Hand, nimm einen tiefen Atemzug, frage deinen Körper, wo er mit ihr in Resonanz geht, und schenke dir 1–2 Tropfen des kostbaren Öls, indem du dieses auf deine linke Hand tropfen lässt. Aktiviere das Öl mit der rechten Hand, und führe deine Hände zu der Stelle deines Körpers, die mit der Vanille resoniert. Massiere die Vanille sanft ein, und nimm wahr, wie der Duft in deine Nase steigt.

Lasse deine Hände sinken, und stelle dir vor, wie der Bereich, auf den du das Öl aufgetragen hast, sanft durchwärmt wird. Es ist, als würde ein uraltes und sehr vertrautes Gefühl der Geborgenheit entstehen. Ein Gefühl, das Erinnerungen an Zeiten in dir auslöst, als du diese Geborgenheit bekamst, ohne sie einzufordern – bedingungslos und mit all der Liebe, die keinerlei Forderungen stellt. Lasse dich in dieses Gefühl ganz hineinziehen, und genieße diesen kostbaren Zustand.

Lenke nun deinen Fokus auf deinen Atem: Atme durch den Bereich ein, auf den du das Öl aufgetragen hast, und sende deine Ausatmung in den innersten Raum von Mutter Erde. Von dort aus führe deinen Einatemstrom herauf zu dem Körperbereich und weiter hinauf ins Universum. Vom Universum aus sende ihn wieder ausatmend zu der resonierenden Stelle und von dort aus hinab zum innersten Raum von Mutter Erde. Führe diese Atmung fort, und stelle dir vor, wie du die erdende Kraft der Erde und die öffnende und weitende Kraft des Universums durch deinen Atem in deinen Körper sendest. Diese Atmung führt dich in das Hier und Jetzt und ermöglicht dir, das Duftthema der Vanille vollständig in deinen Energiekörpern zu integrieren.

Stelle dir vor, wie die Vanille sich in deinen Energiekörpern und Zellen ausbreitet und eine Aura von Wohlwollen und Liebe hinterlässt.

Nimm dir so lange Zeit, wie es sich für dich gut anfühlt, und kehre anschließend ganz zu dir selbst zurück.

Notiere deine persönlichen Erfahrungen.

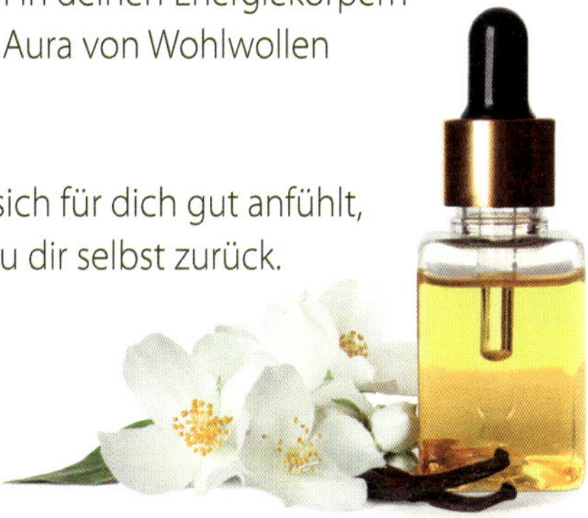

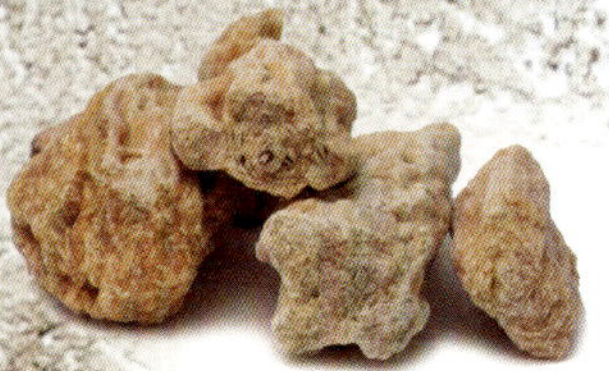

Weihrauch

(Boswellia carterii)

Intention:

»Wach und klar ruhe ich in mir und bin gehalten in der ewigen Schöpfung.«

Themen:

spirituelle Anbindung, hilft der Seele, ganz anzukommen, Salbungs- und Heilkraft, Gebet und Meditation, Zellregeneration, Harmonie, Vaterthemen

Wer Weihrauch das erste Mal als reines ätherisches Öl schnuppert, ist oft überrascht und beglückt zugleich. Ganz anders als der verräucherte Weihrauch erfreut uns das beinahe frische Aroma des Baumes. Gewonnen wird das Öl aus dem Harz des Baumes. Seit Tausenden Jahren ist der Weihrauch dem Menschen stets zu Diensten und erfährt auch heute in der modernen Forschung zu Recht viel Aufmerksamkeit. Hier nähert sich die Wissenschaft der Spiritualität an. Wir sind uns sicher, dass dies der richtige Weg ist. Die Natur ist perfekt, und in der Rückbesinnung auf unseren Ursprung liegt viel Heilungspotenzial. Was ätherische Öle so einzigartig macht, ist ihre vielfältige Biochemie. Diese nachzuahmen, kann der Wissenschaft immer nur bedingt gelingen. Daher ist unser eigener Zugang in das Reich der Pflanzen so wichtig. Wir sind Teil der Schöpfung. Und Heilung gelingt immer von innen nach außen. Du musst auch heil sein wollen, es dir erlauben und dich von chaotischen Energien befreien. Dann klärt Weihrauch deinen Geist und stärkt deinen physischen Körper bis in die kleinste Zelle hinein. Und so laden wir dich ein, es dir mit 1 Tropfen Weihrauch gemütlich zu machen und selbst in seinen heiligen Raum einzutreten. Sieh nach, welche Geschenke hier für dich bereitliegen. Das aufrichtende Aroma des Weihrauchs stärkt deinen Atem und öffnet dich sanft einem meditativen Zustand. In der Gegenwart des Weihrauchs fallen alte Anhaftungen ab, und du kannst dich (erneut) auf deine ursprüngliche Mission ausrichten.

Anwendung:

- **Inhalation:** Weihrauch holt dich genau dort ab, wo du stehst, schafft eine sofortige Anbindung an dein Höheres Selbst und schenkt Vertrauen in deinen Weg. Damit ist er perfekt für Meditationen mit Ausrichtung auf den höchsten Punkt allen Seins geeignet. Weihrauch klärt deinen Geist und hebt die Schleier deiner Wahrnehmung.
- **Beauty:** Weihrauch ist in Verbindung mit Sandelholz sehr hilfreich, um jugendlich frisch zu bleiben. Massiere ihn zur Unterstützung eines klaren Blicks auch gern in einer liegenden Acht klopfend um deine Augen herum ein.
- **Bad:** Genieße das Gefühl des himmlischen Getragenseins in einem Bad mit Weihrauch. Du wirst erfrischt wie nach einem Waldspaziergang der Wanne entsteigen. Setze vorab gern die Intention, dich von alten Anhaftungen lösen zu wollen. Das können auch innere Verstrickungen sein, die dich an deiner Weiterentwicklung hindern.
- **Massage:** Eine Massage mit Weihrauchöl ist ohne Frage ein himmlisches Vergnügen. Trage Weihrauch gern auch bewusst auf deine Chakras auf.
- **Kombination:** Mit Weihrauch wird jeder Duft zu einer Offenbarung. Nutze zur besseren Ausdehnung gern zusätzlich Eukalyptus. Für tiefen Schlaf gib Lavendel dazu.

Emotionale Wirkung:

Je nach Art des Weihrauchs und seiner biochemischen Verbindungen wirst du Tiefe und Erkenntnis erfahren. Teste für Meditationen auch unbedingt den heiligen Weihrauch. Er ist als Boswelia sacra bekannt. Weihrauch befreit dich von negativen Gefühlen und Glaubensmustern, die dich klein- und unterdrückt halten. Wenn du diese Verleugnung erkennst und dich von ihr befreist, werden sich auch deine Zellen »reprogrammieren« können. Das kosmische Licht kann dich besser durchdringen und nähren. In der meditativen Einkehr und heilsamen Anwendung des Weihrauchs schaffst du auch auf der körperlichen Ebene Raum für Regeneration. Es versteht sich von selbst, dass dein Leben sich grundsätzlich mehr auf Einheit und Harmonie ausrichtet, je tiefer du dich liebst und verbunden mit allem fühlst. Das spiegelt sich dann in deinen Beziehungen und in allem, was du zu dir nimmst, wider. In einigen Gegenden der Welt wird das Harz des Weihrauchs übrigens gekaut und hat so einen zusätzlichen positiven Effekt auf den Körper.

Schattenaspekte:

Weihrauch wird oft mit väterlichen Themen in Verbindung gebracht, aber auch mit religiösen Erfahrungen. Es gibt Menschen, denen wird regelrecht schlecht beim Geruch von Weihrauch. Ein Mann erzählte mir, Corinna, dass er als kleiner Junge an einigen Sonntagen in der Kirche sogar ohnmächtig wurde. Jedes Mal wurde er jedoch von seinen autoritären Eltern genötigt, den Gottesdienst erneut zu besuchen. Wir wissen nicht, was genau in ihm vorging, aber eines ist klar – das ätherische Öl des Weihrauchs brachte ihn hier dem Frieden und der Aussöhnung mit seinem Vater näher. Das ätherische Öl entfaltet sich im Vergleich zur Räucherung anders und kann so neue Zugänge schaffen. Menschen, die Missbrauch durch Religionsvertreter erfahren haben, werden möglicherweise einen großen Bogen um Weihrauch machen wollen. Wenn dir Schuld auferlegt wurde, so kann Weihrauch dich dabei unterstützen, diese alten Anhaftungen zu lösen und dich zu deiner wahren Größe zu erheben. Du kannst die Abkehr von dir selbst beenden und dich wieder ganz deiner Seele zuwenden.

Potenzialentfaltung:

Weihrauch unterstützt dich in der Hingabe und im Vertrauen. Er stärkt deinen Glauben an dich und versichert dir dein Gehaltensein in Gott. Mit dieser Unterstützung aus höheren Ebenen wächst dein Vertrauen in dich selbst. So gelingt es dir noch leichter, dich über dein Herz in die Welt hinein auszudehnen und deine Ideen Wirklichkeit werden zu lassen.

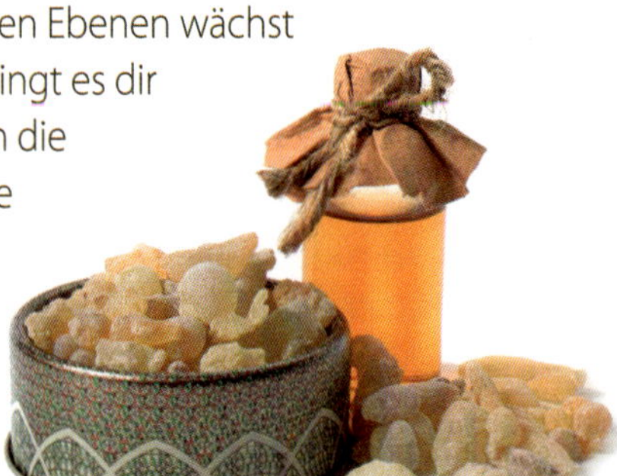

Übung: Innere Einkehr

Spüre in der Meditation, wie sich dein Lichtkörper immer weiter ausdehnt und alles von dir abfällt, was dich klein- und gefangen halten will.

Erfahrungsberichte:

»Ich habe seit der Schwangerschaft mit meinem Sohn vor acht Jahren nicht mehr durchgeschlafen. Mein Rücken schmerzte häufig, jede Kleinigkeit, jedes Umdrehen im Bett hat mich geweckt, der Schlaf war unruhig und ich gerädert am Morgen. Ich war trotz ausreichender Schlafdauer jeden Tag müde. Was für eine Überraschung, als ich zu einem ›Wellness@Home‹-Abend Weihrauch in meine Nachtcreme mischte! Ein Tropfen Öl, der mein komplettes Schlafverhalten um 180 Grad gewendet hat. Ich habe durchgeschlafen und zunächst an einen Zufall geglaubt. Aber es war kein Zufall, es klappt jede Nacht! Was für ein kraftvolles Öl, das mich so zur Ruhe kommen lässt und innere Zufriedenheit erzeugt. Ich schlafe seitdem nicht mehr ohne Weihrauchöl!«
Heidi

»Weihrauch war für mich eine der schönsten spirituellen Verbindungen, die ich je hatte. Ich trug es einige Nächte lang auf meine Füße auf. Innerhalb von drei bis vier Tagen machte ich eine tiefe Transformation im Schnelldurchgang durch. Wenn ich Weihrauch zudem auf mein Scheitelchakra gebe, bin ich sofort verbunden mit der göttlichen Energie. Ich bin komplett ›connectet‹ nach oben und nach unten. Das ist für mich wichtig, weil mir oft die Erdung fehlt. Durch diese Erfahrung und tiefe Arbeit mit dem heiligen Öl konnte ich viel Halt finden. Die Balance zwischen Himmel und Erde war somit ausgeglichen. Ich hatte eine Konstante gefunden zwischen beiden. Loslassen konnte ich Ängste in Bezug auf Verlust, Existenz und Mangeldenken. Ein Fundament von Stärke, Kraft und Ausdauer machte sich breit und hält bis heute. Weihrauch gibt mir immer das, was ich gerade brauche, in all meinen Lebenslagen. HERRLICH!« *Natascha*

Notiere deine persönlichen Erfahrungen.

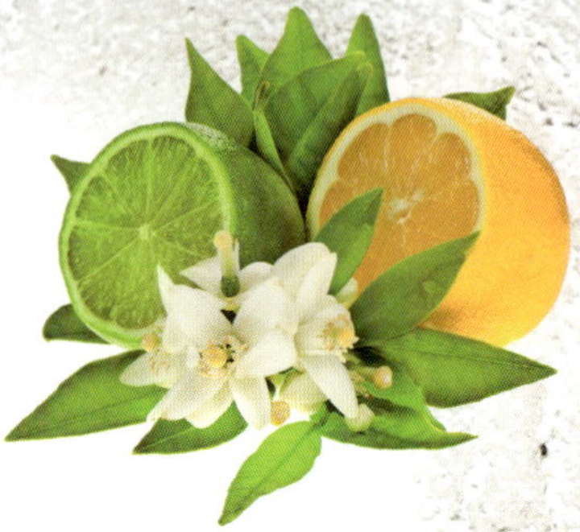

Zitrone

(Citrus limon)

Intention:

»Ich wende mich meinem inneren Licht zu und erstrahle im Licht meiner eigenen Wahrhaftigkeit.«

Themen:

Klarheit, Fokus, Licht, sich dem Licht zuwenden, Yang-Prinzip (Orange = Yin), Aurafeld reinigen und zum Strahlen bringen, Verhärtungen der Seele klären, Immunsystem stärken

Zitrone ist eine Lichtmacherin. Nimm 1 Tropfen Zitrone, und schon entspannt sich alles in dir. Zitrusdüfte haben international die größte Akzeptanz. Das mag sicher daran liegen, dass wir alle auf die Sonne ausgerichtet sind und ihre helle Kopfnote fast jedem Menschen ein Lächeln ins Gesicht zaubert. Jede Kultur hat ihre bestimmte Vorliebe für Düfte – Zitrone vereint uns alle.

Anwendung:

- **Inhalation:** Habe immer ein Fläschchen Zitronenöl auf deinem Schreibtisch für etwas Extra-Motivation im Laufe des Tages und zur gesunden Steigerung deiner Konzentration.
- **Beauty:** Gib Zitrone für mehr Frische auch in dein Duschgel. So beginnt der Tag gleich fröhlich duftend. Perfekt in jedem Detox-Programm.
- **Haarpflege:** Gib etwas Zitronenöl in dein Shampoo für einen besonders frischen Duft und weiches, glänzendes Haar. Es spendet der Kopfhaut Feuchtigkeit.
- **Massage:** Massiere deine Fußsohlen mit Zitrone. Sie werden geschmeidig werden, und dein gesundes Immunsystem erfreut sich am kraftvollen Öl. Beachte beim Auftragen auf die Haut, dass reine, unverfälschte Zitrusöle fotosensitivierend sind. Gehe danach besser nicht in die direkte Sonne. Das könnte zu Flecken

auf der Haut führen. Es sind übrigens genau die lichtempfindlichen Furocumarine, die innerlich das Licht bringen. Mitunter werden in der Kosmetik diese Stoffe entfernt. Das hat den Vorteil, dass Cremes nicht mehr fotosensitivierend sind, jedoch begrenzt es die stimmungsaufhellenden Eigenschaften.

- **Kombination:** Genieße in der Verbindung mit Pfefferminze den »Hallo wach!«-Effekt.

Emotionale Wirkung:

Die Zitrone erreicht die analytische Hälfte unseres Gehirns und hilft, unseren Fokus auf das zu lenken, was wichtig ist, und die Energie vom Unwichtigen abzuziehen. Zitrone kann auf diese Weise Frische, Freude und Leichtigkeit in uns aktivieren, weil sie uns auf sanfte Weise motiviert, unserem inneren Licht zu folgen. Immer der Freude nach!

Schattenaspekte:

Der Schatten der Zitrone kann darauf hindeuten, dass das Licht schwer empfangen werden kann, das das Leben selbst erzeugt. Dies kann bedeuten, lieber in Traurigkeit, Frustration oder Einsamkeit zu leben und der inneren Leere viel Raum zu geben, anstatt diese mit lebensbejahenden Kräften zu füllen. Oft herrschen Schuldgefühle, Verzweiflung und Wut sowie weitere niedrig schwingende Zustände vor, weil wir das Leben nicht annehmen wollen, so, wie es ist. Jedoch ist dies der erste Schritt, um zu erkennen, wer und was wir sind. Mit der Zitrone fällt es uns auch leichter, Dankbarkeit, Freude und Leichtigkeit zu entwickeln, was uns helfen kann, mehr innere Freiheit zu erlangen.

Potenzialentfaltung:

Wann immer du deine Erdung als herausfordernd empfindest, probiere, dich von deinem Herzen aus über deine Kehle hin zum Stirnchakra und über den Scheitel zu »verwurzeln«. Von dort aus atmest du zurück über deinen Herzraum hinunter in dein Becken und durch deine Füße bis hinein in deinen Erdenstern, etwa 30 Zentimeter unter deinen Füßen.

Wenn du zu diesen luftigen Menschen gehörst, dann wirst du unmittelbar feststellen, dass das Vertrauen und die Anbindung an das Leben so leichter fallen können. Und die Zitrone bringt Licht und Leichtigkeit, aber auch eine gute Zentrierung mit sich.

In der Kombination mit erdenden Ölen wie den Baumölen gelingt es jedoch oft nachhaltiger, sich zu erden. Du kannst diese Öle auch wunderbar auf deinen unteren Rücken auftragen und durch die Berührung zeitgleich den Fokus verstärken. Du stellst dich somit in die Kraft z. B. der Nadelhölzer, nutzt den Schutzraum des Wacholders, die Zuversicht von Angelika und den entspannenden und herzöffnenden Effekt von Ylang-Ylang.

Tipp: Durch seine Kopfnote kann Zitrone die Brücke sein, wenn ein anderes Öl nicht gemocht wird.

Erfahrungsbericht:

Judith war auf einem Öle-Seminar und hat sich damals intuitiv für Zitrone entschieden. Es gingen einige Öle im Kreis der Teilnehmenden herum, und es ist immer wichtig, auf die innere Stimme zu hören. Unser Körper und unsere Seele sind weise und wissen oft, was wir benötigen. Judith schilderte im Folgenden sehr eindrücklich ihre Erfahrung mit diesem lichtvollen Pflanzenhelfer. Was es für sie besonders machte, war die anschließende Kombination mit einer Ätherische-Öle-Mischung zur Erdung*: »Ich habe erst 1 Tropfen Zitrone verwendet und dann fünf Minuten später 1 Tropfen der Ätherische-Öle-Mischung ›Erdung‹, und das war einfach der Knaller. Ich kann gar nicht richtig in Worte fassen, was in dem Moment in mir passiert ist, als ich mir diesen Tropfen Zitrone schenkte und den Duft in meinen Händen an meine Nase führte und tief eingeatmet habe. Das hat spürbar sofort ab dem Herzen nach oben hin eine Art Lichtschalter umgelegt. Und der größte Effekt war, dass ab dem Hals und dem Dritten Auge nach oben hin alles freigeräumt oder sogar -gesprengt wurde. Ich war erstaunt,

---

* Mischung zur Erdung: Tanne, Fichte, Kiefer, Zedernholz, Angelika, Wacholder, Ylang-Ylang.

dass die anderen im Kreis sich nicht über diese kraftvolle Detonation gewundert haben, denn sie lief scheinbar still ab. Und plötzlich war ich komplett nach oben verbunden. Das war ein sehr intensives und strahlendes Gefühl. So hell und so klar und sehr berührend. Fünf Minuten später hat die Mischung zur Erdung den Weg nach unten frei gemacht. Ich war nie zuvor in meinem Leben so krass aus- und aufgerichtet und verwurzelt wie in diesem Moment. Diese Erfahrung mit der Zitrone werde ich nie vergessen.«

Das Beispiel von Judith zeigt, dass sich manche Menschen erst nach oben hin verbinden, um sich dann über das Herz hin nach unten erden zu können. Manchmal braucht es erst den freien Energiefluss nach oben. Gerade sehr empathischen und vorsichtigen Menschen hilft im ersten Schritt die Ausrichtung und Anbindung nach oben, um sich später vertrauensvoll nach unten verbinden zu können.

Notiere deine persönlichen Erfahrungen.

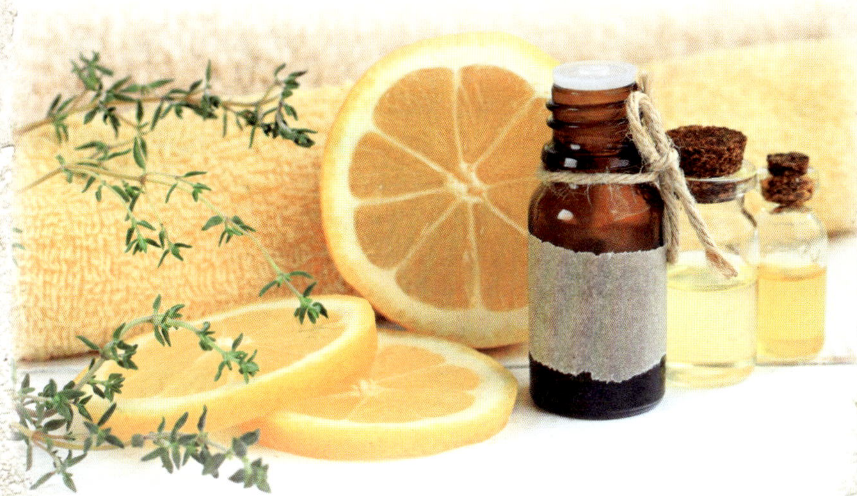

Wie intuitive Öle-Arbeit funktioniert – ein Erfahrungsbericht

In der intuitiven Öle-Arbeit geht es darum, dir darin zu vertrauen, dass das richtige Öl zu dir findet. Dörte berichtet dir hier von ihrem Thema mit Autoritäten und wie ein Öl ihr dabei geholfen hat, dieses aufzulösen. Du wirst erstaunt sein.

»Mein erstes Erlebnis mit ätherischen Ölen hatte ich auf einer Fortbildung für Physiotherapeuten. Ich habe als erstes Öl Koriander in die Hand bekommen. Plötzlich saß ich kerzengerade, habe alle Sinne geöffnet, war so etwas von präsent und wirklich offen. Es war klar, über ätherische Öle wollte ich mehr erfahren.

Eines der stärksten Erlebnisse für mich war der Besuch bei einem Heilpraktiker, der mir helfen sollte, mein Selbstwertgefühl zu stärken. Ich machte mich oft klein. Gerade in hierarchischen Strukturen wie im Job merkte ich, dass ich mich gegenüber meiner Chefin nicht traute, den Mund aufzumachen. Nach meiner Schilderung stand der Heilpraktiker auf und holte ein Öl. Es hat so jämmerlich schrecklich gestunken, so einen Gestank habe ich bei einem Öl bis heute nie wieder gerochen. Die offensichtliche Frage war: ›Bin ich mutig und stelle mich dem oder nicht?‹ Ich war mutig, steckte mir die Flasche mit einigen Tropfen des Öls in die Tasche und fuhr mit dem Fahrrad nach Hause. Und schon auf dem Weg von Berlin-Mitte nach -Zehlendorf merkte ich, wie sich etwas veränderte. Ein paar Blockaden fielen von mir ab, und ich wurde spürbar selbstsicherer. Und es wurde noch intensiver: Als mich am Abend ein Freund anrief, der mir sonst immer ›das Ohr abquatschte‹, bei dem ich also nie zu Wort kam, dominierte ich zum ersten Mal das Gespräch. So ging das immer weiter, und es hat mich sehr verändert.

An dem Abend roch das Öl für mich schon wesentlich besser, und nach ungefähr einer Woche konnte ich es wirklich gut riechen. Das

Spannende war, dass der Kollege sich sogar vergriffen hatte. Er wollte mir eigentlich die Pfefferminze geben, hatte mir aber Zitronengras gereicht. Ich mag das Öl heute sehr. Die erste Begegnung und das, was daraus folgte, war für mich ein wesentliches, veränderndes Erlebnis.

Ich arbeite seither gern mit Ölen, weil sie mir vieles spiegeln, weil sie mir ein Gegenüber sind, durch das ich etwas über mich erfahre und über mein Potenzial. Und sie sind immer da und so vielfältig in der Anwendung. Und meist erfreut der Duft in seiner Schönheit die Menschen.«

Wie du siehst, kann auch ein Öl wie Zitronengras dich in die klare Ausrichtung führen. Daher vertraue immer auch der Intuition, und ziehe von Zeit zu Zeit spielerisch mit geschlossenen Augen ein Öl zu Themen, die dich bewegen. Durch diese Offenheit wirst du in kürzester Zeit einen reichhaltigen Schatz an eigenen Erfahrungen und Geschichten sammeln.

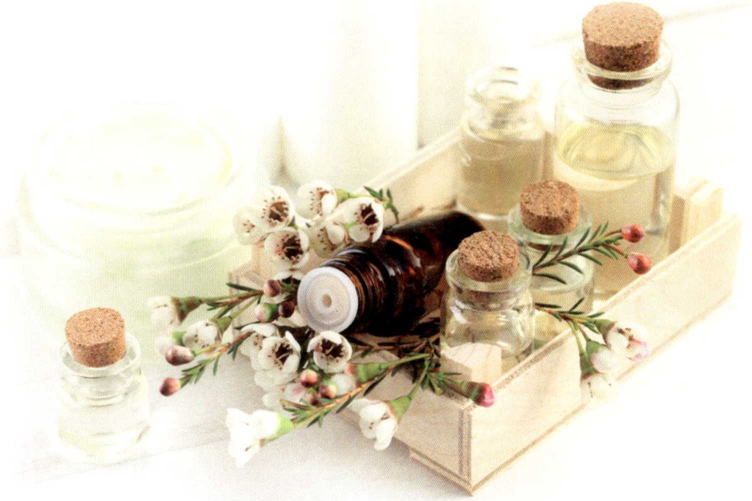

Mit ätherischen Ölen spirituell wachsen

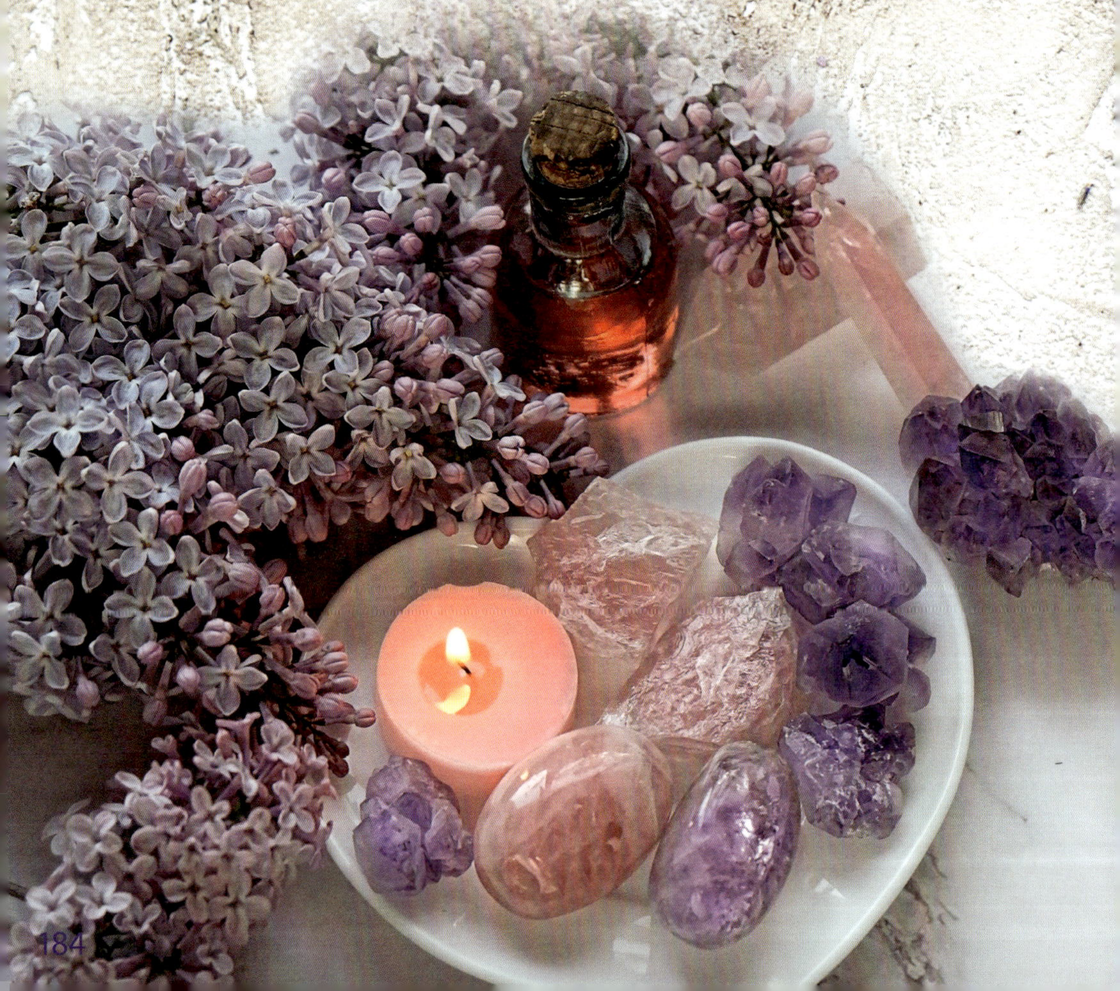

Mondläufe und die Weisheit der Öle

Schon immer kreierten die Menschen, inspiriert von der Kraft des Mondes, Rituale, Kalender und auch Feste, die teils bis heute Bestand haben. Der Mond hat nicht nur Einfluss auf die Gezeiten, sondern auch auf uns, unseren Biorhythmus, unsere Kreativität und Gefühlswelten. So ist sein Rhythmus ein exaktes Abbild dessen, wie wir uns als Mensch entwickeln, vor allem in emotionaler Hinsicht. Es gibt vier wichtige Mondphasen, durch die uns ätherische Öle auf wundersame Weise begleiten können:

Neumond

Zu Neumond steht der Mond so zwischen Erde und Sonne, dass er kein Sonnenlicht reflektiert, wodurch wir den Mond nicht sehen, jedoch stark spüren können. Seine Neugeburt bringt etwas Neues in unser Feld. Ein neuer Zyklus kann beginnen. Deshalb gilt der Neumond auch als Manifestationsmond. In dieser Zeit ist es wunderbar, sich auszurichten, neue Projekte zu planen und sich neue Ziele zu setzen. Auch unsere Träume erhalten die Chance, durch die Kraft des neuen Mondes energetisiert zu werden. Wir brauchen die Chancen also nur zu nutzen und uns zu überlegen, was es zu erneuern gilt, damit wir uns freier, lebendiger oder auch vitaler fühlen können.

Unterstützende Öle für den Neumond:

Lavendel: Man sagt: Veränderung beginnt im Kopf. Lavendel kann uns helfen, destruktive Gedanken zu beruhigen, Zweifel und Ängste nehmen und den Weg freimachen für ruhige und fließende Gedanken, aus denen heraus wahrlich Schöpferisches entstehen darf. Lavendel eignet sich wunderbar, um es auf den Scheitel, den Nacken und ebenso auf die Schläfen aufzutragen.

Cistrose: Dieses Öl kann uns bei der Umsetzung unserer Visionen dienlich sein. Durch seinen sinnlichen Duft können wir noch tiefer in unser Unterbewusstsein eintauchen, visualisieren und unser Leben kreieren. Denn das

Äußere erschaffen wir zuerst im Inneren. Die Cistrose wirkt stark herzöffnend und zieht uns förmlich nach innen, indem sie uns in eine sanfte Aura von Liebe und Fürsorge einhüllt.

Zypresse: Sie ist als Baum der Ewigkeit bekannt. Kathedralen und Sarkophage wurden aus ihrem harten und langlebigen Holz erbaut. Da sie das ewige Leben symbolisieren, sind Zypressen häufig auch auf Friedhöfen zu finden. Die Zypresse ist auf der seelischen Ebene ein sehr wertvolles Öl, denn es kann helfen, unsere Vorhaben mit Leben zu füllen. Zudem kann es bei Übergängen unterstützen und helfen, Trauer zu bewältigen. Sobald wir das Gefühl haben, nicht im Fluss zu sein, bringt Zypresse die gewünschte Bewegung.

Thymian: Das Öl des Mutes und der Aufrichtigkeit kann uns dabei unterstützen, jegliche Selbstzweifel zu überwinden und groß zu träumen, diese Träume jedoch auch Wirklichkeit werden zu lassen. Dieses Kraut stärkt unseren Ausdruck und kann auf diese Weise helfen, unsere Wahrheit zum Ausdruck zu bringen. Thymian ist ein sehr wohlwollendes ätherisches Öl, dem schon seit dem Altertum viele Heilkräfte nachgesagt wurden.

Kleine rituelle Anwendung der Neumond-Öle:

Visualisiere dein Ziel, das du für diesen Neumond setzen möchtest. Das kann ein realistisches Ziel sein, das du innerhalb dieser Mondphase erreichen, oder auch eine Vision, die du nun nach und nach in den Raum der Möglichkeiten holen möchtest. Wenn du magst, kannst du dein Ziel auch notieren. Falls Gedanken wie »Ich kann das nicht« oder »Wie soll ich das bewerkstelligen« auftauchen, wisse: Auch die leisesten Zweifel können Gefährten hin zum inneren Wachstum sein.

Trage ein wenig Lavendelöl auf die linke Handfläche auf, aktiviere das Öl mit der rechten Handfläche, und verteile es im Bereich deines Kopfes wie im Nacken, auf den Schläfen und am Hals. Nimm wahr, wie alle destruktiven Gedanken sich beruhigen und du nur dem Rhythmus deines Atems folgst.

Trage nun etwas Cistrose auf deine Herzgegend auf, und inhaliere den Duft dieses alten biblischen und visionären Öls aus deinen Handflächen, während du so lange wie möglich versuchst, dein Ziel oder deine Vision in klarster und positivster Form zu visualisieren. Je länger du den fokussierten und klaren Visualisierungsprozess aufrechterhalten kannst, desto besser. Halte danach kurz inne, und schaue, wie es dir nun geht – du wirst sicher schon eine Veränderung wahrnehmen können.

Nun ist es Zeit, das Öl des Fließens, die Zypresse, aufzutragen. Gib jeweils 1 Tropfen auf deine Fontanelle, deine Schultern, deine Magengegend und deine Füße, um dich auszubalancieren. Spüre dabei den Sog nach vorne, hin zu deinem Vorhaben. Gib diesem Gefühl Raum, und spüre ihm nach. Dein Ritual ist damit beendet.

Wenn dir auf deinem Weg Zweifel begegnen, dann greife zu Thymianöl, vernebele es, inhaliere es aus der Flasche, oder trage es auf die Fußsohlen auf, und wiederhole das kleine zuvor beschriebene Ritual.

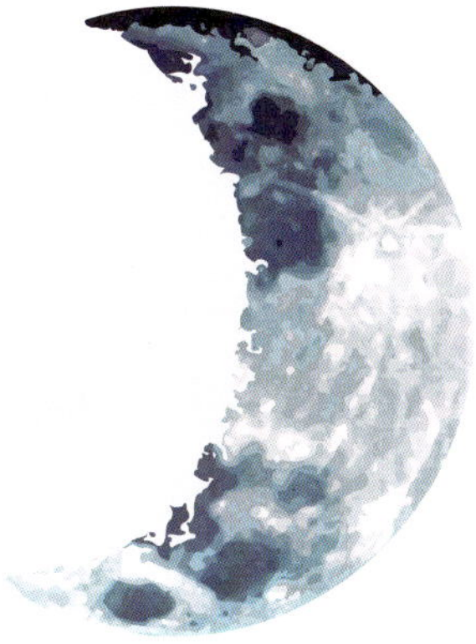

Zunehmender Mond

In der Phase des zunehmenden Mondes nimmt das Licht zu, und die Zeichen stehen auf Wachstum. Wir können nun besonders gut Veränderungen zulassen, einen Richtungswechsel vornehmen und erkennen, wie sich unsere Manifestationen, die wir zuvor zu Neumond geformt haben, nach und nach offenbaren. Achte darauf, was du konsumierst. Nicht nur die physische Nahrung, sondern auch geistige Nahrung wie etwa Gespräche, Filme, Bücher oder auch Orte können uns nähren oder eben auch schwächen. Bei zunehmendem Mond sind wir äußerst empfänglich für die Informationen, die uns erreichen.

Unterstützende Öle für den zunehmenden Mond:

Nelke: Das Öl der Kraft und der Wärme kann unsere Antriebskraft stark in Gang setzen und uns munter und bereit für neue Erfahrungen machen. Wenn wir durch äußere Umstände die Quelle der Kraft in uns selbst verloren haben, kann Nelke Lustlosigkeit in schöpferische Energie, mentale Unklarheit in fokussierte geistige Klarheit und das Gefühl von Unsicherheit sowie Starre in ein großes Abenteuer verwandeln.

Ingwer: Es ist das Öl der Mitte. Ingwer macht Lust auf mehr und kitzelt jene Möglichkeiten hervor, die wir oft nicht sehen, da wir uns nicht zutrauen, sie erfahren zu dürfen. Dabei nimmt uns Ingwer an die Hand und flüstert uns stets zu, dass wir uns jederzeit nehmen dürfen, wonach uns der Sinn steht. Ingwer kann Furcht, Antriebsschwäche und Mutlosigkeit in ihr Gegenteil verkehren. Unsere Kraft wird wiederhergestellt, und der innere Reichtum kann wieder wahrgenommen werden.

Muskatellersalbei: Das Öl der Klarheit kann uns helfen, seelische Anspannung zu lösen, da es direkt auf das zentrale Nervensystem einwirkt. Die Botschaft von Muskatellersalbei lautet: »Wage mutige Schritte ins Unbekannte!« Innere Prozesse können mit diesem Öl leichter vollzogen, Transformationen initiiert und kreative Eingebungen gefördert werden.

Kleine rituelle Anwendung der Öle der zunehmenden Mondphase:

Nimm dir Zeit, ziehe dich für einen Moment zurück. Trage zuerst etwas Nelke (am besten direkt) auf deine Fußsohlen auf, und reibe beide Füße aneinander. Nimm den wärmenden Duft wahr, und spüre, wie die Hitze des Öls deine Emotionen berührt. Gibt es Emotionen, die du festhältst? Lasse sie raus! Und zwar jetzt! Bringe Bewegung in deinen Körper, atme tiefer und schneller. Wenn du schreien willst, schreie. Wenn du um dich schlagen willst, schlage um dich. Wenn du weinen willst, weine. Gehe mit der Nelke also tief in das Feld der Emotionen, die du oft nicht zu fühlen wagst. Sei mutig!

Nun trage 1 Tropfen Ingwer um den Bauchnabel herum (möglicherweise verdünnt) und 1 Tropfen Muskatellersalbei auf dein Herz auf. Lege deine linke Hand auf dein Bauchzentrum und deine rechte Hand auf dein Herz. Atme. Lasse die Energien der Klarheit, der Ruhe, aber auch des Mutes in dir fließen, während du sanft atmest und spürst.

Dies ist eine wunderbare Übung, die du für mehrere Tage jeweils am Morgen als emotionales Detox-Programm durchführen kannst.

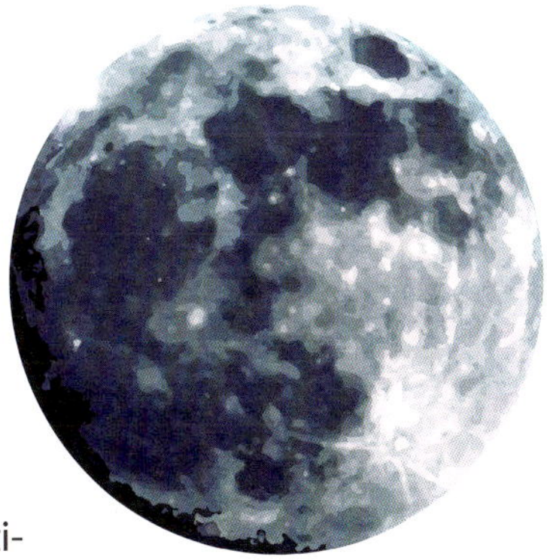

Vollmond

Während der Vollmondphase stehen Sonne und Mond einander gegenüber, und das Licht der Sonne wird vom vollen Mond reflektiert. In dieser Phase dringt vermehrt Licht in das Unbewusste. Das kann dazu führen, dass uns das, was häufig im Verborgenen liegt, einschließlich all unserer Schatten und Leiden, bewusster wird. Unsere negativen Emotionen und Gefühle sind in dieser Zeit besonders präsent, weshalb wir anfälliger für Stimmungsschwankungen und innere Unruhe sind. Doch zugleich kann uns der Vollmond zeigen, welche Potenziale wir freizulegen bereit sind, wenn wir uns mutig unseren inneren Blockaden stellen, uns selbst reflektieren und die Polaritäten in die Einheit führen.

Unterstützende Öle für den Vollmond:

Weihrauch: Das Öl der Göttlichkeit und der Spiritualität kann uns das Licht im Inneren sein, das uns sanft an die Hand nimmt und uns führt. Sobald wir einen Tropfen Weihrauch auf dem Körper auftragen, z. B. auf unser Drittes Auge, öffnet sich ein heiliger Raum, der es uns ermöglicht, unserem »Sinn« nachzuspüren und auf unsere inneren Impulse zu vertrauen.

Ylang-Ylang: Es ist das Öl des Ausgleichs und der Verbindung männlicher und weiblicher Energien. Nutze dieses kostbare Blütenöl, um den Raum zum Unbewussten mühelos zu erreichen. Denn es beflügelt nicht nur deine Fantasie, sondern auch dein Herz, sich einzulassen auf das größte Abenteuer deiner Existenz. Durch seine ausgleichenden Eigenschaften, die unsere passiven und aktiven Kräfte vereinen, können wir in die Einheit mit dem finden, was wir schon immer waren.

Wacholder: Es ist das Öl des Schutzes und der inneren Entgiftung. Besonders kraftvoll wirkt dieses magische Öl, wenn wir es während der Vollmondphase in unsere Aura streichen oder ein Aura- und Raumspray kreieren. Denn schon zu Zeiten der Germanen galt es als Beschützer vor negativen Energien, die sich auch in Form innerer Dämonen zeigen können. Wir gelangen durch Wacholder leichter in unsere inneren Welten und fühlen uns getragen und geschützt, wenn es um seelische Herausforderungen geht.

Kleine rituelle Anwendung der Vollmond-Öle:

Streiche Weihrauch beginnend am Dritten Auge hinauf zum Haaransatz, um den geistigen Raum zu eröffnen. Lasse die Seele des Weihrauchs auch deine Aura einnehmen, indem du das Öl sanft in den Händen verreibst und in deine Aura streichst. Spüre, wie dich die feine Energie mit deinem Höheren Selbst verbindet.

Trage nun Ylang-Ylang auf dein Herz auf, lege deine Hände auf dem Herzen ab, und atme den wunderbaren Duft dieses üppigen Blütenöls ein. Stelle dir vor, wie sich dein weiblicher und dein männlicher Anteil in deinem Herzen begegnen. Es kann sein, dass die Visualisierung seine Zeit braucht, dann schenke dir diese Erfahrung, bis beide Anteile miteinander eins werden können.

Nutze nun das Öl des Wacholders, indem du dir erlaubst, dir ein aktuelles »Schmerzthema« bewusst zu machen. Rieche an dem Öl, und fühle in deinen Körper hinein, wo es aufgetragen werden möchte. Reibe diese Stelle sanft mit Wacholder ein, und stelle dir vor, wie die Seele dieser Pflanze dich reinigt, klärt und dir hilft, den Schmerz loszulassen.

Reibe anschließend noch einmal deine Hände aneinander, um den Duft dieser drei Öle zu intensivieren, und halte deine Handflächen vor deine Nase. Nimm dir, solange du möchtest, Zeit, zu fühlen, was die Seelen dieser Pflanzen mit dir machen.

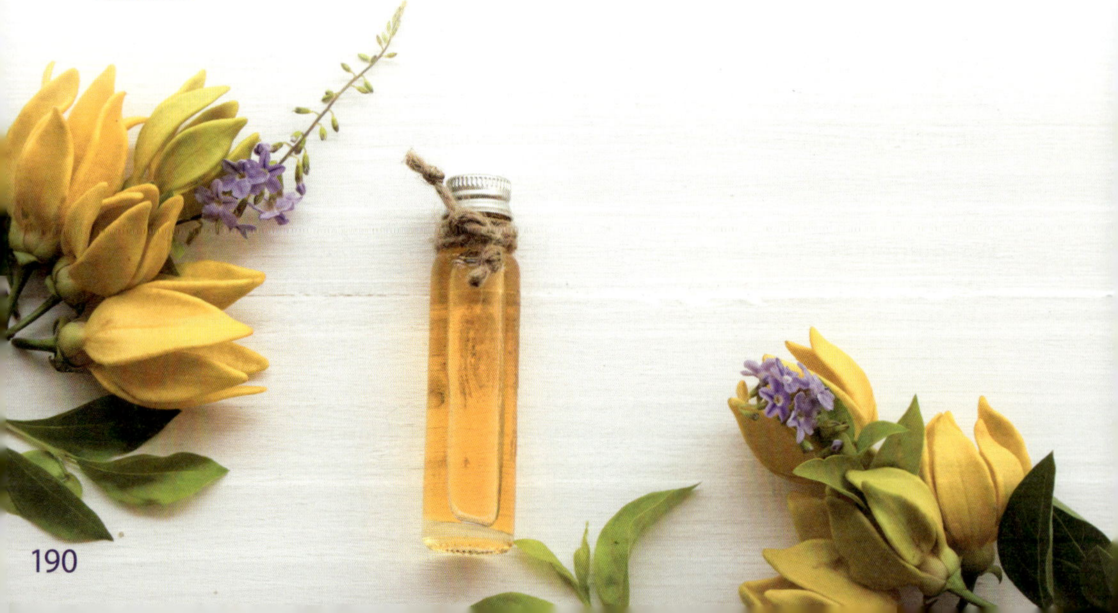

Abnehmender Mond

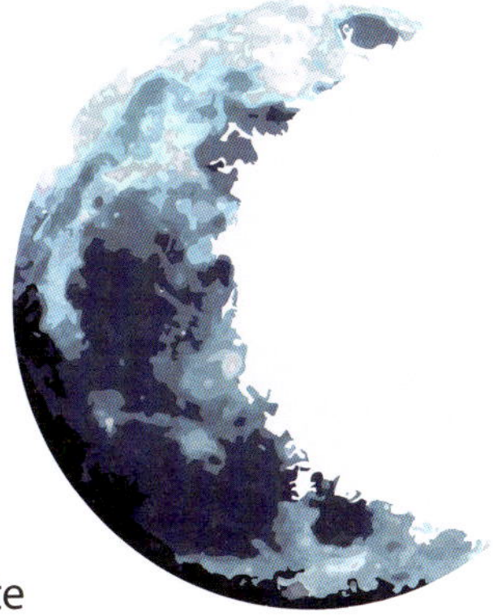

Die Phase des abnehmenden Mondes ist eine Zeit des Abschieds, hier geht es ums Loslassen und Bereinigen dessen, was war. Die abnehmende Mondphase offenbart uns daher das Geschenk der inneren Reinigung, besonders auf der emotionalen und körperlichen Ebene – die einander bedingen. Sonne und Mond sind wieder näher beieinander, daher können nun scheinbar gegensätzliche Kräfte erneut vereint werden. Häufig wird uns in dieser Phase bewusst, welche Chancen es gibt, wenn wir alle Möglichkeiten betrachten. Die abnehmende Mondphase kann hin und wieder herausfordernd sein.

Unterstützende Öle für den abnehmenden Mond:

Salbei: Dieses reinigende und vor allem auf die Atmosphäre positiven Einfluss nehmende Öl kann Anhäufungen negativer, unerwünschter Energien ausleiten. Die Römer nannten Salbei auch »herba sacra«, was »heiliges Kraut« bedeutet. Salbei erschafft eine harmonische und befreite Umgebung in uns und unserem Umfeld. Jedoch stärkt es auch das Gedächtnis, was gerade während einer abnehmenden Mondphase von Vorteil sein kann.

Bergamotte: Es ist das Öl des Optimismus. Es hilft, jeglichen Loslösungsprozess anzunehmen und die damit einhergehenden Gefühle wie Trauer, Verzweiflung, Wut und Angst zu transformieren. Bergamotte hat zudem wie alle Zitrusöle einen sehr erhebenden Aspekt, bewirkt jedoch auch, dass wir wunderbar schlafen können, da es beruhigend wirkt.

Blauer Rainfarn: Es ist das königliche und anmutige Öl. Die beruhigende und tiefblaue Farbe des blauen Rainfarns hilft, die Reaktion auf Stress in Körper und Geist zu minimieren und so die Konzentration, auch während der spirituellen Praxis, zu stärken. Das Öl kann dir helfen, deinen Mut zu erwecken und dich von seelischem Ballast wie Wut und Angst zu lösen.

Kleine rituelle Anwendung der Öle der abnehmenden Mondphase:

Ein wunderbares Ritual während der abnehmenden Mondphase ist es, einen Schutz in und um uns herum zu errichten, der uns Halt gibt sowie die Möglichkeit, unsere Energiefelder stets zu bereinigen und rein zu halten.

Gib dazu Salbei und Bergamotte entweder in den Diffuser, um die Duftmoleküle über deine Atmung aufzunehmen, oder trage sie nacheinander auf deine Fußsohlen auf, um dich mit Reinheit und Freude zu fluten.

Die Farbe Blau kann uns als Schutz- und Heilfarbe dienen, die besonders durch den blauen Rainfarn zum Vorschein kommt. Gib 1-2 Tropfen des Öls auf deine linke Handfläche, und aktiviere es mit der rechten. (Vorsicht, das Öl kann färben!) Nun lege deine Handflächen auf dem Schoß ab, sodass sie nach oben zeigen, und visualisiere, wie du dein Energiefeld langsam ausdehnst, bis eine Art Hülle entsteht, die im blauen Licht erstrahlt. Möglicherweise wirst du die Kraft, die dies erzeugt, in deinen Handflächen wahrnehmen können. In Form von Licht, das dich schützt, unentwegt klärt und dir hilft, deiner Wahrheit zu folgen.

Stelle dir vor, wie nun irisierendes silbernes Mondlicht aus dem kosmischen Raum in deine Hülle fließt und all das wie ein Spiegel reflektiert, was in deiner Umgebung stattfindet. Vollkommener Schutz. Vollkommene Klärung. Vollkommenes Einssein mit dir. Führe zuletzt deine Handflächen vor deine Nase, atme den Duft des blauen Rainfarns tief ein, und nimm wahr, wie es dir nun geht.

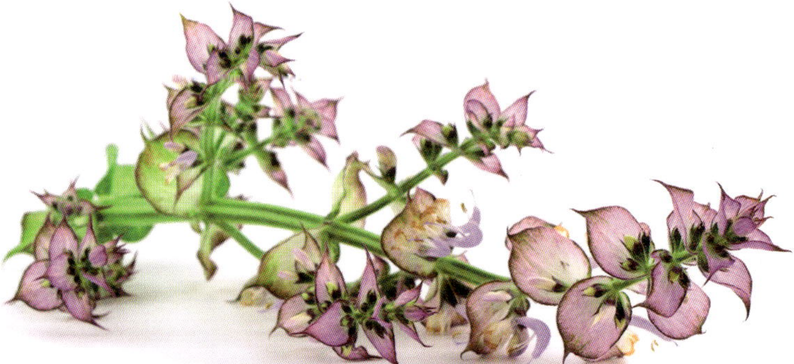

Human Design trifft auf ätherische Öle – ein Gastbeitrag von Isabel Uhlig

Deine Einzigartigkeit zu erkennen, ist der erste und beste Schritt in ein erfülltes und glückliches Leben. Wenn du einmal verstanden hast, dass du niemand anderes zu sein brauchst als die Person, die deine Seele für dich gewählt hat, dann wird dir bewusst, dass du genau so perfekt, geliebt und wunderbar bist. Diese wundervolle Erkenntnis über den wahren Schatz des Lebens hat mich das Human Design gelehrt.

Human Design in Verbindung mit den wundervollen Pflanzenseelen von naturreinen ätherischen Ölen kann dir helfen, deine Einzigartigkeit zu entfalten, deinen einzigartigen Energiefluss zu verstehen und Bewusstsein über deine genetischen Potenziale, Talente und deine Lebensaufgabe zu erlangen. Es kann dir aufzeigen, wer du zu sein imstande bist, wie du energetisch mit der Umwelt in Verbindung stehst, wie du richtige Entscheidungen triffst und auch, welche Konditionierungen und Blockaden dich genau davon abhalten.

Alles beginnt mit deinem individuellen Human-Design-Chart, das du dir anhand deiner exakten Geburtsdaten (Tag, Zeit und Ort) kostenfrei berechnen lassen kannst. Unter www.geneticmatrix.com/free-foundation-chart/ kannst du dir solch ein Chart herunterladen und erhältst so einen ersten Einblick in dein ganz individuelles Lebenschart.

Die 9 Center im Überblick ihrer Hauptthemen und Energien:

- Wurzel-Zentrum: Druck, Antrieb, Startenergie
- Solarplexus-Zentrum: Emotionen, spirituelle Bewusstheit
- Sakral-Zentrum: Lebensenergie, Ausdauer, Kreativität, Sexualität
- Milz-Zentrum: Intuition, Körperbewusstheit
- Herz-Zentrum: Motivation, Willensstärke
- Selbst-Zentrum: Richtung, Liebe, magnetisches Monopol
- Kehl-Zentrum: Ausdruck, Sprache und Handlung, Manifestation
- Ajna-Zentrum: Verstand, intellektuelle Bewusstheit
- Kopf-Zentrum: Krone, Inspiration, Wissensdruck

Farbige Center entwickeln die Energien aus sich heraus und sind über einen Kanal mit einem anderen Center verbunden. Die weißen Center nehmen die

Energie von außen auf und verstärken sie. Beides ist zu gleichen Teilen besonders. Es gibt hier kein Besser oder Schlechter, denn das Wichtigste ist, dass du genau das Design hast, das du brauchst, um dein einzigartiges Potenzial zu entfalten und das Leben zu leben, das deine Seele für dich gewählt hat. Du bist immer perfekt designt.

Zu verstehen, wie deine Center definiert sind, wird dir helfen, zu erkennen, welche Energie du in dir trägst, was du nach außen ausstrahlst und welche Energien du von außen aufnimmst. All diese Energien kannst du dann wunderbar mit ätherischen Ölen unterstützen und auch schützen.

Dein Human-Design-Typ wird durch die Center, die in deinem Chart definiert (farbig) sind, sowie die Art und Weise, wie diese miteinander verbunden sind, bestimmt. Der Typ im Human Design beschreibt deine energetische Grundkonstitution und ist ein sehr wichtiger Grundpfeiler deines Charts, den du kennen und verstehen solltest, um all die anderen wundervollen Stärken, Potenziale, Talente und Eigenschaften deines Charts und deine Einzigartigkeit zu entfalten.

Es gibt insgesamt fünf Typen, die sich in ihrer Ausdrucksform, ihrer Grundenergie und ihrer Strategie, wie sie mit dem Leben interagieren, unterscheiden. Jeder hat eine eigene Aura und auch eine spezielle Emotion, die ihm zeigt, wenn er nicht in seiner Energie und nach seiner Strategie lebt. Im Human Design sprechen wir immer von Nicht-Selbst-Themen. Sie zeigen sich, wenn wir nicht unser wahres, authentisches Selbst leben, nicht unserer Strategie folgen und zu sehr mit unserem teils stark konditionierten Verstand denken.

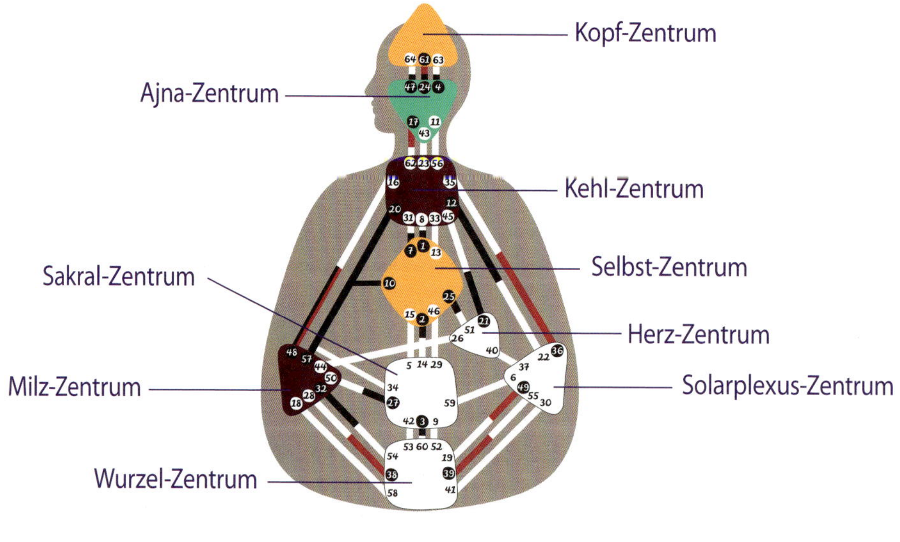

Die fünf Typen im Überblick

Der Generator: Du bist ein richtiger Umsetzer. Mit deiner Lebensenergie bist du hier, um Mastery in etwas zu erlangen, der Freude zu folgen und andere mit deiner Energie anzustecken. Lebensenergie und Freude sind deine Superpower. Wenn du deiner Strategie folgst und nur das machst, worauf dein Sakral (deine Bauchstimme) mit einem »Hell, yes« reagiert, und das meidest, wozu dein Bauch dir ein eindeutiges »Nein« signalisiert, dann schwingst du auf der höchsten Frequenz.

Aura: strahlend und anziehend | Strategie: Reagieren | Signatur: Erfüllung/Befriedigung | Nicht-Selbst: Frustration

Orange: Geduld, um auf die richtige Reaktion zu achten
Ylang-Ylang: Vertrauen auf dein Bauchgefühl
Römische Kamille: Hingabe, um mit dem Leben im Einklang zu fließen und dich auf den Tanz mit dem Universum einzulassen
Zitrone: Freude in allen Lebenslagen

Der Manifestierende Generator: Du bist eine besondere Form des Generators, ein wahres Multitalent und magst es, mehrere Dinge gleichzeitig zu tun. Du bist hier, um andere mit deiner Energie anstecken, mehrere Dinge zu kreieren und der Freude in deinem Leben zu folgen. Deine Lebensenergie, deine Vielfältigkeit und deine Schnelligkeit sind deine Superpower. Wenn du deiner Strategie folgst und wie der Generator auf deinen Bauch hörst, dich ausprobierst und dein Umfeld über dein schnelles Handeln informierst, dann schwingst du auf der höchsten Frequenz.

Aura: strahlend und anziehend | Strategie: Reagieren/Testen (und Informieren) | Signatur: Erfüllung/Befriedigung | Nicht-Selbst: Frustration/Wut

Orange: Geduld, um nicht voreilig »loszurennen«
Sandelholz: Gelassenheit, wenn du mal wieder etwas getan hast, was dir nicht entspricht
Rosmarin: Mut, dich selbst auszuprobieren und zu leben
Grapefruit: Freude in allen Lebenslagen

Der Projektor: Du bringst viele Talente mit, kannst tief in andere Menschen blicken und findest sofort die Lücken im System. Du bist hier, um die Energien auf der Welt zu leiten und eine neue Art der Führung zu repräsentieren. Du bist nicht hier, um mit anderen mitzuhalten, du darfst alles in deiner Zeit tun und dir Pausen gönnen. Deine Gaben und Talente und dein einzigartiger Blick auf die Welt sind deine Superpower. Für dich ist es wichtig, diese Superpower mit anderen zu teilen. Bis es so weit ist, darfst du dir selbst die höchste Anerkennung geben und einfach so wundervoll sein, wie du bist.

Aura: fokussiert | Strategie: auf Einladung warten | Signatur: Erfolg | Nicht-Selbst: Verbitterung

Bergamotte: Selbstliebe ist für dich der Schlüssel zu dir selbst
Wintergrün: Vertrauen, dass dich die richtigen Personen sehen und einladen
Patchouli: Selbstachtung, um deine eigene Energie zu ehren
Vanille: Ruhe ist für dich wichtig, um deine Batterien wieder aufzuladen
Weihrauch: Entspannung, Erdung und Loslösung von fremden Energien

Der Manifestor: Du bist sehr kraftvoll und stark, wenn du dir erlaubst, deine wahre Größe zu leben. Du hast die wundervolle Gabe des Manifestierens in dir und kannst alles direkt in die Tat umsetzen, ohne auf andere oder dein Umfeld zu warten. Du bist hier, um Neues in die Welt zu bringen und den Anfang zu machen. Du bist direkt mit dem Leben verbunden und kannst die Impulse spüren, die durch dich in die Welt gebracht werden wollen. Deine Manifestationskraft ist deine Superpower. Du darfst aber lernen, andere über diese Impulse zu informieren. Womöglich findet sich so jemand, der dich in der Umsetzung unterstützt, sodass du dich auf das konzentrieren kannst, wozu du hier bist: das Hervorbringen von neuen Impulsen.

Aura: kraftvoll, abweisend, verschlossen | Strategie: Informieren | Signatur: Frieden | Nicht-Selbst: Wut

Weihrauch: Achtsamkeit, um zu erkennen, welche Personen du über dein Handeln informieren darfst
Rosmarin: Entschlossenheit, deine wahre Größe und Power zu leben
Melisse: Mut, den richtigen Impulsen zu folgen

Lavendel: Balance, um nach dem Initiieren auch Pausen zuzulassen
Geranie: Loslassen, damit du die Umsetzung auch abgeben kannst

Der Reflektor: Du bist der Spiegel der Gesellschaft. Mit neun undefinierten Centern spürst du genau, was in anderen vorgeht, ob sie ihr wahres Selbst leben und welche Potenziale in ihnen schlummern. Du bist hier, um andere mit deiner Weisheit anzuleiten. Genau das macht deine Superpower aus. Du bist so wandelbar und eng verbunden mit der Mondenergie, dass es für dich wichtig ist, den Mondzyklus abzuwarten, bevor du wichtige Entscheidungen triffst. Du darfst darauf achten, dass du dich in deinem Umfeld wohlfühlst. Ziehe dich immer mal wieder zurück, um dich von fremden Energien zu reinigen und dich selbst zu spüren.

Aura: geschützt, abperlend | Strategie: Mondzyklus abwarten | Signatur: Begeisterung/Überraschung | Nicht-Selbst: Enttäuschung

Rose: Selbstliebe, um dich an deine Einzigartigkeit zu erinnern
Lavendel: Selbstfürsorge, damit du dich immer wieder daran erinnerst, dich in ein Umfeld zu begeben, in dem du dich wohlfühlst
Palo Santo: Schutz vor fremden Energien
Vetiver: Zentrierung und Erdung, um dich selbst zu finden und deine eigene Energie zu spüren
Ysop: Mondmagie, um dich mit dem Mond zu verbinden

Dein Nicht-Selbst-Thema – je nach Typ »Frustration«, »Wut«, »Verbitterung« oder »Enttäuschung« – ist ebenfalls wichtig. Es ist ein guter Anhaltspunkt, der dir immer wieder zeigt, dass du gerade nicht im Einklang mit deiner Energie, deiner Strategie und dir selbst lebst. Versuche nie, dieses Gefühl zu unterdrücken, sondern nimm es bewusst wahr. Die folgenden Öle schenken dir einen klaren Blick und helfen dir, dich nicht in deinem Nicht-Selbst-Thema zu verlieren:

Öle gegen …

- **Frustration:** Blaufichte, römische Kamille, Thymian
- **Wut:** Bergamotte, Zedernholz, Orange, Rose
- **Verbitterung:** Rosmarin, Thymian, Geranie, Lavendel
- **Enttäuschung:** Melisse, Mandarine, Copaiba

Jedes Center hat eine eigene Aufgabe, Ausdrucksform und Energiefrequenz. Hier ein Überblick über Öle, die die unterschiedlichen Zentren unterstützen.

Zentrum	Definiertes Zentrum	Undefiniertes Zentrum
Wurzel-Zentrum: In ihm steckt der Druck, etwas zu starten, unser Antrieb, Neues zu erfahren, zu überleben und emotionale Erfahrungen zu machen. Ist das Center definiert, kommt dieser Druck stark aus deinem Inneren. Ist das Center undefiniert, so nimmst du den Druck von außen auf und verstärkst ihn.	**Öl für mehr Ruhe & Gelassenheit:** Mandarine **Öl gegen Ruhelosigkeit:** Vanille	**Öl für mehr Erdung & Vertrauen:** Vetiver **Öl gegen Stress:** Ylang-Ylang
Solarplexus-/Emotions-Zentrum: Der Sitz unserer Emotionen, Gefühle, Wünsche, Hoffnungen, unseres Verlangens, unserer Empathie und auch unseres spirituellen Bewusstseins. Ist dein Solarplexus definiert, setzt du die emotionale Temperatur im Raum. Verschaffe dir emotionale Klarheit, bevor du Entscheidungen triffst. Ist dein Center undefiniert, so nimmst du Emotionen von außen besonders gut wahr und verstärkst sie ggf. in dir.	**Öl für mehr Klarheit:** Pfefferminze **Öl gegen festsitzende Emotionen:** Geranie	**Öl für mehr Abgrenzung:** Palo Santo **Öl gegen emotionale Turbulenzen:** deutsche Kamille
Sakral-Zentrum: Es ist ein Motor, der uns ausdauernd Energie schenkt, wenn er definiert ist. In ihm steckt unsere Kreativität und Sexualität. Ist dein Sakral-Zentrum definiert, hast du jede Menge Energie, wenn du etwas tust, was dir Freude bereitet. Ist dein Sakral-Zentrum undefiniert, brauchst du immer mal wieder Pausen, um die aufgenommene und verstärkte Energie von außen wieder loszulassen.	**Öl für mehr Freude:** Zitrone **Öl gegen Frustration:** Blaufichte	**Öl für mehr Ruhe:** Patchouli **Öl gegen Wut/ Verbitterung:** Thymian
Milz-Zentrum: Hier sitzt unser Überlebensinstinkt, unsere Intuition, unser sensorisches Bewusstsein, das unser Köper ausdrückt. Die definierte Milz hat eine gute Intuition und weiß, was ihr guttut. Ist deine Milz undefiniert, spürst du sehr gut, was dein Gegenüber braucht.	**Öl für mehr Intuition:** Blaufichte **Öl gegen Angst:** Orange	**Öl für mehr Vertrauen:** Vanille **Öl gegen Nervosität:** Zypresse

Herz-Zentrum: Im Herzen liegt unsere Motivation, unsere Willensstärke und eine ganz besondere Power. Das definierte Herz mag den Wettbewerb und kennt seinen Wert. Das undefinierte Herz hat manchmal Probleme mit dem eigenen Selbstwert, dabei ist die Weisheit dahinter, zu wissen, dass man nichts beweisen muss.	**Öl für mehr Mut:** blauer Rainfarn **Öl gegen Erfolgsdruck:** Schwarzfichte	**Öl für mehr Selbstwert:** Rose **Öl gegen Unsicherheit:** Davana
Selbst-Zentrum: Hier finden wir unsere Richtung und auch die Liebe im Leben. In diesem Zentrum steckt das einzigartige magnetische Monopol, das uns auf den richtigen Weg lenken kann. Das definierte Selbst-Zentrum weiß sehr gut, wohin es gehört und wer es ist. Das undefinierte Selbst-Zentrum findet seinen Weg über das Ausprobieren verschiedener Wege und Orte.	**Öl für mehr Authentizität:** schwarzer Pfeffer **Öl gegen Druck:** Immortelle	**Öl für mehr Identität:** Basilikum **Öl gegen Hilflosigkeit:** Weihrauch
Kehl-Zentrum: Die Kehle steht für unseren Ausdruck, unsere Handlungsfähigkeit und unsere Manifestationskraft. Die definierte Kehle weiß sich gut auszudrücken und bringt die Energie direkt in eine Handlung. Die undefinierte Kehle kann gut eine Stimme für andere sein und entfaltet ihre wahre Macht manchmal auch in dem Moment, in dem sie schweigt – damit sagt sie manchmal mehr als tausend Worte.	**Öl für mehr Manifestation:** Thymian **Öl gegen Anspannung:** Salbei	**Öl für mehr Ausdrucksfähigkeit:** Eukalyptus globulus **Öl gegen das Sich-Verloren-Fühlen:** Copaiba
Ajna-Zentrum: Das Ajna wird auch Verstandes-Zentrum genannt. Hier werden Konzepte erstellt, Antworten formuliert und logisch zusammengebracht. Der definierte Verstand hat eine klare Meinung und eine bestimmte Art, Informationen zu verarbeiten. Der undefinierte Verstand ist flexibel und kann verschiedene Meinungen und Perspektiven zusammenbringen.	**Öl für mehr Fokus:** Rosmarin **Öl gegen Gedankenkreisen:** Pfefferminze	**Öl für mehr Gelassenheit:** Zedernholz **Öl gegen Grübeln:** Wacholder
Kopf-Zentrum: Die Krone steht für unsere Inspiration und unsere Verbindung zur göttlichen Quelle. Wie in der Wurzel finden wir auch hier Druck, allerdings den Druck, etwas wissen zu wollen. Die definierte Krone hat eine starke intrinsische Motivation durch die Verbindung zu etwas Höherem. Die undefinierte Krone nimmt Inspiration aus den Gedanken des Kollektivs. Beide dürfen lernen, dass nicht jede Inspiration umgesetzt werden muss.	**Öl für mehr Inspiration:** Weihrauch **Öl gegen Gedankenkreisen:** Blaufichte	**Öl für mehr geistige Klarheit:** Onycha **Öl gegen Überforderung:** Myrrhe

All diese Aspekte sind nur ein kleiner Teil dessen, was du in deinem Human-Design-Chart finden kannst. Dein Human Design ist wie ein Meer an Möglichkeiten, das du entdecken darfst. So findest du darin auch einen Kompass, wie du für dich die richtigen Entscheidungen triffst, welche Persönlichkeitsaspekte gern zur Geltung gebracht werden möchten, was deine wahren Motivatoren und Antreiber sind, welches Umfeld für dich inspirierend ist, was dich in Balance hält, wie du Dinge und auch Nahrung am besten verdaust und so vieles mehr.

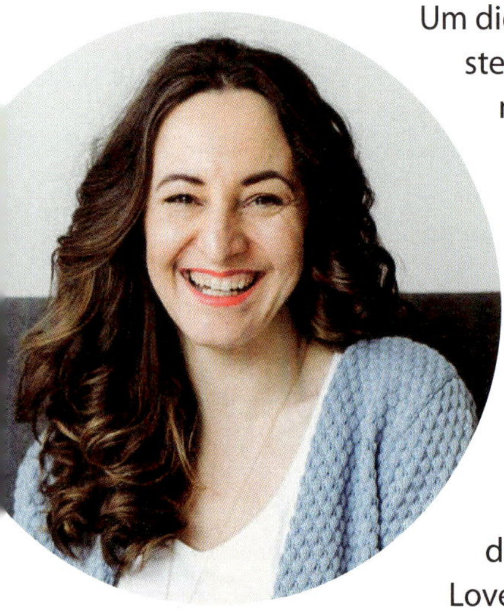

Um die Energien in deinem Chart ganzheitlich zu verstehen, kann ich nur empfehlen, ein Reading bei jemandem zu machen, der dir deine Einzigartigkeit liebevoll näherbringen kann und dich dabei unterstützt, diese voll und ganz zu entfalten. So kannst du all die wundervollen Energien und Potenziale erkennen und diese dann ganz gezielt mit der Magie der Pflanzenseelen unterstützen, um im Einklang mit deiner Energie auf die höchste Ebene zu schwingen.

Ich wünsche dir viel Freude beim Entdecken deines Designs und der Kraft der ätherischen Öle.
Love & shine, deine Isabel

Mehr über mich und meine Arbeit findest du unter: **www.klarsein-coaching.com** oder auf Instagram: **@klarsein.coaching**

Zum Abschluss – eine Kakao-Zeremonie mit ätherischen Ölen

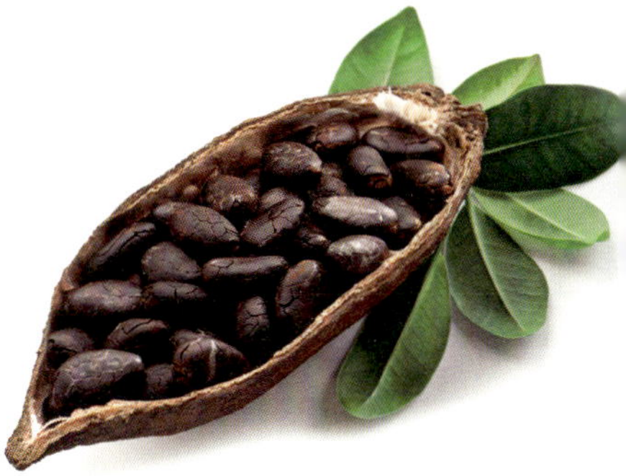

Zum Abschluss dieses Buches möchten wir dich einladen, dich »mit uns zusammenzusetzen« und einen Kakao zu trinken. Nicht irgendeinen Kakao, sondern einen rituellen, den wir gemeinsam in einer Zeremonie schluckweise zelebrieren.

Kakao wurde um etwa 2000–1500 v. Chr. von den Maya in Mexiko entdeckt und wurde dann auch von den Azteken sowie Inka zeremoniell für Hochzeiten, Beerdigungen oder weitere schamanische Rituale verwendet. Die Schamanen nutzen ihn bis heute, um mit der Göttin des Kakaos oder auch Mama Kakao in Verbindung zu treten. Sie behandeln Kakao äußerst respektvoll, denn sie ist eine heilige Pflanze und zugleich eine große Lehrerin und Meisterin, die die Menschen leiten und führen soll.

Guter zeremonieller Kakao, der in Bioqualität und Fairtrade gehandelt wird, sollte nicht pulverisiert, sondern in Stücken angeboten sein. Diese Art des Kakaos enthält die ganze Magie der großen Kakao-Göttin und bewirkt eine Öffnung unseres Herzens sowie eine Erweiterung unseres Bewusstseins und unserer Intuition.

Wer Kakao (zum ersten Mal) zu sich nimmt, kann diesen leicht diffusen Zustand spüren, der durch die meditative bzw. rituelle Zeremonie noch verstärkt wird. Mama Kakao macht uns zudem auf sanfte Weise bewusst, was in uns ist. Doch ob wir tiefer gehen, liegt an uns selbst. Sie offenbart uns das Geschenk – annehmen dürfen wir es. Dasselbe gilt für das Geschenk der ätherischen Öle. Je bewusster wir uns der Kraft ätherischer Öle zuwenden, desto mehr werden sie uns ihre einzigartigen Kräfte zuflüstern. Dies sind auch sehr persönliche Impulse, denn das Wirkspektrum eines einzelnen Öls können wir Menschen noch immer nicht erfassen. Deshalb empfinden wir die Kakao-Zeremonie in Verbindung mit ätherischen Ölen als eines der kraftvollsten Möglichkeiten, uns selbst zu erfahren.

Mama Kakao bzw. IxCacao ist die große Erdgöttin, die in den Schöpfungsmythen der Maya eine bedeutende Rolle spielte. Sie sorgte für ausreichend Nahrung und Überfluss in Form guter Ernten und umsorgte ihre Erdenkinder mit allem, was sie brauchten. Als das Patriarchat immer mehr Fuß fasste und für all die Könige Paläste und Tempel erbaut wurden, sollte die Großzügigkeit von IxCacaos Fülle der Gier dieser Männer zum Opfer fallen. Kakao wurde nur noch mächtigen Herrschern zur Verfügung gestellt, während außerhalb des Königreichs Hungersnöte ausbrachen und auch die Schere zwischen Arm und Reich immer offensichtlicher wurde. Auch die Göttin der Liebe sah, was geschah – wie die Menschen unglücklich wurden, nicht mehr lachten und keine Freude empfanden. Sie ging mit der Göttin des Kakaos eine Verbindung ein mit dem Ziel, den Menschen wieder die Liebe und Fülle beizubringen. So kehrte Mama Kakao als die Göttin der Freude, der Liebe, des Überflusses und der Großzügigkeit zurück und brachte den Menschen eine wichtige Botschaft: Es gibt viel mehr im Leben, als uns selbst verkaufen zu lassen, die Erde auszubeuten aus Gier. Es braucht Zeit und Ruhe. Zeit für unsere Freunde, unsere Familie und für all den Genuss wie Musik, Gesang und Freude. All das ermöglicht es uns, das Leben auch mit all seinen Aufgaben und der Arbeit zu vervollkommnen.

Dies zeigt, wie wichtig Kakao auch heute noch ist. Gerade in Zeiten, in denen Gier und Kommerz wichtiger scheinen als wahre Menschlichkeit, kann uns die Energie der Erdgöttin in die Ausgewogenheit führen und zeigen, wie wichtig es ist, in die Stille zu gehen, zu sein und zu erkennen, dass überall um uns herum Fülle und Liebe existiert. Wenn wir nun in Verbindung mit Kakao die ätherischen Öle einatmen und auf uns wirken lassen, schließen wir uns einer großen und intuitiven Kraft an, die uns neue Wahrheiten der einzelnen Pflanzenseelen offenbaren kann. Suche dir also Öle aus, die du während der Zeremonie aus den Handflächen inhalierst, im Diffuser vernebeln oder auf den Körper (Chakras, Aura) aufträgst.

Wenn du dich für eine Zeremonie mit Kakao entscheidest, sorge für eine wohlige und entspannte Atmosphäre. Zünde Kerzen an, lege heilige Gegenstände bereit, lasse Musik laufen, und lege, wenn du möchtest, ein paar Blüten aus. Schon während der Vorbereitung kannst du Mantras singen, Gebete sprechen oder tanzen – so, wie es sich für dich frei und leicht anfühlt. Doch bleibe stets in einer dankbaren und respektvollen Haltung der Pflanze Kakao gegenüber.

Die Dosierung:

- TRAUM – luzides Träumen, Wohlfühlen und bewusstes Wahrnehmen des Jetzt: 5–8 g
- KREATIVES – kreative Schübe, Tanzsessions und Shadow Work: 25 g
- MEDITATION – Light Work, Meditation, Yoga oder Dynamic Meditation, Breathwork: 32 g
- ZEREMONIE – schamanische Reisen, Trancereisen und mystische Erfahrungen: 57 g

Die Zubereitung der schamanischen Herzmedizin:

Eröffne dir für die Zubereitung einen heilsamen Raum, rufe währenddessen Mama Kakao gern mit Mantras deiner Wahl an. Wichtig oder sinnvoll ist es auch, eine Intention in den Kakao zu geben. Wie darf Kakao mit dir und deinem Inneren arbeiten?

Wähle deine Dosierung (wenn du beginnst, starte bitte mit der kleinsten Dosierung). Verwende stets Rohkakao – Backkakao, Kuvertüre oder Schokolade eignen sich nicht! Hinzu kommen:

- 1 Tasse Wasser oder Reismilch (aufgekocht)

optional:

- Vanilleschote für mehr Sinnlichkeit und Sicherheit
- etwas Chili für mehr Feuer und Kraft
- 1 Prise/Tropfen Kardamom für Leichtigkeit und Weite
- etwas Zimt bzw. Zimtöl für Wärme und als Aphrodisiakum
- 1 Tropfen Orangenöl für die Freude und das Licht
- 1 Tropfen Pfefferminzöl für die geistige Klarheit und den Fokus
- getrocknete Rosenblüten und/oder Lavendel
- ein paar Kakaonibs

Gib den Kakao mit der Flüssigkeit in einen Mixer, und vermenge das Ganze, bis die Masse cremig wird. Streue danach gern etwas von den optionalen Zutaten dazu. Anschließend genieße Schluck für Schluck deinen Kakao. Atme. Sei ganz bei dir selbst. Den Rest überlasse der Führung durch die Göttin, die nun durch dich und in dir wirken darf.

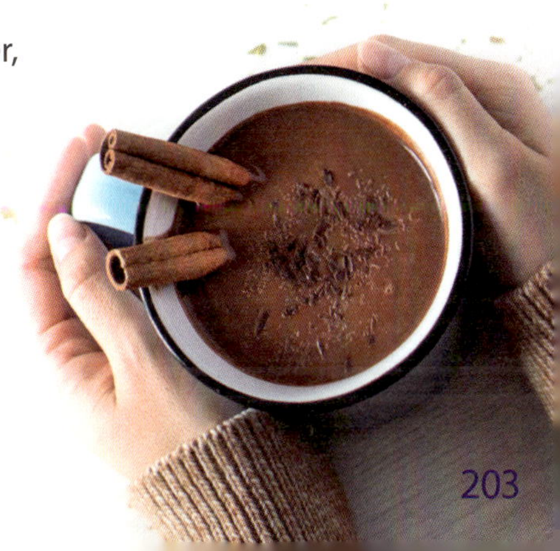

Danksagungen

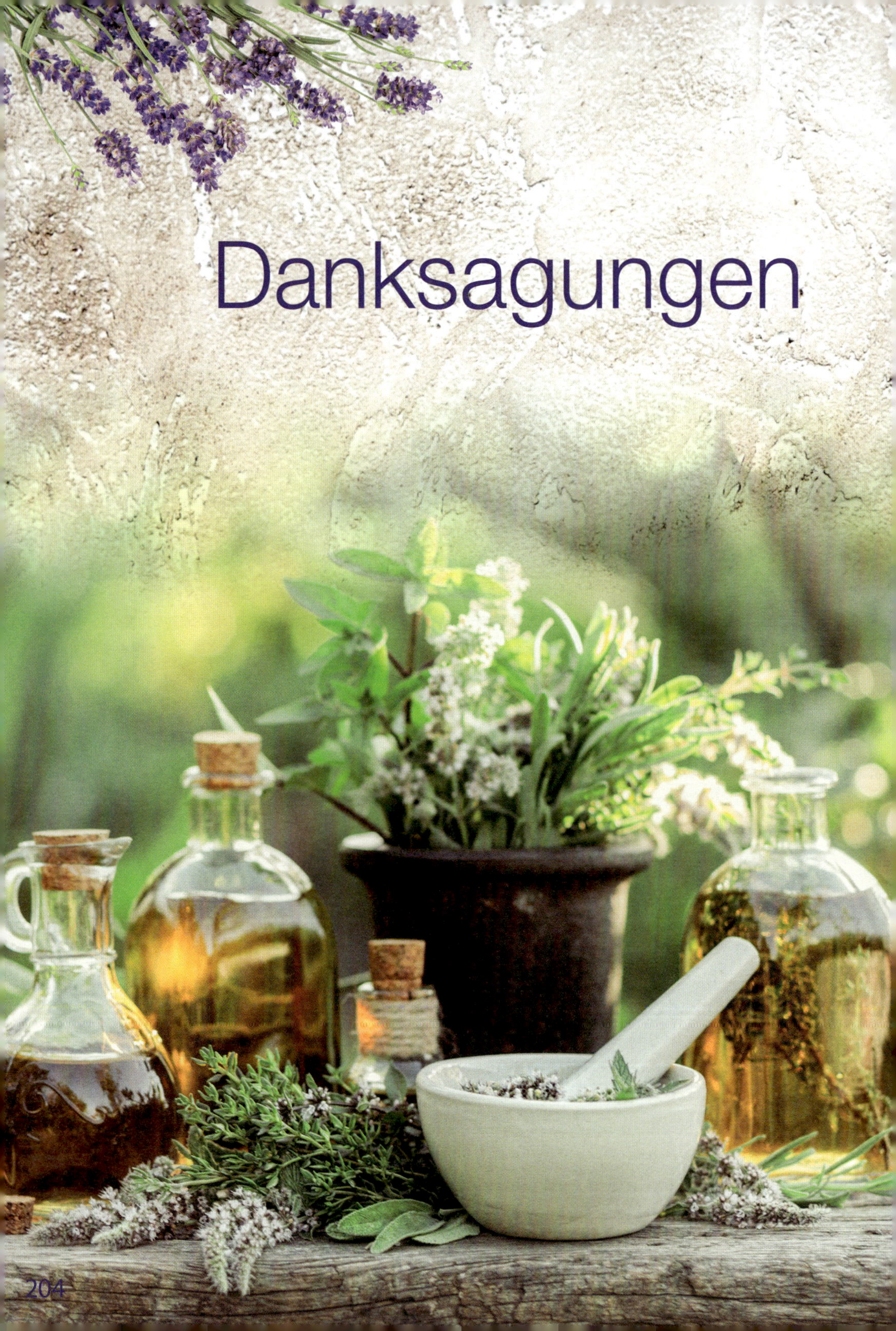

Von Dennis Möck

Als ich vor etlichen Jahren die ätherischen Öle kennen- und lieben lernte, war mir bei Weitem nicht bewusst, wie sehr sie mich und mein ganzes Leben verändern würden. Wie sehr sie sich in meine Arbeit als Coach und Seminarleiter integrieren lassen würden und zu meinen liebsten Themen, der Mondmagie, dem Orakeln und der Innenweltarbeit, passen. Heute blicke ich mit einem dankbaren Herzen auf dieses im wahrsten Sinne »natürliche« Geschenk zurück. In diesem Sinne gilt auch ein großer Dank meiner lieben Autorenkollegin Corinna Hanika, die mich damals in diese duftende und hoch schwingende Welt einführte und mit der ich heute, etliche Jahre später, dieses Buch schreiben darf. Was für eine Fügung!

Ich möchte ganz besonders meiner Mama danken, die im letzten Jahr von mir ging und doch immer an meiner Seite ist. Auch meiner Großmutter, die für mich wie eine zweite Mama ist. Ein großartiges Geschenk! Meinem Vater danke ich, dass er immer an mich glaubt, egal, was ich tue – das erfüllt mich! Ich danke meinen Freund/-innen, die mir immer zur Seite stehen und mit denen ich so wundervolle Momente teilen darf.

Ich danke meinen Seminar- und Ausbildungsteilnehmern sowie meinem Öle-Team, durch die ich selbst so vieles lernen und erkennen darf. Ich bin zutiefst dankbar für euch! Insbesondere für unsere Gastautorin Isabel, die du so einen wertvollen Beitrag zu diesem Buch geleistet hast. Danke, danke, danke!

Auch meinen Verlegern Heidi und Markus Schirner möchte ich von Herzen danken, dass sie mir so vieles ermöglichen. Ebenso unserer Lektorin Kerstin, mit der ich seit vielen Jahren zusammenarbeiten darf und mit der alles so reibungslos und verständnisvoll fließt.

Danke an euch, liebe Leser – ihr seid es, die das Wunder, ein Buch zu schreiben, erst ermöglichen.

Auf viele wunderbare, duftende und »ätherische« Momente!

Von Corinna Hanika

Schließe für einen Moment die Augen, lege deine Hände auf dein Herz, und lasse uns gemeinsam Dankbarkeit fühlen. Dankbarkeit für die Wunder des Lebens, Dankbarkeit dafür, dass es eine größere Kraft gibt, die dich atmet. Dich am Leben erhält. Tiefer Dank rutscht vom Kopf ins Herz und findet dort ohne Worte statt. Ich liebe diese besonderen Momente, wenn Menschen nach der tiefen Begegnung mit einem Öl die Augen öffnen und ich einen Augenblick dieser magischen Wandlung miterleben darf. Es sind die Öle, die ins Wirken gehen. Und meine Aufgabe ist es, die Räume dafür zu schaffen und zu halten. Tief empfundener Dank lässt mich still werden und zugleich freudvoll jauchzen. Dankbarkeit bedeutet Achtsamkeit und Frieden für diese Welt. Dieser Frieden geht von innen nach außen. Und so danke ich besonders meinen Eltern und allen Ahnen, die mir vorausgingen und mich gelehrt haben, für die eigene Wahrheit zu gehen. Meinen wahren göttlichen Wert zu kennen und dem Leben liebevoll zu dienen. Und an dieser Stelle ein Dank an den Freund meiner Kindheit, durch den ich immer wusste, dass ein Wahrnehmen der feinstofflichen Kräfte und Welten normal ist. Mit dem ich eintauchte in die Magie der Rauhnächte und ehrfürchtig erkannte, wie Schicksal sich webt. Und ich danke meinem Freund Donald für viele segensreiche gemeinsame Seminare. Danke auch an Susanne, die immer für einen Tee an meiner Seite ist. In der Weisheit des Herzens zu bleiben, egal, wie rau der Wind über die See bläst, das wünsche ich uns allen. Mein ganz besonderer Dank geht natürlich an Dennis für die Einladung, mit ihm zu schreiben und mein Wissen zu teilen. Ich weiß, wie wichtig es ist, immer ein gutes Buch in der Tasche zu haben. Es kann Anker sein und Zuversicht schenken. Und so danke ich herzlich Heidi und Markus Schirner sowie unserer Lektorin Kerstin für die himmlische Zusammenarbeit. Mein Dank und Segen gilt darüber hinaus allen Menschen, die sich als Hüter unserer Erde und ihrer himmlischen Essenzen, der ätherischen Öle, begreifen. Es freut mich, zu sehen, wie unser Netzwerk täglich wächst. Tiefer liebevoller Dank gilt meinem Mann und meinen Kindern. Für euer Dasein und all eure Liebe und euer Verständnis, wenn mein innerer Ruf mich unermüdlich meine Vision in die Welt tragen lässt. Es sind die Kinder, für die wir aufrecht vorangehen sollten. Ihnen hinterlassen wir diese Welt. »Danke« ist das kürzeste Gebet. Gib Dank, und dir wird gegeben.

Über die Autoren

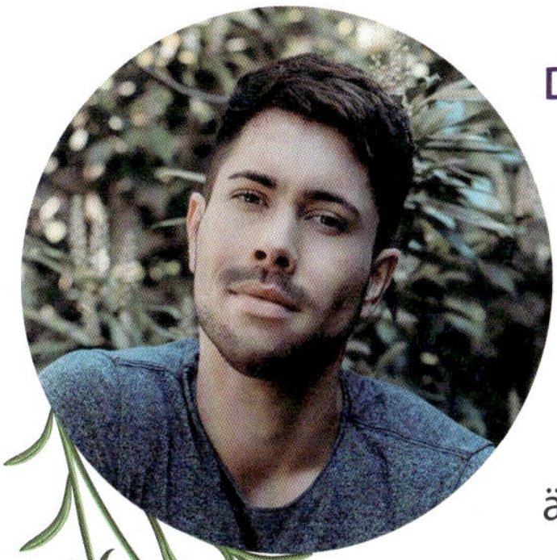

Dennis Möck ist gelernter Mentalcoach und erfolgreicher Blogger. Er bietet Einzelsitzungen, Onlinekurse sowie Ausbildungen an und veranstaltet Retreats und Workshops zu den Themen »Innenweltreisen«, »Bewusstseinswandel«, »Ayurveda«, »moderne Rituale« und »Aromatherapie«. Er arbeitet seit Jahren intensiv mit Kristallen und ätherischen Ölen.

www.dennismoeck.com

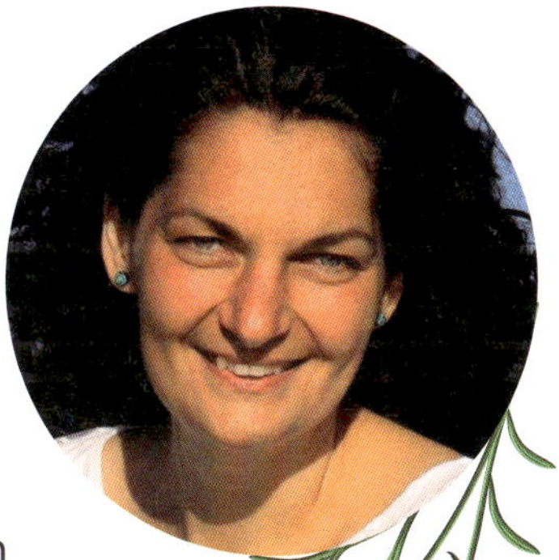

Corinna Hanika ist gelernte Bibliothekarin und Buchhändlerin. Ihre Verbundenheit zur Natur und ihr Interesse am Menschen führten sie schon früh über verschiedene Ausbildungen zu den ätherischen Ölen. Seit mehr als 15 Jahren bietet sie Kurse und Coachings im Bereich Persönlichkeitsentwicklung an. Darüber hinaus führt sie ein großes Team im Bereich Network-Marketing. Sie lebt in Berlin und arbeitet in der ganzen Welt.

www.corinnahanika.com

Bildnachweis

© Dennis Möck: S. 28

© Kay Schmücker: S. 52

Von der Bilddatenbank www.shutterstock.com:

Layoutelemente: Öltropfen bei den Praxisbeispielen: # 1010215663 (© Hekla), Lavendelblüten bei den Überschriften: # 1364494874 (© LiliGraphie), beigefarbener Strukturputzhintergrund: # 718784908 (© 279photo Studio), gezeichnete Lavendelblüten und -zweig: # 753681205 (© imaginasty)

S. 8: # 503108821 (© Anna Ok), S. 9: # 326184545 (© Nikolay Litov), S. 11: # 316748981 (© Sensay), S. 12: # 1118665754 (© Zadorozhnyi Viktor), S. 14: # 373488349 (© Anna Ok), S. 15: # 1442439845 (© Tatjana Baibakova), S. 16: # 164329307 (© Africa Studio), S. 17: # 793571614 (© Blackroom), S. 18: # 240268834 (© Amawasri Pakdara), S. 18: # 451733014 (© Botamochy), S. 19: # 2003016050 (© Olesia Bekh), S. 20: # 127768913 (© Nata-Lia), S. 20: # 2008826357 (© Sakss), S. 21: # 1234072585 (© Pixel-Shot), S. 22: # 674696620 (© 279photo Studio), S. 23: # 1397160404 (© bloom), S. 26: # 193227383 (© ra2 studio), S. 27: # 1760977379 (© SmLyubov), S. 27: # 637354837 (© Kovaleva_Ka), S. 28: # 306755753 (© nortongo), S. 32: # 1905556597 (© Tatyana Soares), S. 34: # 1027528258 (© SHUSTIKOVA INESSA), S. 35: # 1397231921 (© New Africa), S. 35: # 1438611227 (© New Africa), S. 36: # 1580855068 (© 9dream studio), S. 37: # 361138817 (© yokosung), S. 37: # 554366956 (© pim pic), S. 38: # 1965905464 (© shrikant masram), S. 40: # 1144819355 (© Narsil), S. 41: # 277318127 (© Valentina Razumova), S. 41: # 362623601 (© Kerdkanno), S. 42: # 1705372936 (© Anna Ok), S. 46: # 1884369103 (© Microgen), S. 46: # 1923925175 (© nadianb), S. 48: # 1038785707 (© Kolpakova Svetlana), S. 49: # 1084979009 (© Anna Ok), S. 50: # 1140227246 (© Anna Ok), S. 51: # 1106813555 (© Nella), S. 53: # 1561439857 (© Kira_Yan), S. 54: # 1042277725 (© Asmiana), S. 54: # 422800264 (© Lotus Images), S. 56: # 1929371531 (© ju_see), S. 57: # 1018872052 (© Benjamin Albiach Galan), S. 57: # 1018872049 (© Benjamin Albiach Galan), S. 58: # 1018872046 (© Benjamin Albiach Galan), S. 58: # 1018872043 (© Benjamin Albiach Galan), S. 59: # 1018872040 (© Benjamin Albiach Galan), S. 59: # 1018872037 (© Benjamin Albiach Galan), S. 60: # 1018872055 (© Benjamin Albiach Galan), S. 61: # 1460217182 (© Svetlana Zhukova), S. 61: # 394034926 (© Anna Ok), S. 64: # 1579360606 (© Denis Belitsky), S. 68: # 1008808459 (© Soyka), S. 68: # 1390266002 (© Syda Productions), S. 72: # 2026269473 (© progressman), S. 77: # 785276014 (© Madeleine Steinbach), S. 79: # 553029493 (© dkidpix), S. 80: # 335060483 (© crystalfoto), S. 81: # 124105978 (© TAITAI T), S. 85: # 1582785112 (© Olena Yakobchuk), S. 85: # 655581166 (© Olexandr Panchenko), S. 89: # 1920879992 (© ju_see), S. 91: # 398782207 (© siagor), S. 93: # 113161828 (© Ludmila Marchenko), S. 93: # 1161225652 (© goodfotodesign), S. 93: # 1922268818 (© KatyaNesterova), S. 94: # 1950005341 (© Madeleine Steinbach), S. 95: # 2013906944 (© Anastasiya Shatyrova), S. 97: # 1894841911 (© Vera Prokhorova), S. 97: # 2024220212 (© New Africa), S. 100: # 1840090969 (© Maryna_Auramchuk), S. 101: # 2010462584 (© Nina Firsova), S. 103: # 1587535336 (© Maples Images), S. 104: # 1385098295 (© Tatevosian Yana), S. 104: # 515484034 (© ANCH), S. 123: # 511160647 (© 279photo Studio), S. 124: # 530472997 (© Anna Ok), S. 126: # 656063713 (© de2marco), S. 129: # 1392089879 (© AmyLv), S. 130: # 1395218093 (© AmyLv), S. 131: # 1981367171 (© AmyLv), S. 133: # 1844127544 (© IamBijayaKumar), S. 134: # 1493961626 (© IamBijayaKumar), S. 137: # 1017880042 (© Scisetti Alfio), S. 139: # 1771513733 (© Formatoriginal), S. 140: # 655581166 (© Olexandr Panchenko), S. 142: # 285759122 (© Ingridsl), S. 143: # 332457764 (© ELAKSHI CREATIVE BUSINESS), S. 145: # 168573218 (© Swapan Photography), S. 146: # 1646975032 (© wasanajai), S. 147: # 205240582 (© Tim UR), S. 148: # 1744049468 (© SHUSTIKOVA INESSA), S. 149: # 1577165689 (© Gummy Bear), S. 154: # 2008386683 (© spline_x), S. 156: # 1908948049 (© yarrbush), S. 157: # 1048894211 (© Natali Zakharova), S. 158: # 1745404466 (© masa44), S. 161: # 1926015209 (© Photoongraphy), S. 162: # 1496358974 (© cynoclub), S. 165: # 467969147 (© wasanajai), S. 166: # 1790615699 (© SKY Stock), S. 167: # 1430338613 (© New Africa), S. 169: # 315823694 (© Anna Ok), S. 170: # 692997802 (© Kovaleva_Ka), S. 173: # 2024220212 (© New Africa), S. 174: # 1907947120 (© losmandarinas), S. 176: # 1329245993 (© spline_x), S. 178: # 132709460 (© ANCH), S. 181: # 400762783 (© Anna Ok), S. 183: # 600837998 (© Anna Ok), S. 185–191: # 1879854526 (© lavendertime), S. 184: # 2005174469 (© ju_see), S. 190: # 1324536191 (© PHENPHAYOM), S. 192: # 1150744412 (© VIRTEXIE), S. 194: # 1747553474 (© Lidia_sv), S. 201: # 139227122 (© Valentyn Volkov), S. 203: # 1799488975 (© Inna Dodor), S. 204: # 686713570 (© Valentina_G)